蜀山医案

——经方临证知行录

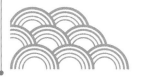

汪 剑 著

人民卫生出版社

图书在版编目（CIP）数据

蜀山医案：经方临证知行录 / 汪剑著 . —北京：
人民卫生出版社，2020

ISBN 978-7-117-29592-5

I.①蜀… II.①汪… III.①医案—汇编—中国—现
代 IV.①R249.7

中国版本图书馆 CIP 数据核字（2020）第 030659 号

人卫智网	www.ipmph.com	医学教育、学术、考试、健康，购书智慧智能综合服务平台
人卫官网	www.pmph.com	人卫官方资讯发布平台

蜀山医案——经方临证知行录

著　　者：汪　剑

出版发行：人民卫生出版社（中继线 010-59780011）

地　　址：北京市朝阳区潘家园南里 19 号

邮　　编：100021

E - mail：pmph @ pmph.com

购书热线：010-59787592　010-59787584　010-65264830

印　　刷：保定市中画美凯印刷有限公司

经　　销：新华书店

开　　本：710×1000　1/16　印张：21　插页：2

字　　数：366 千字

版　　次：2020 年 4 月第 1 版　2020 年 6 月第 1 版第 2 次印刷

标准书号：ISBN 978-7-117-29592-5

定　　价：68.00 元

打击盗版举报电话：010-59787491　E-mail：WQ @ pmph.com

质量问题联系电话：010-59787234　E-mail：zhiliang @ pmph.com

个人简介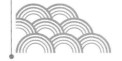

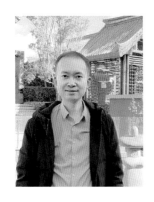

　　汪剑,四川峨眉人,中医学博士,博士后,副教授,硕士研究生导师,第九届全国高等中医药院校优秀青年。中国中医药研究促进会各家学说与临床研究分会副会长,中华中医药学会医古文研究分会常务委员。毕业于成都中医药大学,中国中医科学院出站博士后。任教于云南中医药大学,主讲中医各家学说、医古文、中国医学史等课程。坐诊于云南中医药大学门诊部,长期以来日门诊量达百余人次以上,患者遍布西南诸省,远至东北、沿海一带。发表论文 60 余篇,出版专著 23 部,其中主编出版《脉诀汇辨校释》《谈允贤〈女医杂言〉评按译释》《中医历代名家学术研究丛书·郑钦安》等 6 部。主持国家社会科学基金等各级科研课题 8 项。获省级哲学社会科学优秀成果奖 2 项,获第四届"诗词中国"传统诗词创作大赛三等奖。

和 序

医案整理是中医记录和学习名医临床经验的重要方法,也是中医学特有的一种文献形式。故章太炎先生说:"中医之成绩,医案最著,欲求前人之经验心得,医案最有线索可寻,循此钻研,事半功倍。"这是就前人医案的学术价值而言。现代以来,名医医案层出不穷,名家个人医案如《蒲辅周医案》《施今墨临床经验集》《岳美中医案集》等,对名医临床诊疗的独到辨证思路和选方用药特色有淋漓尽致的展示,很受业界欢迎,成为中医学术传承的重要途径。

但前人医案,虽辨证精到,选方用药独具特色,四诊资料却往往简略或不全,叙述时多先出辨证结论,再阐述辨证依据,理论上剖析入微,立足点有时难免有单薄之虞,这与古代医案记述的四诊资料偏重脉象或不少医案是医家后来追忆有关。现代医案,资料可靠且完整,但功力和新意似待加强。如何在二者中取其长、避其短是目前医案出版需要大力着墨之处。汪剑以而立之年,在现代医案的内容上进行了诸多新的探索。

汪剑从成都中医药大学毕业后,早年曾在四川省德昌县基层医院临床磨练数年,并师从四川省名中医刘兰华主任医师,于中医临床诊治渐得心应手。2005 年再返成都,先后在我门下攻读硕士、博士,后又在中国中医科学院从事博士后研究工作,在中医理论修养和学术境界上再进一步,得到了全面系统的训练和提高,对古代名医学术思想和临床经验有了更深刻的领悟。在他攻读硕士期间,我特别安排他跟随医林名宿郭子光老师门诊,郭老遇到我时赞许说:"你这个学生汪剑不错!不管问到他什么问题,基本上都能对答如流。"能得到郭老如此高的评价,可见其中医基本功特别扎实,知识面也较广博。2010年汪剑攻读博士时,郭老已是首届国医大师,他再度侍诊郭老,其临床水平自然随此不断提升。

　　名老中医医案通常是其学验俱丰时的成果,少有青中年时期的杰作。《蜀山医案——经方临证知行录》则打破这一常规,以其疗效卓著的临床成功经验成书,我自然赞赏其勇气,相信其书有诸多过人之处。其基础首先来源于临床治疗的患者多,疗效突出的例证丰富。他坐诊于云南中医药大学门诊部,日门诊量常达百余人,甚至有时日诊近两百人,年门诊量则在一万五千人次以上,患者遍及云南各地区及西南诸省,远至东北、东部沿海一带。一般临床医生很难有这样大的门诊量,何况他还要承担繁重的教学科研任务。

　　其次,其信心当来源于其学识。汪剑博士研究生毕业后,在云南中医药大学任教,主讲中医各家学说、医古文、中国医学史等课程。在教学上充分展露了其才华,上课引经据典,循循善诱,深受学生拥戴,课堂上每每听者盈室、座无虚席,有时连过道上都站满了旁听者。其学术研究则成果累累,发表论文六十余篇,论文中每多新意,有不少令人拍案叫绝之处。已出版的著作达二十余部,其中主编六部,并获得国家社会科学基金、云南省哲学社会科学规划课题及云南省哲学社会科学优秀成果奖,被评为第九届全国高等中医药院校优秀青年。一位中青年中医学者,教学、科研、临床样样精通,既有时代和环境的因素、学校的支持,更有自身的聪颖和刻苦努力。深厚坚实的学术修养应是其出版本书的重要底气。

　　读完《蜀山医案——经方临证知行录》,作者在总论中对经方的论述首先让我眼前一亮。其一,书中医案较好地呈现了作者临证辨治的原始思路,其临床辨证的切入点在何处,选用经方的依据是什么,这些都是难得一见的中医临床要点。医案著作给读者提供的不仅是医家辨证治疗的结果,更多是辨证的出发点、选方用药的理由等思路,我想这应当是读者非常希望了解的要点所在。其二,全书以经方的临床运用为主,充分体现了作者擅长运用四逆汤、理中汤、小柴胡汤等经方的加减变化,长于将两种经方并用的特点。如吴茱萸汤合四逆汤治疗头痛伴呕吐抽搐、四逆汤合五苓散治疗肺癌晚期水肿腹水等。病案以经方为题,病案及按语中对使用经方的要点和经验进行了重点阐发,在帮助读者提高对经方的认识等方面,会有一些新的启发。其三,辨证重视病机,敢于拨开迷雾,切中肯綮,果断用药,如四逆汤合五苓散治疗消渴燥热、吴茱萸汤合四逆汤治疗头痛伴呕吐抽搐、真武汤合补阳还五汤治疗硬皮病等。

　　本书附编虽由其门诊弟子撰写,但文笔生动有趣,中医新生代对临床的热
情和纯真感悟跃然纸上,其认识角度也颇多新意,值得一读。

首届四川省医疗卫生终身成就奖获得者　**和中浚**

2019 年 10 月 8 日　于成都西郊补拙斋

前 言

一、本书缘起

笔者从事中医临床工作已近二十年,曾于弱冠之龄行医于四川攀西地区。戊子仲秋,到云南中医学院(现云南中医药大学)任教,时光似水,转眼十余春秋。壬辰孟夏,开始在云南中医学院尚义街门诊部坐诊。坐诊之初,因门诊部坐诊医师有百名之多,自己从外地而来,全无根基,且年纪又轻,方过而立之年,故备感压力。但所幸过去在四川德昌工作时,受过严苛的中西医临床锻炼,又曾当过基层医生,有过使用纯中医方法与极简陋设备解决疑难病证的经历,并有赖于患者的信任,因而仅用了两个多月,门诊量便翻了几番,提前五年实现了之前心中所定日诊近百人的"五年规划"。一年不到,日诊患者即达到了百人以上。

门诊之外,其实笔者主业是在学校承担本科生与研究生中医各家学说、医古文、中国医学史、中医古籍文献等课程的教学工作。时间一长,本校不少学生自愿来跟笔者抄方学习,有时一次就近三十人,"白大褂"白花花地站满了诊室。七年来,自愿来跟诊抄方的学生,已有三百多人,结下了浓厚的师生情谊。2016年4月,在徒弟的建议之下,笔者创建了个人微信公众平台"蜀山医馆",主要以分享门诊病案治验为主。学生们自告奋勇,轮流为笔者整理医案,撰写跟诊心得,在"蜀山医馆"上陆续发表,前后发文上百篇,大多是笔者的门诊验案与学生们跟诊体会的真实记录。

初始,为坚持公众号每天都有文章更新,付出了不少心血。幸运的是,耕耘有了收获,努力一点都没有白费,关注与阅读者中不仅有门诊患者,还有本校学生和全国各地的中医同行。很多临证心得被学生们整理出来,激发了读者们的阅读兴趣,有的同行认真研究了笔者的医案,甚至告诉笔者说,他们在临床上验证过笔者的诊治思路,很多还取得了令人惊喜的效果。这样一来,"蜀山医馆"的关注者越来越多,用户数量不断增加,迄今已近一万五千人。因为持续更新的医案惠及不少读者,因此很多中医同侪、本校学生建议笔者进一步系统整理医案并撰写按语心得,出版一部医案集,便于大家交流学习。以此因缘,自2016年,笔者开始系统收集整理、编按撰写自己近二十年来的医案及临证心得,期望能在帮助读者学习中医临证方面,发挥一点微薄的力量,成为一部有益于读者的实用之书。

本书的编写,原计划一年左右完成,但动笔之后,才知能执笔写作的时间真的是来之不易,常常是在"忙中偷得须臾暇"的状态之下,硬挤时间来写作。而工作量最为浩大的,莫过于病案的详细记录、持续追踪与系统收集。由于门诊量很大,出门诊时必须一坐下来,立刻就用最快的速度诊治,造成大量病案无法系统整理,所以本书一拖再拖,从2016年一直到今年,用了整整三年时间,才勉强成编。两年前到上海中医药大学参加教材会议,与很多参会老师一见如故,结下了深情厚谊,在编辑老师与同行老师们的鼓励之下,去年加快速度,督促自己莫偷一分懒,今年方得以完稿。

以上即是编撰本书的缘起,因本校学生与中医界同仁们的帮助、鼓励和期盼,才有了这样一部医案集。

二、书名由来

本书名为《蜀山医案——经方临证知行录》,书名为何如此?读者可能有所疑问,故在这里做一些解释。本书以医案为主,总论与上下编医案大多探讨经方的临证运用,因此名之曰"医案"与"经方临证知行录"。但是为何名为"蜀山"?原因主要有三:

其一,以笔者故乡为名。笔者出生于四川省峨眉山市九里镇。九里镇为千年古镇,乃吾家祖居之地。汉代《列仙传》及晋代《搜神记》均记载西周仙人葛由骑木羊升仙,九里镇即仙人飞升之处,古称羊镇。峨眉山分大峨、二峨、三峨、四峨,一般所言峨眉山即大峨,而二峨山即《列仙传》中葛由升仙之绥山。笔者故乡祖居,正对二峨,右为大峨,左为三峨、四峨,众山环列,灵岩叠翠,云海祥光。仅以中医药史传为例,唐代药王孙思邈数次归隐峨眉采药炼丹,于峨眉羽化;五代宋初,道教名士陈抟在峨眉山布道行医,号"峨眉真人";宋代则有神人出于峨眉山,为丞相王旦之子种痘,启后世预防医学之肇端;明代名医韩懋(韩飞霞)习医峨眉,得峨眉高人陈斗南医术秘传,撰《韩氏医通》。峨眉山古称"蜀山",唐代诗人李白诗云:"蜀国多仙山,峨眉邈难匹,周流试登览,绝怪安可悉?"近代还珠楼主《蜀山剑侠传》极尽夸张描摹蜀山峨眉之神奇。笔者幼年生活在峨眉山下,深受故乡文化熏陶。

笔者八岁时,随全家徙居四川攀西地区德昌县,自此远离故乡峨眉,故乡的山常令吾魂牵梦萦。吾曾作《峨眉代思乡》诗云:

> 夜半仙山梦,云崖如画墙。
>
> 相思发春草,往日已秋霜。
>
> 僧见三年面,鹤知万里肠。
>
> 平生漂泊事,寥落是吾乡。

巧得很的是,徙居之德昌县城东亦有名胜螺髻山,为蜀南名山,与峨眉并称,故八岁之后以德昌为故乡。笔者生于蜀地,长于蜀地,缘此以故乡蜀山以为书名,亦聊慰乡愁。

其二,笔者习医于蜀地。十八岁时考入成都中医药大学学习中医,后又曾在四川省德昌县中医医院工作数年,知医通医,皆有赖于成都、西昌、德昌等地恩师教导。如我的硕博士导师成都中医药大学和中浚教授,临床启蒙恩师四川西昌凉山彝族自治州第二人民医院刘兰华主任医师、德昌县中医医院罗昭煜老中医(已故),还有成都中医药大学郭子光、宋兴诸位恩师。临证种种,皆师启蒙。在和中浚恩师的指导之下,研读了历代中医古籍文献与各家学说,在"玄府""扶阳""眼科六经辨证"等诸多学术问题上,幸蒙恩师指点迷津。笔者虽行医课徒于云南滇池之畔,但师恩难忘,故以故乡为名,以示不忘师授根本。

其三,前期工作基础。2016年以来,笔者创建个人公众平台"蜀山医馆",分享个人医案,在云南、四川及其他诸省同行与患者中产生了一定影响,所分享的医案被戏称为"蜀山心法"。本部医案集的撰写缘起于笔者个人公众号,以此因缘名之曰《蜀山医案——经方临证知行录》。

三、内容介绍

本书主要分为总论、上编、下编、杂编、附编五个部分,各部分内容分述如下。

（一）总论

近几年来,笔者受邀到省内外各地医院做学术讲座,分享临证心得与体会。笔者体会到,《伤寒杂病论》经方若能灵活加减,确实能解决很多临床疑难疾病。在中医历代名家先贤学术思想的启发之下,笔者在临床上广泛使用四逆汤、小柴胡汤、五苓散、桂枝汤、桂枝加附子汤、桂枝加葛根汤、桂枝加芍药汤、桂枝加厚朴杏子汤、桂枝加龙骨牡蛎汤、麻黄汤、桂枝麻黄各半汤、葛根汤、理中汤、附子理中汤、吴茱萸汤、乌梅丸、真武汤、白虎汤、半夏泻心汤、薯蓣丸、肾气丸、麻黄细辛附子汤、大承气汤、小承气汤、麻杏苡甘汤、芍药甘草汤等经方,治愈或治疗好转了不少临床疑难、危重病证,其中不乏西医束手无策的银屑病、糖尿病燥热、重症肌无力、心肌梗死、慢性湿疹、系统性硬化症、IgA肾病、尿毒症、肝硬化腹水、哮喘等疑难疾病。

这些验案受到中医同仁们的关注,2018年暑假,笔者受云南省曲靖市中医医院邀请,做《经方临证运用体会》的学术讲座,后又到云南省中医医院开讲此题。本书总论部分便是从讲座内容中整理而来,向读者分享笔者近年来研究和运用经方的经验体会。主要从经方的定义、经方的价值、经方代表方的方义解析、方证对应与方症对应、六经气化等角度展开讨论。

（二）上编与下编

本书的上编与下编是全书的主体部分,主要收集整理了笔者门诊医案一百余例。根据治疗方法及病名,将这一百余例医案,分为上编与下编,皆以某方治疗某病某证为题目,使用同类方的医案依照顺序编排到一起,上编主要收录以中医病名或主症为题的医案,下编主要收录以西医病名为题的医案,方便读者查阅参考。所集录的大多为疑难病证、危急重证医案。

上编医案中,不少患者曾四处求医而多年经久不愈。如咳嗽45年、恶寒20年、咳嗽畏寒半年、咽痛7年、自汗3年、低热1年、头痛发热3年、大小便失禁4年、产后发热2个月、高热20天、失眠3个月、梦魇2年等。这些患者就诊于笔者门诊,予中医辨证治疗,多年病痛数诊而愈。

下编医案中,则多为临床中西医皆为难治的疑难病或危重病。如突发性耳鸣耳聋、IgA肾病、胰腺炎、糖尿病燥热、甲状腺功能亢进、甲状腺炎、荨麻疹、银屑病、系统性硬化症、肺癌晚期水肿腹水、肝硬化腹水、类风湿关节炎、尿毒症并心包积液、慢性阻塞性肺疾病、消化性溃疡、糜烂性胃炎、前列腺炎等。至今，这些疾病不少尚为医学难题。笔者多年来坚持探索疑难疾病的中医疗法，取得了一定经验，此次撷取已整理医案录于下编。

每一则医案的撰写体例包括患者的简要信息、主诉、病史、病状、病情特点、舌脉、辨证、治法、处方、方药组成、按语，其中，"按语"是本书重点撰写部分。过去省内外同仁曾经在公众号"蜀山医馆"上阅读过笔者一些医案，公众号上的医案大多数是跟诊学生为笔者整理，或无按语，或按语为学生根据他们的理解所写，因此不少同仁对笔者为何用某方某药常常有所疑问，私下发信向笔者请问思路，要求予以解答。此次借此书，将按语作为重点着墨之处，向广大同仁分享笔者的诊治经验、用方思路。

在撰写按语的过程中，遵循以下原则：第一，诊治与处方用药之时，笔者是如何思考、如何理解的，按语就如何撰写，不妄引古人名言。第二，按语撰写之中，不去顾虑是否要符合某家某派及理论规范之类，尽量将笔者诊治过程中的想法真实地展现给读者。第三，按语撰写，重点阐释为何要用此方某药，部分加以拓展，引申笔者一些临床经验。总之，笔者希望读者阅读完按语部分之后，能真正有所收获。过去的一些现代医案，按语往往就事论事，有的不管是不是当时的真实想法，便大量妄引古人著作名言，似乎锦上添花，实际对读者毫无裨益，甚至会因牵强附会而误导读者。因此，本书的主旨是力求真实，不仅医案记录，包括按语中的诊治思考，一切以反映实际情况为要，是如何思考的，就如何撰写按语。

上编与下编是最耗费时间与精力的部分，整整三年收集，方得一百余案，实际还有很多值得分享给大家的医案未及整理。原本考虑再整理一些，但很多同仁已热切期盼数年，因此，那些没有来得及整理的医案便留待将来。何况门诊量与验案与日俱增，难有最终完备一日。

（三）杂编

杂编部分收录了笔者自 2008 年以来闲暇时所撰写的一些杂文，共二十一篇。中医类著作归属于科技类图书，现代不少中医著作写作形式较为呆板，读者常感枯燥乏味。笔者多年前尝试以文学体裁的形式撰写中医临证所得，期望能让读者感到生动有趣。2008 年，开始撰写《医道见闻录》系列，主要记录笔者从医以来的所见所闻所感，当时零零散散写了七八篇，发表在笔者的博客空间里，后因工作繁忙等原因，未能坚持下去，但这个系列被网上各大论坛转载,2015 年,其中五篇还被选录入了《黄煌经方沙龙》第六期。此次,杂编部分筛选了笔者所撰的《医道见闻录》及后来的一些杂文,这二十一篇文章大多以散文形式写成,内容包括医案、掌故、杂论、游记、辞赋、诗词等,以供读者赏鉴。

(四) 附编

总论、上编、下编、杂编都是笔者亲自执笔撰写而成,而附编是弟子们跟诊时所整理的验案记录,共三十篇文章。这些弟子自发跟诊于笔者的时间已经很长,如曾伟、董元洪诸君跟笔者已近五年,其余弟子有一两年、两三年者,很多是风雨无阻,自发前来抄方,一些弟子毕业后,已成为百姓认可的地方名医。2016 年,创建微信公众平台"蜀山医馆"后,门诊弟子踊跃投稿,为笔者整理医案经验,有上百篇之多,本编便是从其中遴选而出。三十篇文章记录了笔者近四十例医案,全是弟子们从跟诊时的真实记录中整理而出,并根据他们的体会撰写而成。其中,有医案整理,也有在门诊之后笔者为他们答疑的记录,还有他们自己的跟诊思考。

所以,这部分亦难能可贵。附编中的医案记录可以与上编、下编相互参看。附编中按语是弟子们撰写,部分是笔者口述,部分是他们的观点,反映了笔者门诊的真实情况,有较大的参考价值。门诊之余,学生们会根据疑问请笔者解答,因此附编中一部分文章是问答形式,这部分内容很多是笔者突发灵感般的解答,灵感稍纵即逝,若不是他们的及时记录,而只是由笔者自己来整理,恐怕一时也难以梳理出条理,遗漏则更不必说。故设此附编,以补充一部分医案,分享门诊师徒问答与讨论心得,展现门诊弟子们的学习成果,希望对读者有所裨益。

以上文字,忝为前言,以说明本书编撰缘起、书名由来及主要内容。初稿完成之时,笔者刚好年近四十岁,四十岁之于一般人已是中年,但之于以老为贵的中医,还算得年轻。以不惑之龄完成个人医案集,功底必有不逮,书中纰漏与不足之处,希望读者予以批评指正,日后若有续篇,则依为订正之金玉良言哉!

汪　剑

2019 年 10 月 6 日　于云南中医药大学

目 录

总 论

上　编

下　编

杂　编

附　　编

总 论

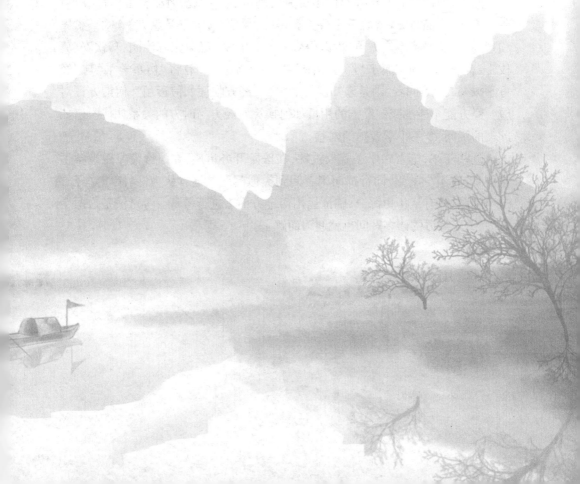

唐代孙思邈先生《备急千金要方·大医精诚》开篇即引晋代学者张湛语云：“夫经方之难精，由来尚矣。”上及汉代，《汉书·艺文志》载有“经方十一家”；下至明清近代，莫枚士著有《经方例释》，曹颖甫著有《经方实验录》。经方，从古到今都是中医学最为重要的组成部分。时至今日，经方更是为学者关注，学界掀起了研究经方、使用经方之热潮，各类经方研究论文、著作，各类经方网络论坛、经方学术会议，方兴未艾。

然而，何谓经方？学界对此很少有明确认识。因此，有教材著作将《肘后备急方》《小品方》《备急千金要方》《外台秘要》《太平圣惠方》《太平惠民和剂局方》《普济本事方》《世医得效方》等方书与经方家陈修园、郑钦安、莫枚士、曹颖甫等同归属于“经方学派”者，令人费解；亦有将“伤寒学派”与“经方学派”二者等同者，则是未知源流。另外，经方临证如何运用？何谓方证对应？经方能不能加减？经方的用量如何换算？经方与时方的关系如何？诸如此类的疑问，令不少学者感到困惑。

近些年来，笔者在中医院校授课，在医院开办讲座，在门诊带习跟诊学生与医生，有不少学生、同行都向笔者问到类似问题。笔者认为，要梳理好经方这个问题，只有从历史源流、临证运用两个方面来进行考量。考量清楚这两个方面，关于经方的诸多疑问也就迎刃而解了。

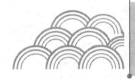

第一章　经方的定义

一、宋以前经方含义

要搞清楚"经方"的定义,则先要搞清楚经方的源流,明晓"经方"一词的起源与后世词义的变迁。在现存古文献中,"经方"一词首见于《汉书·艺文志》,《汉书·艺文志》则是在刘向、刘歆父子的《七略》基础上写成。汉之初,经过秦代焚书坑儒,至汉武帝时,书缺简脱、礼崩乐坏,乃建藏书之策,广泛搜求整理天下之书。刘歆撰《七略》,将当时整理的书籍分为六艺、诸子、诗赋、兵书、术数、方技六类。其中,方技略所收之书即为医药养生类书籍。方技略又分为医经、经方、房中、神仙四类。其中,医经类以探讨医理为主,包括《黄帝内经》(十八卷)、《黄帝外经》(三十七卷)、《扁鹊内经》(九卷)、《扁鹊外经》(十二卷)、《白氏内经》(三十八卷)、《白氏外经》(三十六卷)、《白氏旁篇》(二十五卷)七部医书,唯《黄帝内经》流传后世。

经方类医书分为十一家,包括《五藏六府痹十二病方》(三十卷)、《五藏六府疝十六病方》(四十卷)、《五藏六府瘅十二病方》(四十卷)、《风寒热十六病方》(二十六卷)、《泰始黄帝扁鹊俞拊方》(二十三卷)、《五藏伤中十一病方》(三十一卷)、《客疾五藏狂颠病方》(十七卷)、《金疮瘛瘲方》(三十卷)、《妇人婴儿方》(十九卷)、《汤液经法》(三十二卷)、《神农黄帝食禁》(七卷)。"经方"一词由此首见。

首先,从记载的十一部经方书来看,经方类是医书中一个大类,数量远远多于医经类。其次,由书名来看,经方书实际就是方书,包括临床各科、各类疾病的主治医方,如《五藏六府痹十二病方》《五藏六府疝十六病方》《五藏六府瘅十二病方》《风寒热十六病方》《五藏伤中十一病方》《客疾五藏狂颠病方》《金疮瘛瘲方》《妇人婴儿方》,涵盖临床各科病证。而《汤液经法》《泰始黄帝扁鹊俞拊方》《神农黄帝食禁》可能为综合性经典方书。

《汉书·艺文志》在经方类书目之下,为"经方"一词做出了定义——"经方者,本草石之寒温,量疾病之深浅,假药物之滋,因气感之宜,辩五苦六辛,致水火之齐,以通闭解结,反之于平。"其义所谓经方,乃依据草木金石等药物寒热温凉之性,衡量疾病的轻重浅深,借助药物的性味,顺应四气感应之所宜,辨明五苦六辛等种种药味,配制成水火寒热等不同的药剂,用来疏通闭阻、解除癥结,使人恢复健康平和。从《汉书·艺文志》记载的十一部 295 卷经方著作书名以及给出的"经方"定义来看,"经方"一词在汉代实际上是指经验方、经效方,以药为方、有确实疗效、可固定下来的,皆可称之为"经方",与后世"经方"概念不尽相同。

汉之后,宋以前,"经方"之含义大致与汉代相同。孙思邈《备急千金要方·大医习业》中说:"凡欲为大医,必须谙《素问》《甲乙》《黄帝针经》、明堂流注、十二经脉、三部九候、五脏六腑、表里孔穴、本草药对、张仲景、王叔和、阮河南、范东阳、张苗、靳邵等诸部经方。"这里出现了"诸部经方"的说法。可见"经方"是指自汉代到唐代时保存下来的诸多医家所撰写的方书,为诸家收集的经验方、经效方。北宋高保衡、孙奇、林亿等人所撰《校正千金翼方表》也说:"医方之学,其来远矣。上古神农播谷尝药,以养其生;黄帝岐伯君臣问对,垂于不刊,为万世法。中古有长桑、扁鹊,汉有阳庆、仓公、张机、华佗,晋宋如王叔和、葛稚川、皇甫谧、范汪、胡洽、深师、陶景之流,凡数十家,皆师祖农、黄,著为经方。"可见,自汉代到唐宋,经方著作是非常丰富的,经方作为中医学最为重要的组成部分,因涉及最为根本的临证治疗,故受到历代医家、学者的重视。宋代以前的经方史,可以说就是半部中医史。

仅唐宋时有记载的经方书就达到近 400 种。如《华佗方》《李当之方》《阮河南方》《玉函方》《肘后备急方》《范汪方》《小品方》《徐王方》《羊中散方》《褚氏方》《经心方》《四海类聚方》《龙树菩萨药方》《西域诸仙所说药方》《西域波罗仙人方》《古今录验方》《备急千金要方》《千金翼方》《开元广济方》《外台秘要》《太平圣惠方》《太平惠民和剂局方》等。这些经方著作中,既有名医方书,如《华佗方》《李当之方》《阮河南方》《范汪方》《徐王方》《羊中散方》;又有集成式的综合性方书,如《玉函方》《四海类聚方》《外台秘要》《太平圣惠方》;更有外来于古印度、西域的医药方书,如《龙树菩萨药方》《西域诸仙所说药方》《西域波罗仙人方》等。这些方书除《肘后备急方》《备急千金要方》《千金翼方》《外台秘要》《太平圣惠方》《太平惠民和剂局方》外,大多亡佚,仅留存书名,或在《备急千金要方》《外台秘要》《医心方》《医方类聚》等综合性医著中保留有佚文片段与少数遗方。

综上而言,在宋代以前,凡是以药为方、固定下来、有确切临床实效而流传后世的医方,皆可称之为"经方"。但是到了宋代以后,"经方"的含义发生了嬗变,从"经验方""经效方"之义渐变为"经典方"之义。

二、宋以后经方含义

宋代以后,"经方"的含义发生了变化,转变为"经典方"之义,范围界定为《伤寒论》《金匮要略》及《黄帝内经》"十三方"等经典中的方剂,尤其以《伤寒论》113 方为代表,很多时候特指《伤寒论》方。而"经典方"有两层含义:一是这些方出自经典,二是这些方本身的配伍非常经典,故称"经方"。为何宋以后唯将《伤寒杂病论》(包括《伤寒论》与《金匮要略》)方呼之为经方呢? 这需要考察经方的历史源流及《伤寒杂病论》方本身。归纳起来,其原因有如下五点。

第一,宋以前医书大量亡佚,《伤寒杂病论》硕果仅存。

在宋代以前,张仲景的《伤寒杂病论》只是众多经方著作中的一部。从上文所引述的唐代孙思邈与宋代高保衡的说法即可知,从汉代到唐宋,有华佗、范汪、胡洽、深师、陶弘景、葛洪、阮河南等诸家与张仲景并立,然而这些诸家方书,经过历史的变迁,到宋代大多已渐为亡佚,消失在历史的烟尘之中,名存而实亡。仅少数方书在《备急千金要方》《外台秘要》等综合性医著中保留有部分内容。唯有张仲景的《伤寒杂病论》流传后世。诸家亡佚而《伤寒杂病论》独存,硕果仅存的仲景之书自然会受到后人的珍视。

第二,药王孙思邈重视倡导《伤寒论》的影响。

为何诸家方书,唯有仲景方留存? 一方面,与北宋政府对《伤寒杂病论》的抢救性整理工作有关;另一方面,《伤寒杂病论》方本身十分优秀;再有,也有赖于唐代著名医家"药王"孙思邈对《伤寒论》的大力推崇。

孙思邈先生为唐代著名医家,世称"药王",在唐宋时代有着巨大影响力。唐时,唐太宗、唐高宗多次邀请其出山为官,其生平事迹不仅见于《旧唐书》《新唐书》等正史,还见于《酉阳杂俎》《太平广记》等笔记小说。宋时,宋徽宗敕封孙思邈为妙应真人,已将其当作神仙供奉,如宋代文学家苏东坡有诗赞誉孙思邈云:"先生一去五百载,犹在峨眉西崦中。自为天仙足官府,不应尸解坐虫虫。"可见药王孙思邈在中国古代历史上的巨大影响力。而在其代表著作《备急千金要方》与《千金翼方》中,都能看得出孙思邈对《伤寒论》的重视。

《备急千金要方》为孙思邈早年时期著作,该书卷第九、卷第十为"伤寒方"

内容,此两卷收录了扁鹊、华佗、张仲景、王叔和、陈延之、陈廪丘、崔文行等诸多名家治疗伤寒的医论与医方,其中出自张仲景《伤寒论》的方剂占到很大比例,如五苓散、桂枝汤、麻黄汤、大青龙汤、瓜蒂散、大承气汤、抵当汤、抵当丸、桂枝二麻黄一汤、麻杏石甘汤、栀子豉汤、葛根黄芩黄连汤、苓桂术甘汤、大陷胸丸、大陷胸汤、甘草泻心汤、生姜泻心汤、白虎汤、赤石脂禹余粮汤、麻黄升麻汤等,皆收录入《备急千金要方》。孙思邈在《备急千金要方》卷第九中写道:"江南诸师,秘仲景要方不传。"在编撰《备急千金要方》时的孙思邈虽然尚未得到《伤寒杂病论》全书,但已获得了不少《伤寒论》经典医方、医论,并且非常重视,甚至是如获至宝,将所获的仲景方编入了《备急千金要方》卷第九与卷第十这两卷伤寒专卷当中,所收录的仲景方所占篇幅比例也远超其他被选录诸家,可见孙思邈对《伤寒论》之重视。

　　到孙思邈晚年编撰《千金翼方》时,他重视《伤寒论》的倾向,表现得更为突出。《千金翼方》卷第九、卷第十同样为"伤寒"的内容,与《备急千金要方》不同的是:《备急千金要方》伤寒部分收录了诸家方论,张仲景只是其中一家;而《千金翼方》伤寒部分剔除了其他诸家方论,唯存张仲景方论,两卷基本为张仲景《伤寒论》之专卷,而且是相对较为完整的一个《伤寒论》本子,被后世称为"唐本《伤寒论》"。可见,早年被孙思邈所感叹为"江南诸师,秘仲景要方不传"、难得一见的《伤寒论》,已经为晚年时的孙思邈所获得。并且,从他所编撰的《千金翼方》中专门拿出两卷来"容纳"《伤寒论》,读者自能体会到孙思邈获得《伤寒论》全本时内心的欣喜。

　　孙思邈在《千金翼方》卷第九开篇小序中写道:"伤寒热病,自古有之,名贤濬哲,多所防御。至于仲景,特有神功。寻思旨趣,莫测其致,所以医人未能钻仰。尝见太医疗伤寒,惟大青、知母等诸冷物投之,极与仲景本意相反。汤药虽行,百无一效。伤其如此,遂披《伤寒大论》,鸠集要妙,以为其方。行之以来,未有不验。"从孙思邈的这段话来看,可以获知以下几层信息。

　　伤寒热病在古代为历代名医所重视,留下了不少医方医论,然而孙思邈认为,其中张仲景的研究最为杰出,故云"至于仲景,特有神功",一个"特"字与一个"神"字,凸显了孙思邈对《伤寒论》的高度赞誉。那么,为什么孙思邈对《伤寒论》的评价会如此之高呢?下文孙思邈给出了原因。所以这就涉及了第二点:孙思邈所在的时代,一般医者是如何论治伤寒热病的呢?"尝见太医疗伤寒,惟大青、知母等诸冷物投之。"一般医者面对伤寒热病,很多不思辨证,见热清热,妄投苦寒泻火之品,结果是"汤药虽行,百无一效"。孙思邈当时所面对的情况与我们今天何其相似!而学习运用《伤寒论》治疗伤寒热病,所收效果则完全不同。故其第三层意思则说,当孙思邈摒弃当时俗医不思辨证、妄投寒凉的弊端,而去披览、运用张仲景《伤寒论》之后,治疗伤寒热病是"行之以来,未有不验"。一个"百无一效",一个"特有神功",孙思邈以其学习与临证的切身体会告诉了后人《伤寒论》的重要性,说《伤寒论》"特有神功",且将《伤寒论》尊为《伤寒大论》,一个"大"字,孙思邈对《伤寒论》的尊崇可想而知。

孙思邈在唐宋时代有着巨大的影响力,"药王"尚如此尊崇《伤寒论》,一般医者自然望风而行,从而将《伤寒论》推到了一个较高的学术地位。因此,孙思邈在《伤寒论》的普及方面,做出了积极的贡献。

第三,宋代政府对《伤寒论》的推崇。

宋代政府十分重视医学,宋徽宗等皇帝又崇奉道教。皇帝崇奉道教,梦想的是长生不死,想要长生不死,生命健康必然是首要条件。宋代经济高度发达,福利制度超越前代,百姓生活富足,因此宋代政府拿出了不少资金与精力来发展医学。其中,整理前代医书成为宋代对后世的巨大贡献。前文已说到,经过唐代末年的战乱,至宋代已典籍散佚,不少医书失传,而《伤寒论》等经典硕果仅存。北宋校正医书局选高继冲进献本为底本,由孙奇、林亿等校定,于1065年由朝廷诏命国子监雕版刊行,名为定本《伤寒论》,颁行天下,此后世人皆晓,习医者学习《伤寒论》甚众。由于政府对《伤寒论》的整理与推行,《伤寒论》家弦户诵,其取得"经典"的地位自然顺理成章。在这样的背景下,宋金时代更有不少医学名家投身于《伤寒论》的研究当中,如朱肱《类证活人书》(原名《无求子伤寒百问》)、"北宋医王"庞安时《伤寒总病论》、成无己《注解伤寒论》、许叔微《伤寒百证歌》《伤寒发微论》《伤寒九十论》等。《伤寒论》研究掀起了前所未有的高潮,张仲景在此时方有了"医圣"的称号,《伤寒论》医方也在此后被视为"经方",即经典方之义。

第四,尊经崇古思想的影响。

尊经崇古是中国文化中独特的文化现象,如儒家突出地表现为对古代圣贤的崇拜和对传统经典的尊崇。中医学尊经崇古思想表现也十分突出,如在《黄帝内经》第一篇《上古天真论》中,便表现出崇古思想。黄帝问岐伯说:"余闻上古之人,春秋皆度百岁,而动作不衰;今时之人,年半百而动作皆衰者。时世异耶? 人将失之耶? "岐伯答曰:"上古之人,其知道者,法于阴阳,和于术数,食饮有节,起居有常,不妄作劳,故能形与神俱,而尽终其天年,度百岁乃去。今时之人不然也,以酒为浆,以妄为常,醉以入房,以欲竭其精,以耗散其真,不知持满,不时御神,务快其心,逆于生乐,起居无节,故半百而衰也。"篇末,黄帝又说:"余闻上古有真人者,提挈天地,把握阴阳,呼吸精气,独立守神,肌肉若一,故能寿敝天地,无有终时,此其道生……"因中国文化中祖先崇拜传统的影响,中国传统学问多有"厚古薄今"之倾向。

中医在尊经方面,如唐代王冰赞誉《黄帝内经》为"至道之宗,奉生之始",明代名医张景岳赞誉《黄帝内经》"垂不朽之仁慈,开生民之寿域"。《伤寒杂病论》成书于东汉末年,为同时代为数不多的流传于后世的古医籍,亦被奉为经典。如朱肱《类证活人书》序中说:"伤寒诸家方论不一,独伊尹、仲景之书,犹六经也。其余诸子百家,时有一得,要之不可为法。"所谓"伊尹、仲景之书",即指《伤寒论》,在朱肱看来,《伤寒论》犹如儒家六经,有着至高无上的地位。而对于后世诸家医书,朱肱认为不是说完全没有可取之处,只是"时有一得",不可与《伤寒论》为宗为法的地位相提并论。自唐宋之后近千年,《伤寒杂病论》(包括《伤寒论》与《金匮要略》)受到后世医家的尊崇,很少有敢于指出该书不足者。由此,获得经典地位的《伤寒杂病论》医方被视为"经方",影响至今。时至今日,还有不少学者认为《伤寒杂病论》经方是后世时方难以企及的,甚至认为中医目前之所以处于低谷,就是因为对《伤寒杂病论》重视不够。

中国文化包括中医学尊经崇古的思想还影响到了日本汉方医学。日本汉方医学分为三大流派,包括古方派、后世派和折衷派。其中古方派的"古方"即指《伤寒杂病论》,相当于中国所言"经方",日本古方派相当于中国经方派。后世派的"后世"即指后世金元医家方论,相当于中国所言"时方",日本后世派相当于中国时方派或金元河间、易水、丹溪诸家。在日本汉方医看来,《伤寒杂病论》医方即古方,古方派否定后世金元诸家,持复古之论,亦为崇古之代表,其观点影响至今,甚至近代以来,对中国中医界也产生了一定影响。

第五,《伤寒杂病论》医方之优秀。

张仲景《伤寒杂病论》虽然成书于东汉末年,但实则是对汉代及汉代以前上千年医学精华的系统总结。《伤寒杂病论》序中说张仲景因汉末建安瘟疫,"感往昔之沦丧,伤横夭之莫救",于是"勤求古训,博采众方,撰用《素问》《九卷》《八十一难》《阴阳大论》《胎胪药录》,并平脉辨证,为《伤寒杂病论》合十六卷"。《伤寒杂病论》选编前代医籍,为汉代医学集大成者。另,《汉书·艺文志》方技略中收录汉代所存前代医书书目,分为医经、经方、神仙、房中四类,其中经方类包括十一部医书,十一部医书中有一部名曰《汤液经法》,传为商初贤相伊尹所著。皇甫谧《针灸甲乙经》序中说:"仲景论广伊尹《汤液》为数十卷,用之多验。"意思是张仲景充实并发挥了商代伊尹的《汤液经法》,编为《伤寒杂病论》。由此可知,《伤寒杂病论》数百首医方并非张仲景个人之独创,而是基于仲景之临证,对伊尹至汉代以来前代优秀方论的一次总结。

《伤寒杂病论》医方数百,验之临床,大多是行之有效的优秀方剂,所以不论皇甫谧所说是否确切,如此众多的医方不太可能为一人所创制,必定是在数量庞大的前代医方中筛选而出。故从这一点看来,《伤寒杂病论》本身堪称前代经典方的辑录本,所收录医方,早在仲景之前就经过了几百年甚至上千年的临证实践锤炼,又经过了张仲景的筛选。因此,孙思邈等后世名医才会发现,仲景医方一经使用,未有不验,特有神功!笔者在二十余年的中医临证当中,也发现每当遇到重病、大病、危病、急病时,若能准确辨证运用《伤寒杂病论》医方,往往能够立竿见影、起死回生!临床实证数不胜数,读者可以参看本书上百例医案,自然可以窥见仲景方临床实效之一二。

所以,宋代以后,《伤寒杂病论》医方之所以被尊为"经方",最根本原因是这些医方有着确切的临床疗效,即其"实效"!

第二章 经方的价值

《伤寒杂病论》医方被尊为"经方",为后世所推崇,至今在临床上仍然运用广泛。那么,《伤寒杂病论》经方有哪些特点呢? 有什么样的价值? 或者说经方有什么优点,能够影响千余年? 笔者认为《伤寒杂病论》经方的特点、优点与价值主要体现在如下几个方面。

一、临床实效

正如笔者前文所论,《伤寒杂病论》医方乃汉代及汉代以前上千年锤炼而出,每一首方剂都可谓千锤百炼,有着确切的临床实效,重病、大病、危病、急病、疑难病,当以经方为主,普通方大多难以取代。

清代医家郑钦安在其著《医法圆通》中说:"然时方如四君、六君、四物、八珍、十全、归脾、补中、六味、九味、阴八、阳八、左归、右归、参苏、五积、平胃、柴苓、逍遥、败毒等方,从中随证加减,亦多获效。大抵利于轻浅之疾,而病之深重者,万难获效。……予实推诚相与,愿与后世医生同入仲景之门,共用仲景之法。"郑钦安指出,后世如四君子汤、四物汤、归脾汤、补中益气汤、六味地黄丸等时方,如果辨证加减得法,亦能获效,但是只能用于病情轻浅的疾病,而对于那些病情深重的疾病,用时方则万难获效。遇到病情深重者,还是需要仲景经方才能获得神效。因此,郑钦安呼吁中医学者同入仲景之门,同用仲景之法,可见他对经方的推崇。郑钦安的认识实乃临证体悟之语,是多年临证的经验与体会。

笔者也与郑钦安先生有着相似的感受。近二十年前,笔者在四川省德昌县中医医院从事临床工作之初,由于对经方体会不深,在临床上运用经方不多,而更多运用的是后世金元明清时方或清代温病学派之方,当时感觉用时方比用经方更加"稳妥",毒副反应小,而且也能获效,也能受到病家肯定。以时方之效收获了大量的患者群,以致于笔者仅以弱冠之年便在医院同事中博得了"汪名小中医"之戏称。但随着笔者临证体悟的日渐增长,随着对经方的进一步学习与临床实践,加之后来二至、三至蓉城求学,在我的硕士研究生导师、博士研究生导师和老恩师的指导下,进一步研读历代医家著作,逐渐反思,发现了过去偏重于使用后世时方的不足。

第一,过去使用后世时方,在遇到危重病证时,力有不逮,多为常事,只是当时在医院住院部工作,遇到危重大病之时,大多数时候西医已经介入抢救,难以深入思考。第二,临床一些疑难疾病,虽然也有不少用时方亦能获效者,但是也有大半不能获效者。这些不能获效者,后来反思,经方或可一举而击中要害。第三,对于一些外感病,或因外感迁延而为内伤病者,或外感内伤兼见者,用后世时方当时或能获效,但很多时候由于过用寒凉或滋腻,不能达到"祛邪务尽",有姑息养奸之弊端,当时或效,但邪气留伏,正气未复,日后多反复发病。以此而悟得经方之好处!

二、配伍精当,整体性强

《伤寒杂病论》医方之所以被尊称为"经方",千余年来长盛不衰,《伤寒杂病论》亦被尊称为方书之祖,确实与其经典及实效有关。综观《伤寒杂病论》方,与后世方相比,具有"配伍精当,整体性强"的特点。《伤寒杂病论》许多方剂配伍丝丝入扣,用药各司其职,全方形成一个有机整体,大多体现了阴阳的整体规律,亦体现了气机的升降出入、用药的表里寒热虚实,方中用药往往缺一不可。不像后世方,除部分经典名方之外,用药多凌乱混杂。这里列举两首《伤寒杂病论》经典方桂枝汤与小柴胡汤予以分析说明。

(一)桂枝汤

首先,以桂枝汤为例。桂枝汤为《伤寒论》"辨太阳病脉证并治"主方之一,乃太阳中风、表虚证第一方。在《方剂学》教材中,桂枝汤归入解表剂,导致有的临床医者仅仅以解表视之,因此缩小了桂枝汤的临证使用范围。前辈学者曾赞誉桂枝汤为"天下第一方",既号称"第一方",前人对此方必有深刻的临证妙解体悟,不然岂会有如此高的评价?故桂枝汤一方,岂可仅仅以解表视之?学界过去曾对桂枝汤的性质与归类进行过争论,有将其归为解表剂者,有将其归为和解剂者,莫衷一是。依笔者所见,将桂枝汤归为解表剂者,是将此方侧重运用于外感类病证;将桂枝汤归为和解剂者,是将此方侧重运用于内伤杂病类病证。桂枝汤解表与和解性质之争,也就是将其仅用于外感与外感、内伤并用之争。这也就涉及了前代学者所争论的《伤寒论》全书性质与临证运用,有学者认为《伤寒论》为外感病专书,有学者认为"六经钤百病""六经为百病立法",主张《伤寒论》医方不独囿于外感病证,更能用于内伤杂病。

　　从笔者的临证体会来看,笔者同意"六经为百病立法"的观点,也同意桂枝汤不独为"解表剂"、同时亦是"和解剂"的观点。并且,笔者进一步认为,应跳出"解表"与"和解"的藩篱来认识桂枝汤。跳出"解表"与"和解"之争,从中医理论与临证运用来分析桂枝汤的配伍,便会发现桂枝汤更是体现了阴阳之间的关系。阴阳为医理之总纲,桂枝汤亦堪称医方之总纲,乃因桂枝汤就是一张阴阳互济之方、调和阴阳之方,后世燮理阴阳之法之方皆从桂枝汤出。

　　桂枝汤由桂枝、白芍、生姜、大枣、炙甘草五味药物组成,五味药物可以分为如下几组:桂枝与白芍一组,桂枝辛温通阳,入卫;白芍酸寒敛阴,入营。故桂枝、白芍一阴一阳,一升一降,一散一敛,一动一静,一走表、一走里,体现了调和营卫、调和阴阳的思路。生姜与大枣一组,各辅佐桂枝、白芍为用。生姜辛温发散为阳,大枣甘温养血为阴,生姜佐助桂枝入卫,大枣佐助白芍入营,桂枝与生姜宣通卫阳,白芍与大枣敛养营阴,亦为一阴一阳。炙甘草坐镇中土,斡旋阴阳,调和诸药。桂枝与炙甘草相伍,则为桂枝甘草汤;白芍与炙甘草相伍,则为芍药甘草汤。桂枝甘草汤主治"发汗过多,其人叉手自冒心,心下悸,欲得按者",功能宣通心阳、温阳化气。芍药甘草汤则能柔润肝阴,敛阴养血。故桂枝汤暗合桂枝甘草汤、芍药甘草汤两方,一阴一阳,刚柔相济,为通阳敛阴之方,桂枝汤的配伍实质体现了一阴一阳之道。

　　《伤寒论》条文明确提到了桂枝汤所主治病证的病因病机,《伤寒论》第95条说:"太阳病,发热汗出者,此为荣弱卫强,故使汗出,欲救邪风者,宜桂枝汤。"条文中即已提到了桂枝汤证病因病机为"荣弱卫强"。"荣"即"营","荣弱卫强"即"营弱卫强"。所谓"卫强",不是指卫气强盛,而是指风邪邪气盛于卫。而"营弱"不是指营气虚弱,而是指风邪盛于卫,风性轻扬,腠理开泄,营阴外泄为汗,汗出多则伤营阴,故曰"营弱"。营弱卫强证从病因上来讲,是正气与邪气之间的关系,也是风邪在卫与营阴外泄之间的关系;从病位上来讲,是营与卫之间的关系,亦可视为表里之间的关系。而桂枝汤营弱卫强证这种正与邪、营与卫之间的关系,从根本上来讲就属于阴阳之间的关系。例如《史记·扁鹊仓公列传》中记载:"精神不能止邪气,邪气畜积而不得泄,是以阳缓而阴急,故暴蹶而死。"其文中所云"精神"指正气,"邪气"指病邪,"阳缓"指正气衰微,"阴急"指邪气亢盛,故正邪之间的关系也属于阴阳关系。因此,从《伤寒论》条文"营弱卫强"也可以看出,桂枝汤全方是一个整体,为调和营卫、调和阴阳之方。

　　另外,桂枝汤也可以以五行视之。桂枝汤由五味药物组成,恰好成为一个五行之整体。方中桂枝,辛温发散通阳,得之则脏气条达,经血流畅,又善解脾郁,故桂枝有条达之性,有如东方之木,与肝木之性相合,因而桂枝在桂枝汤五药五行之中,可视之为"木"。《长沙药解》可以为证:"入肝家而行血分,走经络而达营郁,善解风邪,最调木气。"桂枝汤所用芍药以敛阴为用,故当为白芍。白芍色白,其性收敛,如西方之金,在桂枝汤五药五行之中,可视之为"金"。大枣性味甘温补脾,色赤,为土中之火,在桂枝汤五药五行之中,可视之为"火"(土中之火)。生姜宣散水气,如北方玄武治水之司,所以真武汤亦用生姜,而生姜其色黄,埋土中,故在桂枝汤五药五行之中,可视之为"水"(土中之水)。炙甘草性味甘平,坐镇中州,调和诸药,故在桂枝汤五药五行之中,可视之为"土"。由此可见,桂枝汤可视为一张五行全体之方,体现了调和五行阴阳之规范,后世补阴补阳、调阴调阳之方均由此方加减化裁而出。

综上而言,桂枝汤五味药物配伍精当、整体性强,如同一张太极阴阳图(**参见下图"汪氏桂枝汤阴阳五行图"**),临证可根据阴阳之盛衰,对桂枝汤进行加减,统治多病。《伤寒论》本身也对桂枝汤的灵活运用做出了示范,如桂枝加葛根汤、葛根汤、桂枝加厚朴杏子汤、桂枝加桂汤、桂枝去桂加茯苓白术汤、桂枝去桂加白术汤、桂枝加芍药汤、桂枝去芍药汤、桂枝加附子汤、桂枝附子汤、桂枝去芍药加附子汤、桂枝加大黄汤、桂枝人参汤、桂枝甘草龙骨牡蛎汤、桂枝去芍药加蜀漆牡蛎龙骨救逆汤、桂枝甘草汤、芍药甘草汤等,其余还有合方如桂枝麻黄各半汤、桂枝二麻黄一汤、桂枝二越婢一汤、柴胡桂枝汤等,小建中汤组成上也可视为桂枝汤加减方。可见,用好桂枝汤,可出入阴阳,衍生出无边妙法,证治临床各类病证。

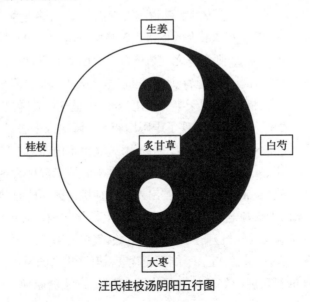

汪氏桂枝汤阴阳五行图

（二）小柴胡汤

其次,以小柴胡汤为例。在《伤寒论》中,乃至在成千上万的经方与时方之中,小柴胡汤的配伍是最能体现中医气机升降理论的一首方剂。先谈谈关于小柴胡汤的记诵,一般学者多按方歌来记忆此方组成——"小柴胡汤和解功,半夏人参甘草从,更加黄芩生姜枣,少阳为病此方宗。"但如果仅仅依靠方歌来记诵本方组成,而不结合此方升降配伍的方义,已然落入下乘。从方义理解来记诵,应为最佳,然而需要记忆的小柴胡汤的方义,并非后世流入俗套的"君臣佐使"解析法。"君臣佐使"虽然是方剂基本配伍原理之一,但若不根据方剂的具体情况,而一味用"君臣佐使"来强解所有方剂,则不利于学者掌握具体某一首方的配伍精髓,比如小柴胡汤一方便是鲜明的例子。

小柴胡汤是《伤寒论》"少阳病"的主方,体现了和解之法。本方主治为邪在少阳。少阳为半表半里,若邪气羁留,则少阳枢机不利。所以小柴胡汤证的核心病机为少阳枢机不利,邪气羁留。何谓"枢机"？笔者认为,人身气机往来之所,均可称之为"枢机"。人身最核心的枢机有三处:第一处是升清降浊的脾与胃,另外两处便是六经中的少阳与少阴,即《黄帝内经》所说的"太阳为开,阳明为阖,少阳为枢"及"太阴为开,厥阴为阖,少阴为枢"。

所谓枢机,"枢"的原意是指门轴,古人认为枢机为"制动之主"。董仲舒《春秋繁露》云:"君人者,国之元,发言动作,万物之枢机。"可见,枢机主要与运动有关。之于人体,气主动,则主要与人体气的运动有关。阴气与阳气的往来、正气与邪气的往复、心肾之气的相交、水火的升降、气血的往来,乃至全身上下内外气机的往来,其核心都在少阳、少阴、脾胃三大枢机。其中,脾胃为一身气机升清降浊的根本枢机,也堪称人体最大的枢机。因脾主升清,脾一升清,则全身气机皆升;胃主降浊,胃一降浊,则全身之气机皆降。少阴为心肾,故为水火往来、心肾相交之枢机。少阳居半表半里,在表里之间,故为表里气机升降出入之枢机。

因此,少阳病是因邪气羁留于半表半里,导致表里气机升降出入失常之病。小柴胡汤一方的配伍从根本上体现了中医用药的升降出入之法,凡邪气羁留于少阳表里之间,气机不利,均可以小柴胡汤为法。《黄帝内经》说:"升降出入,无器不有。"升、降、出、入,或者也可以说升、降、浮、沉,是宇宙自然界一切事物运动的基本形式。故《黄帝内经》又说:"出入废则神机化灭,升降息则气立孤危。故非出入,则无以生长壮老已,非升降,则无以生长化收藏。"临证诊治,医者常常会发现不少疾病均与气机升降出入失常有关,气机升降出入失常往往是疾病的病因或结果。所以,医者临证,不能不通晓气机升降出入的原理。

小柴胡汤的配伍就很好地体现了中医"升降"治法的原理。该方由柴胡、黄芩、半夏、生姜、人参、大枣、炙甘草七味药物组成,根据其"升降"之性,可以分为三组。

第一组是柴胡与黄芩。柴胡药性主升散,如后世补中益气汤便配伍柴胡来升举脾胃清阳之气;黄芩苦寒,性主苦降。柴胡与黄芩,一主升,一主降,一升一降,辛开苦降,气机升降而周流往来。且柴胡与黄芩一发散邪气、一苦泄邪气,邪气去,则少阳枢机斡旋之气机通利,升降出入复常。

第二组是半夏与生姜。半夏功能降逆止呕,其性主降,但其性味辛温,能燥湿化痰散结,故又有升散之性,因此半夏为"降中有升";生姜本为辛温解表之品,其性升散,但又能止呕,有降逆之性,因此生姜为"升中有降"。半夏与生姜,一为"降中有升",一为"升中有降",升降相宜,能条畅气机、通利少阳之枢机。

第三组为人参、大枣、炙甘草。这三味药物皆可补中益气,调补脾胃,成为全方升降气机的一个核心。如上文所说,脾胃主升清降浊,居五脏六腑之中,犹如一车轴,气机升降出入离不开脾胃之斡旋,所以脾胃为一大枢机。小柴胡汤正是妙在配伍人参、大枣、炙甘草这三味药。三味药坐镇中州,转输四方,脾胃强而气机转动,调动来自中焦脾胃枢机的根本之力,有利于推动少阳之枢,此乃本方绝妙之处。

从以上分析来看,三组共七味药物,斡旋气机升降,升的升,降的降,坐镇中州则为指挥,共同构成一个整体,其结构恰如一太极升降之图(**参见下图"汪氏小柴胡汤气机升降图"**)。桂枝汤体现了阴阳出入,小柴胡汤则主要体现了阴阳升降。所以,从小柴胡汤一方也能看出《伤寒杂病论》经方配伍之精当、整体性之强。

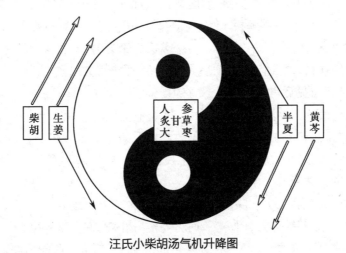

汪氏小柴胡汤气机升降图

《伤寒杂病论》中经典医方众多,上面只列举分析了桂枝汤、小柴胡汤两方,以说明经方"配伍精当,整体性强"的特点,其余诸如麻黄汤、大柴胡汤、大小青龙汤、麻杏石甘汤、五苓散、真武汤、半夏泻心汤、四逆散、四逆汤、麻黄细辛附子汤、白虎汤、大承气汤、桃核承气汤等,均具有上述特点。

三、后世影响深远

《伤寒杂病论》方之所以被视为"经方",还与其对后世影响深远有关。本部分从"方书之祖""时方之宗""治法垂范"三个方面予以阐明。

(一) 方书之祖

后世医家在医方一途,视《伤寒杂病论》为"方书之祖"。自孙思邈《千金翼方》以来,研究《伤寒杂病论》医方的专著、专篇众多。

孙思邈先生《千金翼方》卷第九、卷第十专卷收录整理了《伤寒论》,用"以方类证""方证同条"的方法编次《伤寒论》条文与医方,本书将于后文进行重点探讨。北宋朱肱《类证活人书》卷十二至卷二十一亦以方类证,详述《伤寒杂病论》医方加减之法。如卷十二,将与桂枝汤有关的条文、加减方收录于该卷的上半部分,以说明桂枝汤的适应证与加减运用法。《类证活人书》中还收录了不少时方,以补充完善《伤寒杂病论》方之不逮。运用方面,朱肱强调方药要灵活运用、经方可随证加减运用,他指出:"仲景伤寒方一百一十三道,病与方相应,乃为正方,稍有差别,即随证加减。"

宋金之际有医家成无己,著有《注解伤寒论》《伤寒明理论》,其中《伤寒明理论》有《药方论》,依据君臣佐使解析了《伤寒论》中二十首方剂。其后,明清有吴崑《医方考》、罗美《古今名医方论》、汪昂《医方集解》、王子接《绛雪园古方选注》等,均收录并解析了大量《伤寒杂病论》医方,并且仲景医方是这些方论之书重点讨论的部分。罗美《古今名医方论》引用清代医家柯琴论桂枝汤之说:"因知仲景方可通治百病。后人遇一症,便集百方以眩人,使人无下手处,岂不陋哉!"可见后世方家对仲景方的推崇。

除方论著作外,集成式大型方书如《太平圣惠方》《圣济总录》《普济方》中,《伤寒杂病论》也是其中最为重要的收录篇章。以此可见《伤寒杂病论》医方对后世的影响,故后世称之为"方书之祖"。

(二) 时方之宗

"时方"即后世之方。除《伤寒杂病论》与《黄帝内经》以外,历代医家所集录的医方,一般都被称为"时方"。时方与经方相对,许多学者视时方为经方之反面。但实际上,时方与经方有着密切的联系,尤其是一些较为经典的时方,溯其源流，多是从经方灵活加减而来，《伤寒杂病论》对后世时方的创制有着深远的影响。下面列举《伤寒杂病论》几首经典方剂与后世方源流关系以阐明之。

首先仍然以小柴胡汤为例。小柴胡汤为少阳病主方，主治"伤寒五六日，中风，往来寒热，胸胁苦满，嘿嘿不欲饮食，心烦喜呕，或胸中烦而不呕，或渴，或腹中痛，或胁下痞硬，或心下悸，小便不利，或不渴，身有微热，或咳者"等症情。少阳病被视为半表半里证，其中寒热往来为主症之一。但因小柴胡汤为后世医家所说少阳病之正方，化湿力量不足，对于少阳病夹湿热、痰热，或温病湿温寒热往来，小柴胡汤力有不逮。因此，后世医家在小柴胡汤的基础上进行了加减化裁。

如温病湿温之寒热往来，亦为半表半里，明末吴又可为区分其与少阳病小柴胡汤证之不同，将其称为"邪在膜原"，以示用方之不同，并创制了达原饮，载于《温疫论》。达原饮由槟榔、厚朴、草果、知母、芍药、黄芩、甘草七味组成，乍看似乎与小柴胡汤完全不同，但二者法度相类，均为和解少阳法。因病邪虽为湿温，但病位却在膜原半表半里之间，故达原饮仍然以升降疏利气机为法，只不过以槟榔、厚朴、草果等化湿避秽品取代了柴胡、半夏、大枣、生姜，保留了黄芩。槟榔、厚朴、草果、知母、芍药、黄芩、甘草也体现了升降、宣通、疏解、理气之法，只是同时有化湿避秽之功。依笔者治疗外感病临证经验看来，邪在膜原证与少阳病夹湿极为类似，从六经辨证的角度看，邪在膜原证可视为少阳湿温证。

清代医家雷丰在《时病论》中参合了达原饮与小柴胡汤，创立了雷氏宣透膜原法，方以厚朴、槟榔、草果、黄芩、藿香、半夏、生姜、甘草等组成，治疗邪阻膜原半表半里所致寒热往来、寒甚热微、身痛有汗、手足沉重、呕逆胀满等症。实际乃取小柴胡汤之黄芩、半夏、生姜、甘草，并取达原饮之厚朴、槟榔、草果，别加藿香而成。达原饮、雷氏宣透膜原法都是在《伤寒论》小柴胡汤影响下而形成的温病名方。

小柴胡汤治法体现的和解法，属八法中的和法，后世很多医家亦将理气、化痰、和中、化湿等方归于和法之中。故后世有不少从理气、化痰、和中、化湿等方面，灵活加减化裁小柴胡汤的医方，如柴苓汤将五苓散与小柴胡汤相合，柴平汤将平胃散与小柴胡汤相合。明代医家张景岳从"水、火、木、金、土""寒、温、血、气、脾胃"将小柴胡汤灵活加减为一柴胡饮、二柴胡饮、三柴胡饮、四柴胡饮、五柴胡饮。一柴胡饮由柴胡、黄芩、芍药、生地、陈皮、甘草组成，乃寒而散之；二柴胡饮由柴胡、半夏、陈皮、细辛、厚朴、生姜、甘草组成，乃温而散之；

三柴胡饮由柴胡、生姜、炙甘草、陈皮、芍药、当归组成，乃补血而散；四柴胡饮由柴胡、生姜、炙甘草、当归、人参组成，乃补气而散；五柴胡饮由柴胡、当归、熟地、白术、芍药、陈皮、炙甘草组成，乃补气血而散。张景岳又有正柴胡饮，由柴胡、防风、陈皮、芍药、甘草、生姜组成，用于风寒偏重者。晚清俞根初《通俗伤寒论》中有蒿芩清胆汤一方，主治少阳湿热证，亦是对小柴胡汤的巨大补充。

金代名医李东垣创制的不少名方如补中益气汤、升阳散火汤、普济消毒饮等也与小柴胡汤有一定源流关系。前文说小柴胡汤实质由主升降的柴胡、黄芩、半夏、生姜与补益中气的人参、大枣、炙甘草等几组药物组成，全方有升有降，并斡旋脾胃枢机。如果小柴胡汤中去除黄芩、半夏等主降诸品，而加重益气补脾之品，在人参、炙甘草的基础上加黄芪、白术等，并加升麻辅佐主升之柴胡，那么小柴胡汤升降相宜的格局便被打破，去降留升，加重补中，变化为补脾胃清阳、主升之补中益气汤。所以补中益气汤相当于加重大半个小柴胡汤（主升与补中的一半，重点加重补中）的用法。升阳散火汤由升麻、葛根、独活、羌活、白芍、人参、炙甘草、柴胡、防风、生甘草组成，相当于小柴胡汤去降，保留补中，重点加重风药升散的用方，也相当于加重大半个小柴胡汤（重点加重升散），以火郁发之为法。

李东垣先生治疗大头天行之普济消毒饮也为小柴胡汤之变法。普济消毒饮中暗含小柴胡汤柴胡、黄芩且不言，方中其余牛蒡子、黄连、桔梗、板蓝根、马勃、连翘、玄参、升麻、僵蚕、陈皮、薄荷诸品，也以一升一降为法。只是与小柴胡汤所不同的是，普济消毒饮中所加升降诸品大多以清解宣散为主，用于升降宣解郁于上焦之火毒，是火郁发之的治法。笔者以一则医案对普济消毒饮升降宣解之功加以说明。

2014年下半年，昆明北市区新开一家医馆，邀请笔者闲暇之余前往坐诊，后因路途遥远等原因并未前去。那段时间，医馆负责人与办公室主任经常到门诊邀请笔者交流讨论中医诸事，拳拳之心令笔者动容。11月某日，医馆办公室主任陈某开车到云南中医学院尚义街门诊部等候我下门诊，接我到昆明西市区高新区医馆昆明总部洽谈事宜。从尚义街门诊部到医馆总部，陈某一边开车，一边咳嗽不止，一刻不歇，说话极为费劲。见其咳嗽如此之重，笔者连忙问其病情。答曰，已咳嗽一个多月，一直干咳少痰咽痒，曾先请一经方派中医诊治，处以小青龙汤无效，又改投麻杏石甘汤，咳嗽加重，几至撕心裂肺之感，险些入医院治疗。后又易一医，处以杏苏散，方较稳妥，稍有缓解，但仍较剧烈。既然已将病情相诉，故请笔者下车后为他处一方。

到医馆总部办公室后，笔者为陈某诊脉，发现其脉为弦数，两寸脉浮滑有力。此乃火邪郁于上焦，肺气不得升降，痰火不能出，故现剧烈干咳之症。治疗当清解上焦火郁，升降上焦气机。普济消毒饮本治大头瘟，而大头瘟病机亦为火毒郁于上焦，病机相合，故患者此病亦可用此方清解上焦。笔者当下为其处方普济消毒饮，原方去黄连、马勃、连翘，加前胡、杏仁、炙冬花、射干，变为清解肺窍、升降肺气、宣散痰火之法。患者服药后，疗效出奇，一剂响应，两剂痊愈。此案对医馆其他医者触动甚大，牛蒡子、板蓝根、玄参、升麻等能治咳嗽，大家一时皆难以想象。此后，医馆医者一遇难治咳嗽，常发微信请问，笔者则多答以小柴胡汤，虽未言普济消毒饮，但其实普济消毒饮与小柴胡汤本为一法。小柴胡汤为伤寒少阳病正方，普济消毒饮为火毒少阳病之变方。

以上均可看出小柴胡汤对后世时方创制的巨大影响。其实，在小柴胡汤的基础上，根据病邪性质的特殊性予以化裁，即可变化为后世名方。如加化湿宣通之厚朴、槟榔、藿香、草果等，即变为达原饮或雷氏宣透膜原法。或加清热化痰之温胆汤，或加有清热除湿之功的青蒿，即可变为蒿芩清胆汤。或加牛蒡子、玄参、升麻、僵蚕、蝉蜕，即可变为清热宣解之普济消毒饮。小柴胡汤还可以与温胆汤相合，成柴芩温胆汤，主治少阳痰热之证。诸如上文所论种种，小柴胡汤灵活化裁之法，不一而足。

除小柴胡汤外，又如金匮肾气丸也对后世时方影响深远，直接衍生出后世补阴、补阳两大类方剂。北宋钱乙六味地黄丸是在金匮肾气丸的基础上去附子、桂枝而成，成为后世滋阴补肾之名方，所以是金匮肾气丸衍生出了六味地黄丸。后世在金匮肾气丸、六味地黄丸基础上又衍生出了济生肾气丸、知柏地黄丸、杞菊地黄丸、七味都气丸、麦味地黄丸。金匮肾气丸后世又加减为八味丸，六味地黄丸即后世所言六味丸。明代医家薛己、赵献可等常用八味丸、六味丸补命门水火，益火之源以消阴翳，壮水之主以制阳光，以二方为补阳、补阴之基本方。明代张景岳则在金匮肾气丸、六味地黄丸的基础上，自创左归丸、右归丸、左归饮、右归饮以补真阴真阳。其余，又如四逆散、小柴胡汤、当归芍药散对后世柴胡疏肝散、逍遥散、血府逐瘀汤等时方也有较为明显的影响痕迹。

研究经方与后世时方之间的关系，有利于梳理方剂发展源流，更利于我们掌握好经方。了解时方对经方的加减化裁、完善和补充，则有利于我们探明经方的核心本质，并学习借鉴后世名医运用经方的经验，启发我们灵活运用经方的思路。

（三）治法垂范

前人认为《伤寒论》三百九十七条即是三百九十七法，处处体现了仲景临证心法要诀。《伤寒论》113方,则融入了各种治则治法。《伤寒论》六经病六篇中,太阳病篇占了全书一半左右的篇幅,其中辛温发散之方十分突出。唐代孙思邈在《伤寒论》113方中最为重视麻黄汤、桂枝汤、青龙汤三方,他在《千金翼方》中说:"夫寻方大意,不过三种,一则桂枝,二则麻黄,三则青龙。此之三方,凡疗伤寒,不出之也。其柴胡等诸方,皆是吐下发汗后不解之事,非是正对之法。"可见其对太阳病证治的重视,强调邪气还在表卫时,便要积极治疗。这种认识可谓十分敏锐,揭示了《伤寒论》宣通病邪的重要治法,在病邪方在太阳之时,即要祛邪表散,消弭病邪于患病之初。孙思邈对《伤寒论》的这一认识,对后世影响颇大,明清方有执、喻昌均发扬其说。

《伤寒论》这一治法特点对后世温病学派也有深远影响。叶天士在《温热论》中说:"大凡看法,卫之后方言气,营之后方言血,在卫汗之可也,到气才可清气,入营犹可透热转气。"一句点出了温病的治法真诠。"在卫汗之可也""入营犹可透热转气"体现了叶天士临证治疗温病,注重辛凉宣解之法。学者临证若细心体会,亦会发现,如果灵活掌握辛凉宣解之法,治疗温病则思过半矣。而叶天士治疗温病这种宣透的思想,早在《伤寒论》中便已经确立下来。唯因外感病因的不同,《伤寒论》多为辛温发散之品,温病学派则多为辛凉轻清宣透之品,虽用药有异,但在外感病的根本治疗思路上却是一脉相承的。

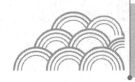

第三章　如何用好经方

　　近年来,经方研究成为学界研究的热点。很多临床家运用经方,取得了良好的临床疗效。但也有更多学者在面对《伤寒论》经方时,不知该如何才能用好,这不仅仅是年轻学者的困惑,也是很多工作多年的高年资中医的困惑,临床不少医者穷极半生,亦难入《伤寒论》经方之门,常常为不知如何用好经方而感到苦恼,多方学习,亦不得其法。孙思邈在《备急千金要方·大医精诚》中记载了晋代名医张湛由衷发出的感叹:"夫经方之难精,由来尚矣。"其所言经方,亦包括《伤寒杂病论》医方在内。用好经方之难,从古到今,很多医者都有过切身体会。

　　在二十年来的临证实践中,笔者的体会是,经方效大力猛,一旦用对,效果可谓立竿见影;如若稍有偏差,药误之证立时凸显,甚至变为坏病,难以挽回。所以过去有很多医者,更愿意使用时方或温病学派平淡之法,药味轻清平和,若对证治愈,诩为轻灵高手,若不对证,坏证不显,亦无伤大雅。而经方药性猛烈,稍有不慎,错讹顿著。因此,如何学好经方,用好经方,是学者共同关注的问题。笔者年方弱冠之龄即行医于攀西地区德昌县城,行医之初,在《伤寒论》经方运用方面体悟浅薄,亦不敢轻易广泛使用经方。行医多年之后,又于硕士、博士阶段,在导师指导下,阅读了不少如《医理真传》《医法圆通》《中医眼科六经法要》等著作后,方渐悟经方之妙。在云南工作之后,主讲中医各家学说课程,授课中不断思考历代先贤运用经方的经验,付诸实践,同时有幸在多年的研究中旁及道家与佛家,对气化等问题的认识稍有心得,才开始在临证中不断取法于经方,试图以理法圆融经方与时方。多年思考与实践取得了一点经验,在此借本书与读者共同分享。

　　经方之运用,诸说纷纭。有孙思邈先生以来之方证对应者,有以六经辨证统领经方者,有倡导辨证论治者,有以脉证统方者,有以药证统方者,有以治法统方者。笔者临证发现,运用经方,"方证对应"入手最快,而"六经辨证"层次最高。故本章从"方证对应"和"六经辨证"两个角度阐述笔者运用经方的心得体会。但由于对六经辨证的理解,自古便争议不断,其内容繁杂,且无定论,又限于篇幅,本书只择其要点进行阐述,且仅限于笔者临证体会范围内,更多系统讨论,留待日后专书阐述。本章中,笔者重点论述对"方证对应"及"六经辨证"的认识。

一、方证对应

方证对应,近年来广受学界关注,但其实古已有之,发端于唐代孙思邈先生的"以方类证"。由于一些学者对"方证"概念的理解模糊不清,近世以来,《伤寒论》研究又受日本汉方医学影响,导致不少学者对"方证"理解有误,将"方证对应"运用成了"方症对应"。即在临床使用经方时,很多时候不是去辨识"证",而是去依据"症状"来选用经方,方证对应成了方症对应,与古人方证对应差之毫厘、失之千里。但因为方症对应只需要对症状用方,甚至不少是对病用方,相对方证对应辨识病因病机要简易得多,所以近些年来方症对应甚嚣尘上。虽然方症对应从根本上违背了中医理法方药、辨证论治的特点,但在一些方面也取得了不少成就,可供学者吸纳,以辨证运用。那么什么是"方证对应"与"方症对应"呢?二者之间有什么关系?孰优孰劣?分三个部分加以讨论。

(一) 什么是"方症对应"

古人所言方证对应,上文说到的孙思邈《千金翼方》、朱肱《类证活人书》及后世方论著作皆有论述。但近世学者不查,学《伤寒》,背《伤寒》,记住了不少《伤寒论》条文,却在条文病因病机实质方面疏于思考,成了对症开方。

《伤寒论》三百九十七条由许多症状构成,有些条文中的症状具有特征性。下面列举数条。如《伤寒论》第 13 条:"太阳病,头痛、发热、汗出、恶风,桂枝汤主之。"第 14 条:"太阳病,项背强几几,反汗出恶风者,桂枝加葛根汤主之。"第 31 条:"太阳病,项背强几几,无汗,恶风,葛根汤主之。"第 40 条:"伤寒表不解,心下有水气,干呕、发热而咳,或渴,或利,或噎,或小便不利、少腹满,或喘者,小青龙汤主之。"第 71 条:"太阳病,发汗后,大汗出、胃中干、烦躁不得眠,欲得饮水者,少少与饮之,令胃气和则愈;若脉浮、小便不利、微热、消渴者,五苓散主之。"第 96 条:"伤寒五六日中风,往来寒热、胸胁苦满、嘿嘿不欲饮食、心烦喜呕,或胸中烦而不呕,或渴,或腹中痛,或胁下痞硬,或心下悸、小便不利,或不渴、身有微热,或咳者,小柴胡汤主之。"第 263 条:"少阳之为病,口苦,咽干,目眩也。"

以上条文,第13条的"汗出",第14条与第31条的"项背强几几",第40条的"咳""喘",第71条的"小便不利",第96条的"往来寒热""胸胁苦满",第263条的"口苦""咽干""目眩",对现今临床医师影响很大。有的医者一见"汗出",便开桂枝汤,也不进一步思考是表虚证,还是里虚证,甚至将表虚之"虚"与里虚之"虚"混为一谈。又有医者一见"项背强几几",甚至一见颈椎病,便开葛根汤,不进一步思考表里。还有一说到五苓散,便简单认为是治疗小便不利与水肿之方,而不从病因病机层面上去思考。又有一见咳喘便用小青龙汤者,甚至于见咳喘不用小青龙汤似乎还不应景,而不去考虑《伤寒论》中明确说明小青龙汤证的病因病机是"心下有水气"。他若一见寒热往来、口苦、咽干、目眩便用小柴胡汤者。以上做法在临床上比比皆是,导致医者用经方或效或不效,根本原因是只认识到了"对症",而没有具体分析病因病机,没有认识到病因病机才是经方核心的对方指征。

笔者习医之初,对《伤寒论》辨证精神认识模糊,也是对症用药,经历几次得失,才知道用方如果只是简单对症,而不遵守辨证,必不精准。如1999年,笔者还在成都中医药大学习医之际,寒假归家,邻居阿姨生病,邀请我到她家中为其诊治。患者头晕已有数日,头目晕眩,站立行走困难,精神差,并诉口苦、咽干。刹那间,《伤寒论》"少阳之为病,口苦,咽干,目眩也"条文蹦出脑海,笔者遂处以小柴胡汤原方予以治疗,未予增删。诊毕,以为开予经方,又合"口苦、咽干、目眩",甚为自得。不料第二天,邻居来呼,诉服小柴胡汤后,病情无缓解,今日病情加重,眩晕呕吐,起坐困难,动则晕眩。于是再次前往邻居家中,见患者卧床,不敢起立,双目紧闭,不敢睁眼,诉睁眼即晕。笔者查看其舌象,见其舌质淡,苔又白又厚又腻,方悟水饮风痰致晕,头一天简单对症,忽略辨证,忽略病因病机,故为不效。亡羊补牢,未为迟也,笔者这次急处予半夏白术天麻汤合泽泻汤加减,竟1剂而愈。可见,简单对症用方,忽略病机,难以中的。

再如2014年所遇一例小儿汗证医案。患儿为四岁女童,从小自汗、盗汗,夜间盗汗尤为严重,出汗可浸湿内衣、枕头、被褥,曾服中成药玉屏风颗粒、虚汗停颗粒等无效。先是求治于本市一研究经方的医师,该医师予桂枝汤加减,仅桂枝汤五味加玉屏风散黄芪、白术、防风三味,共八味药,用药十分精练。桂枝汤证相关条文中,有"汗出"一症,故推测该医师可能是以此对症选用桂枝汤,又虑其有肺脾气虚,故又加玉屏风散。药味精简,似为现代经方家风格,但患儿连服数剂无效,自汗、盗汗仍重。家属遂带患儿到笔者门诊求治。笔者为患儿诊治,发现病因病机其实非常单纯,就是肺脾气虚兼气阴不足,治疗应该也不复杂，于是予七味白术散加煅龙骨、煅牡蛎、麦冬、北五味子、黄芪、浮小麦、糯稻根，3剂而愈。此案病机其实非常简单，就是肺脾气虚兼气阴不足，只需益气养阴止汗即可。桂枝汤治疗自汗应对风寒表虚证之自汗，病位在表，而本案患儿属里虚证，病位在里，故不当选用桂枝汤。前医方虽然简单漂亮，但对症不对证，故而罔效。此案若非得选用经方调治，应当依照病因病机，选用炙甘草汤或理中汤合小柴胡加龙骨牡蛎之类更为适合。

由此值得我们思考的是，自唐代以来的"方证"实质是什么？什么是"方证对应"？为什么现代有不少经方研究者将"方证对应"搞成了"方症对应"？运用经方需不需要辨证论治？还是只需要简单对症？临证也有不少对症获效的病案，那么是如何对症获效的？运用经方是应该以对证为主还是对症为主？医者临证必须搞清楚以上这些问题，运用经方才能取得稳定而良好的疗效。

笔者临证体会，经方的运用，核心是对证。辨证论治实质是分析清楚患者的病因是什么，即是什么原因得的这个病，病机是什么，即得病以后引起脏腑、经络、气血、阴阳出现了哪些改变，以便于准确地选用方药进行调治。由此看来，辨证论治就是医者去搞清楚患者为什么生病、生的病改变了机体什么，这是临证看病的内在需求，是每一个医生想要看好病所必须遵守的，辨证论治并不是一句简简单单的口号。而运用经方，在准确选用《伤寒杂病论》三百多首方剂的时候，就是在分析各方的适应证，这些适应证是由条文中多个症状所烘托出来的，多个症状才能分析出一个核心病因病机，而不应该只是简单地去对其中一个症状。下面列举《伤寒论》几条条文加以说明。

首先，例如《伤寒论》第14条与第31条。第14条云："太阳病，项背强几几，反汗出恶风者，桂枝加葛根汤主之。"第31条云："太阳病，项背强几几，无汗，恶风，葛根汤主之。"现代医家以这两条中有"项背强几几"的症状，所以常用来治疗颈椎病，取得了不错的疗效。但是"项背强几几"有两条，一条用桂枝加葛根汤，另一条用葛根汤，医者面对这两条的时候，必然要全面分析到底是选用桂枝加葛根汤呢，还是选用葛根汤。区别在于桂枝加葛根汤证有汗出，而葛根汤证无汗。于是遇到"项背强几几"，有汗就用桂枝加葛根汤，无汗就用葛根汤。桂枝加葛根汤与葛根汤两方，各自所针对的情况是不一样的。桂枝加葛根汤针对有汗者，病机实质为表虚证；葛根汤针对无汗者，病机实质为表实证。这种选择，其实就是一种辨证论治的过程。

再如《伤寒论》第189条与第263条。第189条说："阳明中风，口苦、咽干、腹满、微喘、发热、恶寒、脉浮而紧。若下之，则腹满小便难也。"第263条说："少阳之为病,口苦,咽干,目眩也。"这两条中都有口苦与咽干的共同症状,那么在临证中遇到口苦、咽干的患者,是应该按照阳明中风论治,还是按照少阳病进行论治呢? 必须要综合全面分析。这也就是辨证论治的过程。

可见,经方的运用核心在于对证,即方证对应。当然,方症对应并非一无是处,在《伤寒论》方证的研究方面,方症对应的研究也取得了不少成果,也有一些可取之处。但是,方症对应必须在方证对应的指导之下进行,二者的层次不同,方证对应的层次高于方症对应。为什么这么说? 下面继续分析什么是真正的方证对应,以及方证对应与方症对应之间关系。

(二) 什么是"方证对应"

从方证的角度来研究《伤寒论》医方,起源于唐代名医孙思邈。孙思邈在《备急千金要方》中说"江南诸师,秘仲景要方不传",那是尚未见到《伤寒论》全本。后来晚年之时,终于得到了全本,孙思邈在《千金翼方》中赞誉《伤寒论》说:"伤寒热病,自古有之,名贤濬哲,多所防御。至于仲景,特有神功。"可见孙思邈在得到《伤寒论》全本时欣喜万分的心情。以致他在编写《千金翼方》时,专门留下了卷第九、卷第十两卷来收录《伤寒论》全本。但是,《伤寒论》条文、医方众多,想要学好《伤寒论》,必须先厘清思路。因条文错综复杂,若思路不清,则学习《伤寒论》难以入门,这是千年以来许多学者所共同面临的问题。

为了厘清思路,明晓条文,用好《伤寒论》,孙思邈采取的是"方证同条、比类相附"的方法,即"以方类证",从方的角度去搞清楚《伤寒论》的脉络。孙思邈是一名临床家,而医者学习《伤寒论》,根本目的也在于提高临证水平,因此研究《伤寒论》,最终还是会落实到具体医方的运用上,研究《伤寒论》,从根本上来说就是研究如何用好《伤寒论》方,这决定了孙思邈与后世医家的研究方向。孙思邈采取的方法就是研究方证,即"方"与"证"之间的关系。

其实在《伤寒论》原文中就出现过方证这一概念的提法。如《伤寒论》第34条云:"太阳病,桂枝证,医反下之,利遂不止。脉促者,表未解也。喘而汗出者,葛根黄芩黄连汤主之。"这里出现了"桂枝证"的方证名词。又如《伤寒论》第101条:"伤寒中风,有柴胡证,但见一证便是,不必悉具。凡柴胡汤病证而下之,若柴胡证不罢者,复与柴胡汤,必蒸蒸而振,却复发热汗出而解。"这里出现了"柴胡证"的方证名词。因此,张仲景在《伤寒论》原文中本就用方名代指证型,即以方代证,方证的背后就是一系列的用方指征,概括起来就是用方时应当吻合的病因病机。

《伤寒论》中的方证词条无疑对孙思邈的启发是巨大的。孙思邈的方法,是将《伤寒论》的条文归属到相关的医方之下,以方为纲,以条文为目。比如

《千金翼方》中有"用桂枝汤法"57证（即与桂枝汤相关的57条条文）、方5首，"用麻黄汤法"16条、方4首，"用青龙汤法"4证、方2首，"用柴胡汤法"15证、方7首，"用承气汤法"9证、方4首，"用陷胸汤法"31证、方16首，"杂疗法"20证、方13首。这样，通过方下罗列条文，用大量的条文就能体现出该方的应用指征，即体现出该方适用病证的病因病机，此为以方类证。

在《伤寒论》原文中，也出现过不少病因病机名词，用来概括方证。如第95条："太阳病，发热汗出者，此为荣弱卫强，故使汗出，欲救邪风者，宜桂枝汤。"条文中出现了"荣弱卫强"这一名词，用来概括"太阳病，发热汗出"的病因病机，即仲景认为"太阳病，发热汗出"出现的原因是"荣弱卫强"。"荣弱卫强"即"营弱卫强"。营弱卫强的"卫强"不是指卫气强，而是指邪气盛于卫表。所受邪气为风邪，风性轻扬疏泄，盛于卫表则腠理开泄，卫表不固，卫表之内的营阴外泄为汗，而见汗出，营阴外泄为汗是相对的不足，故云"营弱"。此条的调治，着眼于营弱卫强，故治疗上以和解营卫为主，仲景主方即桂枝汤。因此，桂枝汤的临证适用指征为"太阳病，发热汗出"，也就是"营弱卫强"。这样一来，便可知桂枝汤方证背后的核心病机便是"营弱卫强"，临证用桂枝汤，只要病机符合"营弱卫强"，便可获效。

通过对相关条文的综合分析，即可厘清不少方证所蕴含的病因病机，如小柴胡汤是"枢机不利证"、麻黄汤是"风寒表实证"、桂枝汤是"风寒表虚证"或"营弱卫强证"、小青龙汤是"外有寒而里有饮证"、大青龙汤是"外有寒而里有热证"、五苓散是"太阳蓄水证"、桃核承气汤是"太阳蓄血证"、麻杏石甘汤是"邪热壅肺证"、栀子豉汤是"热郁胸膈证"等。这些证名反映的是相关条文中各个症状的共性。也就是说，《伤寒论》各方相关条文的共同指向就是"证"。多个症状齐备，证也就明确了，证所代表的是条文罗列的一系列症状。对应一定量的症状以准确用方，就是对证（即辨证）的过程。可见，"方证对应"对的是"证"，即一系列"症"的集合体，而非仅仅一两个"症"，方证对应的精髓是辨证论治。

（三）"对症"与"对证"的优劣

上面讲了何谓"方证对应"，那么"方证对应"与"方症对应"孰优孰劣？二者各有何特点？笔者更倾向于中医古代先贤的方证对应，临证运用经方应当以"对证"（即辨证论治）为主，但也不是说现代方症对应毫无价值。现代方症对应也积累了不少经验，值得我们吸收学习，只是需要在辨证论治的指导下运用。下面借助临证体会与医案实例讨论方证对应与方症对应各自的优缺点。

1. "对证"能扩大经方的运用范围

自孙思邈先生以来，以方类证、方证同条的方证研究思路延续千年，古代医家通过方与证之间的关系，研究经方临证运用所应当对应的病因病机。只要符合所对应的病因病机，某方即有应用的指征。临证使用时，这些病的症状可能在《伤寒论》中并找不到相关条文，在《伤寒论》相关方证条文中也根本没有这个症状，但只要病因病机吻合，该方即可应用。这样一来，方证对应便可最大限度扩大经方的使用范围，将经方运用到更为广阔的临床各科各类病证中去，充分发挥经方的实践应用价值。下面以笔者医案一例加以说明。

这是一例荨麻疹医案。患儿为女童，家居德昌，11岁，2001年12月诊。患荨麻疹1个月，之前在德昌县人民医院住院治疗1周余无效，后又转到德昌县中医医院儿科住院治疗1周余，也以西医治疗为主，使用了各类抗组胺药、钙剂、糖皮质激素，仍然无效。患儿荨麻疹发病近1个月，每日发作，症状较重。笔者当时在德昌县中医医院工作，受儿科主任晏老师邀请为患儿进行中医会诊。笔者到病房会诊时，恰逢患儿荨麻疹正在发作，全身皮疹满布，颜色淡红，剧烈瘙痒。仔细询问病情，患儿父亲回答说，患儿发病1个月以来，有非常明显的时间发作特点，即每天清晨五六点开始发皮疹，伴瘙痒，越发越多，渐渐密密麻麻，全身满布，上午达到高峰，但是中午一过，皮疹渐渐消退，越来越少，稀稀疏疏，到下午只剩下零零星星散在几颗，到了第二天清晨再次发作，如此周而复始整整1个月。听完患儿父亲的叙述，笔者从两个方面进行考虑。

第一，患儿发病时值冬月，荨麻疹颜色淡红不深，其舌质淡，苔薄白，脉弦细，故为寒冷性荨麻疹，与风寒邪气有关。桂枝汤一证，病因病机为营弱卫强表虚证，症有汗出，此案虽无汗出之症，但有出皮疹表现，综合分析，应为风邪激引、营气郁热外发，因此在病因病机上是符合桂枝汤营弱卫强表虚证的。

第二，笔者又考虑到患儿每日清晨定时发荨麻疹、上午到高峰、下午消退的特点。清晨为少阳木气升发之时，阳气渐升，祛邪外出，故皮疹外发。上午阳气隆盛，正邪交争，荨麻疹发至顶峰。午后阳气渐衰，正气不能抗邪，邪气入阴分，皮疹渐回。故由六经来看，此病邪气又在少阳一经，邪气在半表半里，留滞少阳，出入表里之间，故时发时止。少阳病有"寒热往来"一症，而此案有"皮疹往来"，虽"皮疹往来"不见于《伤寒论》原文，但其机理与"寒热往来"实为一致，寒邪外感，胶着少阳一经，反复往来，发为皮疹，符合小柴胡汤证邪郁少阳、枢机不利的病机，故可用之。

基于以上两点思考，笔者决定以辛温宣解、调和枢机为法，处以小柴胡汤合桂枝汤加减：桂枝10g，白芍10g，柴胡10g，黄芩6g，法半夏8g，川党参10g，大枣10g,防风8g,生姜5片,炙甘草4g。即于桂枝汤与小柴胡汤基础上加防风。患儿服此方仅1剂,第二日便未再发荨麻疹,住院观察数日即出院,遂治愈。

此后笔者在临床上广泛运用小柴胡汤,根据辨证灵活加减,治愈了不少荨麻疹患者。《伤寒论》小柴胡汤证各条文中并无荨麻疹(瘾疹)相关症状,但是根据辨证,符合小柴胡汤证的病因病机,故而投方后见效。

笔者在临床上使用小柴胡汤非常广泛,运用于各科各类病证。如笔者曾治一例崩漏患者,月经淋漓不断,笔者辨证考虑其为少阳气郁化热、经血妄行所致,遂投以小柴胡汤加减,1剂见效。门诊跟诊医生吴柏澍亲见此案,欢喜赞叹说从未见过用小柴胡汤治疗崩漏而取神效者。笔者还运用小柴胡汤加减治疗各类外感咳嗽,特别是流感咳嗽、咽痒干咳等症,随季节时令加减用药,疗效极佳,以致笔者门诊因咳嗽而求治的患者常常络绎不绝,多有赖于灵活运用小柴胡汤而取效。不少中医同仁及跟诊弟子惊叹于笔者对小柴胡汤一方的灵活加减及广泛运用,多次向笔者请教小柴胡汤的用法。实际上,笔者用小柴胡汤乃依照辨证,临证各科各种病证,只要符合少阳枢机不利、升降失常、肝胆气郁等病因病机,即投此方加减,往往中的。

可见,在临床上运用经方,依照辨证论治,可扩大经方的使用范围,充分发挥经方在临证各科中的运用价值,不仅囿于《伤寒论》原文所涉及的症状。

2.“对症”符合“对证”,更加精准

近年来,经方学术勃兴,读《伤寒》、学《伤寒》、用《伤寒》、关注经方的学者日益增多,但在经方的具体运用上,大多数学者虽然熟记《伤寒论》条文,却容易走入忽略辨证的误区,仅仅以条文中一两条症状为据处方。如见发热汗出则用桂枝汤,恶寒发热无汗则用麻黄汤,见寒热往来即用小柴胡汤,见项背强几几则用葛根汤,见喘咳即用小青龙汤或麻杏石甘汤,见腹痛喜按即用小建中汤,见高热脉洪大即用白虎汤,见大便不通即用承气汤之类,见心悸即用炙甘草汤,见小便不利即用五苓散,诸如此类,固守条文症状用方。

上述做法很多时候也可取得意外之良效,但是学者临证日久,自会发现若简单对症用方,时而有效,时而无效。其根本原因是没有辨证论治。对症,若同时对上证了,往往神效。但若只是对症,不幸未契合病机,则多无效。这就如同药店店员给购药者推荐中成药一样,按说明书介绍的症状推荐给患者,或偶中病机,用药有效,大多数时候不中病机,即使符合说明书介绍的症状,也全无效果。

笔者认为,在运用《伤寒论》经方时,“对症”有其价值,但为提高准确性,“对症”的同时应符合“对证”,即符合病因病机,如此用方才更加精准。下面亦以医案一例予以说明。

患者为云南中医学院针灸推拿专业一名硕士研究生,2012—2013年跟笔者门诊抄方,他在读研究生之前曾于四川宜宾某医院工作,有多年的临床工作经历。该研究生素有颈椎病,但读书十分勤奋刻苦,因常常低头看书,故颈椎病经常发作。2013年春,该研究生忽发颈椎病,因其为针灸推拿专业,故周围同学为其针灸、按摩数日,但却无效,渐至颈项肩背酸痛,难以转侧俯仰。一晚,该研究生来跟笔者门诊,门诊之后请笔者为其处方。笔者闻其以"颈项肩背酸痛,难以转侧"为主要症状,便打算用葛根汤,以对《伤寒论》葛根汤证条文"项背强几几"之症。但诊其脉,却为沉细无力之象,当为阳气不足之证。葛根汤治在太阳阳明,其脉当以浮、紧为是,不当如此之虚。此虚当以补气升阳为先。笔者略加思索,当下决定以补中益气汤合葛根汤加减,意以补中益气汤"对证",葛根汤"对症"走经,二方合用,而为其治。方药:黄芪30g,炒白术15g,陈皮12g,升麻6g,柴胡12g,党参20g,炙甘草6g,当归12g,葛根30g,麻黄8g,桂枝15g,白芍12g,大枣12g,生姜5片,防风12g。2剂,水煎服,两日一剂。该研究生得方,当晚在云南中医学院门诊部抓药回宿舍煎服。

两日后,该研究生来门诊,惊喜地告诉笔者,仅仅服中药两次,症状便完全消退,病情好转。并且告诉笔者这样一个特殊而典型的过程:两天前照方抓药煎服,当晚十点过服第一次,不料汤药刚刚下咽片刻,忽感后背一股气倏然上冲,立感头晕头痛,如同有人在背后持棍棒猛击一般,即刻无法站立,躺于床榻休息。服药后突发剧烈瞑眩,其心中虽感惊惶而狐疑不定,但出于对笔者的信任,半夜十二点又服药第二次,不想第二次药服下不久,头晕痛症状便渐渐消失,备感轻松,当夜熟睡。翌日清晨,起床后惊喜地发现颈项肩背酸痛、难以转侧等症状霍然消退,病情就此缓解。以此惊异,隔日后急忙告知笔者。

本案笔者以补中益气汤合葛根汤加减,乃因患者脉象沉细无力,辨证考虑阳气不足、清阳不升,遂致上部不耐风寒,故用补中益气汤对治此证。其症为颈项肩背酸痛,符合葛根汤证"项背强几几"之主症,葛根汤走太阳、阳明两经之表,项背为葛根汤主治病位之一,故以葛根汤对治其症。二方合用,再稍加防风一味,加强疏风止痛之力。实际上,补中益气汤本身可以升阳举陷,再合葛根、防风、麻黄等风药,升举清阳之力更加强大,又有桂枝通阳,白芍解痉缓急。阳气一旺,清阳一升,患者即突感气升上冲,葛根汤予以导引,忽至头项肩背之处,清阳与风寒交争,而突感剧烈瞑眩,如棍棒击打。续服药第二次,清阳上升之力更强,一鼓作气,疏通病所,驱邪外出,病症顿然若失。本案"对症"的同时符合"对证",故取良效。

因此,用《伤寒论》经方,对症当与对证结合,才能用药更加准确。此案脉不从葛根汤之证,若单用葛根汤,一则耗伤正气,二则清阳不升,不一定有如此确切疗效。参合辨证,同时配伍补中益气汤以补葛根汤之不足,如此清阳得升,方能一鼓作气,速获全功。

3. "对证"符合"对症",疗效更佳

"方证对应"的精髓在于辨证论治,但是在辨证的同时,参合"对症",符合《伤寒论》条文中的症状,则更加精准,疗效更佳。中医诊治成功与否,在于辨证论治精准与否,然而临床有些病证通过四诊合参,也只能辨出大致病性与病位,虽然大致方向不错,但是有时候精准度尚且不够,往往会导致差之毫厘而失之千里的结果。

《伤寒论》条文中的症状皆是临证之典型症状,经过汉代与汉代以前的归纳总结,符合一定实证规律,虽然单独一条所述之症状不一定指向精准的病因病机,但是若同时符合几大症状,病因病机则可能自然显现。同样,临床四诊参合《伤寒论》原文,也有利于辨证用药更加精确。《伤寒论》还包含很多特异性用药经验,对一些病证的治疗有很强的针对性,若在辨证的同时参合原文,这些经验用药也自然显现出来,有利于优中选优地处方用药,从而提高疗效。下面亦列举医案予以说明。

2016 年 6 月 25 日,周六,笔者受昆明正安医馆夏副总经理之邀请,参观即将开业的昆明正安医馆。下午正于参观之时,忽然接到电话,一看是云南工商学院董老师打来的。电话中,董老师焦急万分,原来她的妹妹在前一天晚上不明原因突发呕吐数次,并伴头痛,继而四肢抽搐不止,抽搐时神志清楚。家属当晚急送患者到昆明市延安医院急诊,输液治疗后,呕吐停止,但是头痛、干呕不止,四肢阵发抽搐。完善各种相关检查,均未查明病因。故患者姐姐电话求助于笔者,笔者电话中询问病情后,建议患者临时服用附子理中丸一颗,并嘱第二天带患者来笔者门诊当面诊治。

患者服用附子理中丸之后,病情好转,四肢抽搐停止。第二天,周日下午,由家属陪同,到笔者门诊就诊。就诊时,患者呕吐、抽搐均缓解,唯独感头痛、干呕。笔者查其舌脉,舌淡苔白腻,脉沉细缓,寸脉浮,且面色苍白,乃一派虚寒征象。又思其服附子理中丸见效,虽仍有头痛、干呕,但抽搐停止,至少说明辨证方向不错,且附子理中丸善于治疗中焦虚寒呕吐,故决定效不更方,予附子理中汤加川芎、防风、茯苓、羌活、桂枝、泽泻祛风止痛之品。因病证奇特疑难,发病急而重,西医诊断不明,故方仅予 2 剂,嘱患者隔日复诊。

周二晚,患者如期复诊,诉服药 2 剂后,病情未继续缓解,目前虽已无抽搐，但仍然时时干呕不止，并诉口中不停"冒清口水"，头痛剧烈，以头顶痛为主，服西药止痛药亦无丝毫缓解。已行头部 CT 检查，未见异常。治疗至此，笔者亦困惑不已，思之辨证应当不错，其属虚寒无疑，为何初服附子理中丸抽搐好转，再服而无进一步改善呢？正当深入思考辨证卯窍之时，患者连续诉说了两三遍"口中清口水直冒、头痛、干呕"等症状，笔者忽然回忆起《伤寒论》"干呕、吐涎沫，头痛者，吴茱萸汤主之"条文，"清口水"不正是"清涎""涎沫"，顿时恍然大悟，如暗夜中忽睹光明，遂处以吴茱萸汤合四逆汤加味。方药：制附片 15g（另包，先煎 45 分钟），吴茱萸 12g，党参 15g，生姜 7 片，大枣 12g，桂枝 15g，茯苓 20g，猪苓 10g，炒白术 15g，泽泻 20g，干姜 15g，炙甘草 6g。2 剂，水煎服。

再两日，周四晚，患者再次复诊，欣喜告知服上方仅 1 剂，头痛、干呕、口冒清水症状全部消失，诸症若失。后予温中健脾和胃法，调理半月，病未复发，遂告痊愈。

近三年后，一次笔者遇到患者的姐姐，云南工商学院董老师，向她询问患者后来的情况，董老师告知，患者后来完全康复，近三年来身体健康，再没有发生过类似情况。

本案便能很好地说明重视《伤寒论》条文本身的重要性。从辨证角度来讲，明系中焦虚寒，似乎没有错，之前使用附子理中丸，抽搐停止，也收到了良效，但为何头痛、干呕等症不解。正陷入困局时，忽从患者诉说的"冒清口水"一语中得悟，联想到《伤寒论》条文症状，合以吴茱萸汤，竟然一发即中。所以，《伤寒论》早就总结出了若见"干呕""吐涎沫""头痛"，同时符合病因病机，吴茱萸汤就是最佳选择方案。附子理中汤与吴茱萸汤虽然都在虚寒病因病机之下，但附子理中汤主要针对的是脾肾虚寒证，而吴茱萸汤主要针对的是肝胃虚寒证，患者病情恰符合吴茱萸汤证条文三大特征性症状，因此此时非用吴茱萸汤不可。故可见，简单的"方症对应"做法虽然违背辨证论治，容易出现南辕北辙之偏差，但也并不是毫无价值，数个症状往往指向精准的辨证方向。在辨证论治思想的指导之下，"对症"也能显现出莫大之功用，辨证契合"对症"，辨证将更加精准。运用《伤寒论》经方，若能既对证又对症，对证与对症两者相符合，必然神效！

以上便是笔者对古人"方证对应"思想与简单"方症对应"开方的思考。笔者认为，学者学习经方，在临证之时，应该以辨证论治的核心思想为指导，同时熟记《伤寒论》相关方证条文，将"证"和"症"紧密结合，才能更加精准地用好经方。

二、六经辨证

通行本《伤寒论》的主体部分按照辨太阳病脉证并治、辨阳明病脉证并治、辨少阳病脉证并治、辨太阴病脉证并治、辨少阴病脉证并治、辨厥阴病脉证并治排列，从篇名可以看出，《伤寒论》三百九十七条、一百一十三方都应该归属在六经辨证体系的统摄之下。从条文来看，各方证条文也大多先点出各自所属的六经病，说明该方证归属于六经病哪一类病证，其次才说明应当符合哪些见症。因此，《伤寒论》经方的运用应该在六经辨证系统的统摄之下，搞清楚六经，对于准确使用经方，提高临床疗效，具有重大的意义。研究《伤寒论》，六经辨证是不可回避的问题。

（一）什么是六经

临证要用好六经辨证，首先要明确何谓六经。《伤寒论》六经以太阳、阳明、少阳、太阴、少阴、厥阴三阴三阳命名。现存文献中，最早出现三阴三阳之名者为长沙马王堆汉墓出土医书《足臂十一脉灸经》与《阴阳十一脉灸经》，只不过与《黄帝内经》《伤寒论》的命名略有差异。其次为《黄帝内经》，《黄帝内经》三阴三阳的提法主要出现在三个内容的相关篇章：一是在《素问·热论》中，以三阴三阳辨治热病；二是在五运六气相关篇章之中；三是在经络相关篇章之中。《黄帝内经》之后，即《伤寒论》"六经病"，只是《伤寒论》三阴三阳与《黄帝内经》三阴三阳略有差异。

关于《伤寒论》六经的认识，历代医家观点不一，如宋代朱肱以经络认识《伤寒论》六经，清代柯琴持六经地面说，清代张志聪、陈修园等人持六经气化说等。笔者十多年前硕士、博士在读期间，两次跟诊成都中医药大学郭子光老师，郭老常讲六经病理层次说，且被收录入中医院校教材之中。

六经病各有提纲证。太阳病提纲证为"太阳之为病，脉浮，头项强痛而恶寒"；阳明病提纲证为"阳明之为病，胃家实是也"；少阳病提纲证为"少阳之为病，口苦，咽干，目眩也"；太阴病提纲证为"太阴之为病，腹满而吐，食不下，自利益甚，时腹自痛，若下之，必胸下结鞕"；少阴病提纲证为"少阴之为病，脉微细，但欲寐也"；厥阴病提纲证为"厥阴之为病，消渴，气上撞心，心中疼热，饥而不欲食，食则吐蛔，下之利不止"。六经提纲证各自点出了六经病在临床上的一些病证特点，画龙点睛地概括了六经病的一些典型症状。不过，六经提纲证只是对六经病提纲证进行了一些列举，一方面只是六经病的部分症状，另一方面学者只能将六经病视为重要参考，但不可以因为六经提纲证，便局限了对方证的全面认识。如有学者学习了少阴病提纲"少阴之为病，脉微细，但欲寐也"，便认为少阴病所有方证都应该符合"脉微细"的脉象，如不符合，便不是少阴病。其实不然，少阴病分为少阴寒化证与少阴热化证，少阴寒化证固然脉象多为微细，但也有程度的不同，有脉微、脉微欲绝、脉微涩、脉沉、脉浮而迟、脉阴阳俱紧等。少阴热化证的黄连阿胶汤证、猪苓汤证，其脉象更不见得都是微细。因此，六经提纲证只能活看，不能看死。

概而言之，对何谓六经，历代医家的见解各不相同，论争纷纭。虽然见解各自相异，但验之临床，能行之有效，便值得学习。对于六经辨证学术探讨，各家不同，但是对于临床实践家而言，各家见解都可取其精华。下面，笔者主要从自己的临证思考与体会出发，重点谈一谈六经气化说及对六经的认识和运用。六经辨证的问题争讼千年，有限的篇幅难以说清，因此，只对笔者的认识进行简单介绍，其余观点留待将来专篇探讨。

（二）六经气化说

六经气化说见于清代张志聪、陈修园等医家，实际是将《黄帝内经》气化学说与五运六气学说引入了《伤寒论》六经辨证之中，将三阴三阳之气与天之六气一一对应，这样一来，人之三阴三阳便与自然之六气相通，用来说明六经辨证之规律。晚清民国时期，四川一带中医名宿耆老多服膺陈修园学说，部分地区甚至将陈修园医书作为习医课徒的教材。如晚清四川邛崃郑钦安先生便曾攻读陈修园医书十三种，认为陈修园医书"颇得仲景之微，亦且明透"。所以，近代蜀中耆老治《伤寒论》多准六经气化之说。譬如笔者故乡乐山，近代有名医陈鼎三，著《医学探源》一书，书中明确说："六经之标本中气不明，不可以读伤寒书。"

何谓"六经标本中气"？即太阳以寒为本，少阴为中气，太阳为标；阳明以燥为本，太阴为中气，阳明为标；少阳以火为本，厥阴为中气，少阳为标；太阴以湿为本，阳明为中气，太阴为标；少阴以热为本，太阳为中气，少阴为标；厥阴以风为本，少阳为中气，厥阴为标。在运气学说中，风、热、湿、燥、寒、火，为天之六气，为本；人体少阳、太阳、阳明、少阴、太阴、厥阴，为三阴三阳六经，为标；在本气之下，标气之上，介于标本之间者为中气。本部分试将其中机理简述如下。

1. 太阳以寒为本，少阴为中气，太阳为标。

太阳为寒水，太阳一经包括足太阳膀胱经、手太阳小肠经，《伤寒论》六经以足之六经为主，足太阳膀胱经属太阳寒水，故太阳以寒气为本。因此，太阳经证、腑证多以寒为主，如麻黄汤证、桂枝汤证、五苓散证。

足太阳膀胱经与足少阴肾经相为表里，太阳为表，少阴为里，太阳的底面即是少阴，少阴肾经中的真阳是太阳初生阳气之根源，故太阳以少阴为中气，太阳经证、腑证不愈，多伤及太阳之中气少阴，而致阳气受损。所以见四逆汤证、真武汤证、干姜附子汤证、茯苓四逆汤证。

寒水虽为太阳本气，但它能化生标阳之热，若从太阳之标化热，则见栀子豉汤证、麻杏石甘汤证、白虎加人参汤证、葛根芩连汤证、黄芩汤证、黄连汤证等。

2. 阳明以燥为本，太阴为中气，阳明为标。

阳明为燥金，故阳明以燥气为本。因此，阳明经证、腑证多以燥为主，如白虎汤证、白虎加人参汤证、大承气汤证、小承气汤证、调胃承气汤证等。

足阳明胃经与足太阴脾经相为表里，故阳明以太阴为中气。太阴即湿土，故阳明从太阴中气则多见湿证。如茵陈蒿汤证、麻黄连轺赤小豆汤证、猪苓汤证。《伤寒论》阳明病篇还有条文云："伤寒发汗已，身目为黄，所以然者，以寒湿在里不解故也。以为不可下也，于寒湿中求之。"

若从阳明之标则化热，如栀子豉汤证、白虎汤证、白虎加人参汤证。

3. 少阳以火为本，厥阴为中气，少阳为标。

少阳为相火，故少阳以火气为本，因此少阳病多以火热为主。少阳病之口苦、咽干、目赤、心烦等热证，便是邪气从少阳之本化火。

足少阳胆经与足厥阴肝经相为表里，故少阳以厥阴为中气。厥阴即风木，故少阳从厥阴中气风气所化，则见目眩等风气为患之症。

若从少阳之标则化热，本火标阳则见火热证候。少阳病标本中气代表方证即小柴胡汤证。

4. 太阴以湿为本，阳明为中气，太阴为标。

太阴为湿土，故太阴以湿气为本，因此太阴病多以湿证为主。故《伤寒论》太阴病篇云："太阴之为病，腹满而吐，食不下，自利益甚，时腹自痛，若下之，必胸下结鞕。"病因病机表现为寒湿伤及脾阳。又说："伤寒脉浮而缓，手足自温者，系在太阴。太阴当发身黄，若小便自利者，不能发黄。"太阴发黄也与湿气有关。

足太阴脾经与足阳明胃经相为表里，故太阴以阳明为中气。阳明为燥金，故太阴亦有从阳明中气燥气所化者。如《伤寒论》太阴病篇云："至七八日，虽暴烦下利，日十余行，必自止，以脾家实，腐秽当去故也。"金代成无己注本条云："太阴病至七八日，大便硬者，为太阴入府，传入阳明也。"《伤寒论》太阴病篇又云："大实痛者，桂枝加大黄汤主之。"成无己注云："大实大满，自可除下之，故加大黄以下大实。"

若从太阴之标则化寒湿，本湿标阴而见寒湿证候。如《伤寒论》太阴病篇云："自利不渴者，属太阴，以其藏有寒故也。当温之，宜服四逆辈。"

5. 少阴以热为本,太阳为中气,少阴为标。

少阴为君火,热气治之,故少阴以热气为本。邪入少阴,若从少阴本气所化,则为少阴热化证。如《伤寒论》少阴病篇的黄连阿胶汤证、猪苓汤证、猪肤汤证、甘草汤证、桔梗汤证、苦酒汤证。

足少阴肾经与足太阳膀胱经相为表里,故少阴以太阳为中气。太阳属寒水,故少阴从中气寒化,亦多见寒证。

若从少阴之标则寒化,为少阴寒化证。如四逆汤证、四逆加人参汤证、通脉四逆汤证、通脉四逆加猪胆汁汤证、白通汤证、白通加猪胆汁汤证、附子汤证、真武汤证、桃花汤证。

6. 厥阴以风为本,少阳为中气,厥阴为标。

厥阴为风木,故厥阴以风气为本。邪入厥阴,若从本气风木为化,则多见消渴、气上撞心、吐蛔、下利等症。

足厥阴肝经与足少阳胆经相为表里,故厥阴以少阳为中气。少阳为相火,若邪从中气相火而化,则见发热下利、烦躁、虚烦、便脓血、热利下重、呕而发热等火化之症。

若从厥阴之标则寒化。如当归四逆汤证、吴茱萸汤证、四逆汤证。若从中气从标而化,则见寒热错杂之证,如乌梅丸证、麻黄升麻汤证。

以上便是六经气化标本中气之大略。有部分医者唯重视《伤寒论》具体条文,并不重视六经之思考,更忽视清代以来将《黄帝内经》与《伤寒论》相结合而产生的六经气化说。然《伤寒论》本身按六经编排,条文本身也以六经为病证,因此研究《伤寒论》经方不容不思考六经之本质,以便更好地运用《伤寒论》。前人所传六经气化说有着不可忽视的参考价值。

笔者认为,从六经气化的角度来认识六经辨证,有如下几个优点:第一,六经气化将六经视为一个整体,六经标本中气,互为表里,《伤寒论》各篇章、各条文联系更加紧密,有助于从整体上认识《伤寒论》六经病。第二,六经气化说将六经视为整体,那么六经之下的《伤寒论》113方也就成为一个整体,有利于指导学者对113方进行灵活加减进退,将113方融会贯通,明晓113方之间的联系,以六经辨证来指导选方用药。第三,六经气化标本中气将《伤寒论》与《黄帝内经》六经沟通相应,不仅符合中医整体观及天人合一思想,而且在治疗外感病证方面,有六气理论的指导,113方皆可统摄于六气之下,有助于按照时令、运气灵活运用113方治疗外感病证。

(三) 设卦观象,以象解经

现存文献中,六经或者说三阴三阳名词最早见于《黄帝内经》《伤寒杂病论》及近年来挖掘出土的汉墓医书,也就是说主要见于医药类古籍,而其他科技类、文史哲类古籍未见,故学者多将三阴三阳视为中医之专属概念。这样一来,难以追溯到三阴三阳概念的理论源头,也就很难说清其内涵意义。笔者认为,《伤寒论》六经理论来源于易学,医易同源,要明晓六经的实质内涵,必须参以易学之理,六经与太极、四象、八卦关系密切,研究六经可以采用设卦观象、以象解经之法。

1. 六经与太极四象

六经命名为太阳、阳明、少阳、太阴、少阴、厥阴三阴三阳,皆以阴阳为名,由此可见六经与阴阳学说有着密切的联系,六经辨证实质是阴阳辨证的具体化运用。先秦两汉文化典籍虽然未见三阴三阳之名词,但易学却有四象的概念。《周易·系辞传》说:"是故易有太极,是生两仪,两仪生四象,四象生八卦。"四象包括太阳、少阳、太阴、少阴,又名老阳、少阳、老阴、少阴。宋代理学大师周敦颐《太极图说》云:"太极动而生阳,动极而静,静而生阴,静极复动。"阴阳是在太极动静之中生成的,产生"太极生两仪"的原因是太极的动静,那么产生"两仪生四象"的原因亦即是阴阳之动静。所以太阳、少阳、太阴、少阴反映的是阴阳动静的四种不同状态,阴阳动静的形式包括进退、盈缩、开阖、亏满、盛衰、升降、出入、浮沉等方面,四象即反映了阴阳的进退、盈缩、开阖、亏满、盛衰、升降、出入、浮沉,是阴阳运动的四种基本态势。前人认为太阳、太阴是极动极静之时,少阳、少阴是初动初静之际。

六经三阴三阳与四象相比较,在太阳、少阳、太阴、少阴的基础上,多出阳明、厥阴,从四变为六,三阴三阳的形成在四象之后。由此可见,三阴三阳也反映了阴阳运动的态势,太阳、阳明、少阳、太阴、少阴、厥阴是阴阳运动的六种不同状态,也是在阴阳进退、盈缩、开阖、亏满、盛衰、升降、出入、浮沉等运动中产生的。两仪生四象乃准一分为二的原理,而三阴三阳则准一分为三的原理。四象为太极所生,六经亦为太极所生。与四象相比,三阴三阳多出了阳明、厥阴。何谓阳明?何谓厥阴?这是需要思考的问题。笔者认为可以从两个方面进行探讨:一是从《伤寒论》六经病中阳明病、厥阴病两篇的病因病机、治法方药进行分析,这点前人已经涉及较多;二是从阳明、厥阴的词义进行分析。

先讨论阳明之"明"。《说文解字》云:"明,照也。"《左传·昭公二十八年》云:"照临四方曰明。"《礼记·中庸》云:"著则明。"《周易·系辞传》云:"日往则月来,月往则日来,日月相推而明生焉。"又云:"悬象著明莫大乎日月。"又云:"日月之道,贞明者也。"又云:"离也者,明也。万物皆可见,南方之卦也。"《黄帝内经素问·至真要大论》云:"帝曰:阳明何谓也? 岐伯曰:两阳合明也。"可见,"明"有日月高悬、照临四方、光明盛大之义。而阳明者,为阳气盛大,光照四方之义。

再讨论厥阴之"厥"。《说文解字》云:"厥,发石也。"《说文解字注》云:"引伸之凡有撅发皆曰厥。……厥,掘也。"《黄帝内经素问·至真要大论》云:"帝曰:厥阴何也? 岐伯曰:两阴交尽也。"从《黄帝内经》来讲,厥阴为阴极之时,阴气将尽之象。而从字义来理解,又可见新义。从字义来看,厥为挖掘、发掘、掘石之义。厥阴乃风木之象,五行属木,六气为风。木能疏土,石在土中,故木条达而能掘石,为发石之义;风能飞沙走石、扬尘播土,亦为发石之义。故厥阴是言风木发石之象。

2. 六经与先天八卦

三阴三阳与八卦也有密切的联系。八卦包括先天八卦与后天八卦,三阴三阳的排列与先天八卦的排列有着惊人的吻合之处。先天八卦的排列为乾、兑、离、震、巽、坎、艮、坤,其中乾坤两卦代表天地,天地交媾而生兑、离、震、巽、坎、艮六卦,此六卦即"乾坤六子",其中震为长男、坎为中男、艮为少男、巽为长女、离为中女、兑为少女。先天八卦可分为两部分,一支为乾兑离震,另一支为巽坎艮坤。如下图所示。

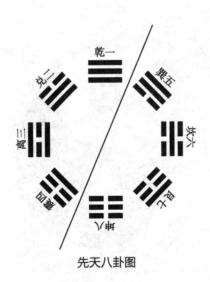

先天八卦图

《伤寒论》三阴三阳的排列恰好与先天八卦的排列一致,先天八卦分别对应《伤寒论》六经次序。

乾为天,兑为泽,泽为大海水泽,乾与兑之象如天水相接、旭日初升。兑为大海水,与乾卦相比,多一阴爻,因此,此阴爻为阳中之阴,即太极图中阳鱼中的阴眼。太阳为膀胱,为太阳寒水,故太阳之象为乾、兑二卦。

离为火。上文提到《周易·系辞传》说:"离也者,明也。"明为照临四方之义。

离为火,为日。故阳明之象为离卦。

震为雷,属木。震、巽二卦皆属木,而震为阳木、巽为阴木。少阳为胆、为三焦,属木。故少阳之象为震卦。

坤为地,艮为山,属土。艮山自坤地隆起,故为阴中之阳,坤为阴土,艮为阳土,艮卦与坤卦相比,多一阳爻,因此,此阳爻为阴中之阳,即太极图中阴鱼中的阳眼。六经病中,太阴病为太阴湿土之病,与太阴脾有关,故太阴之象为坤、艮二卦。

坎为水。六经病中,少阴病分少阴寒化证、少阴热化证。少阴寒化证与心肾阳虚、少阴肾水虚寒有关。少阴热化证从阳化热,多与少阴心有关,为阴虚阳亢。坎一卦,为肾水之象,而坎离交济、心肾相交,肾水不足则心阳独亢。因此,少阴之象为坎卦。

巽为风,属木,为阴木,厥阴为风木。故厥阴之象为巽卦。

总结以上所论,六经与先天八卦对应,太阳为乾、兑二卦,阳明为离卦,少阳为震卦,太阴为坤、艮二卦,少阴为坎卦,厥阴为巽卦。《伤寒论》六经病三阴三阳的排列是符合易理、符合阴阳的总体规律的。下为《伤寒论》六经与先天八卦的对应图。

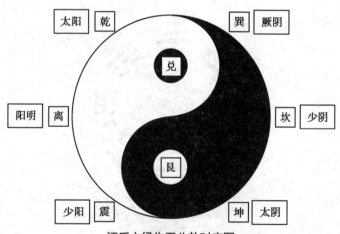

汪氏六经先天八卦对应图

《伤寒论》六经三阴三阳符合阴阳之理,易学为阴阳学说的源头,《伤寒论》六经病与易学是同一系统。如上文,若明晓《伤寒论》六经与先天八卦之间的关系,设卦观象,以象解经,那么六经病的证治也就容易理解了。

3. 六经病方证卦象解析

(1)太阳病方证卦象

太阳之象为乾、兑二卦,乾为天,兑为泽,以象而言,太阳一经便如水天相接,旭日初升,日出于大海水中。如清代医家郑钦安先生《医理真传》云:"太阳如天之日,日从东海而出,海为储水之区,水性主寒,故曰太阳寒水。无微不照,阳光句内而发外,一身上下四旁,莫不毕照焉。所以主皮肤,统营卫,为一身之纲领。"太空之上,天有劲厉之罡风,日出海水,清晨寒风凛冽。故太阳病有麻黄汤证、桂枝汤证,外有寒而里有水饮则为小青龙汤证,外有寒而里有郁热则为大青龙汤证,兑为大海水,因此为龙出海水之象。兑为大海水,如寒水过甚,下有水气,则为太阳病阳虚兼水气证,即苓桂甘枣汤证、苓桂术甘汤证。寒水不得气化升腾,则为太阳蓄水证,即五苓散证。热结膀胱,大海水中瘀热互结,则为太阳蓄血证,即桃核承气汤证。太阳膀胱与少阴肾相表里,前人说太阳的底面为少阴,因此太阳病失治误治既可顺传,也容易直接影响少阴,因此太阳病中多有加附子汤证,用附子温煦太阳之底面,便似托起一轮旭日,以解寒凝,如桂枝加附子汤证、桂枝附子汤证、甘草附子汤证、干姜附子汤证、茯苓四逆汤证、真武汤证、芍药甘草附子汤证等。其余火逆证、结胸证、痞证为太阳病汗下火法误治后引起的变证。

(2)阳明病方证卦象

阳明之象为离卦,离为火,故阳明病多火热证。阳明热证有栀子豉汤证、白虎汤证、白虎加人参汤证、猪苓汤证。离火郁热则为栀子豉汤证,离火大热则为白虎汤证,离火大热伤津则为白虎加人参汤证,水热互结伤津则为猪苓汤证。离火太甚,伤津化燥,燥热结实,则为阳明腑实证,即大承气汤证、小承气汤证、调胃承气汤证。离火与湿郁蒸,则有发黄证,即茵陈蒿汤证、栀子柏皮汤证、麻黄连轺赤小豆汤证。

(3)少阳病方证卦象

少阳之象为震卦,震为雷,为阳木。少阳为半表半里,为阴阳表里之枢机,寒热往来之所,少阳病即表里枢机不利证。春雷不出,阳气内伏,表里阴阳不交,阳木疏土不利,木气不得出,皆为少阳枢机不利证。春雷伏藏,木气不泄,则为郁热,火气上冲,故见口苦、咽干、目眩、目赤、两耳无所闻等症。阳木之气郁结而气机不利,故见胸胁苦满、默默不欲饮食、胸中烦、腹中痛、胁下痞硬、心下悸、小便不利、咳等症。小柴胡汤为善理气机之方,因此,以小柴胡汤斡旋枢机,气机得转而春雷阳木升发,春雷化雨,气机舒畅,郁热得解。少阳病兼表证则为柴胡桂枝汤证,少阳病兼里实则为大柴胡汤证,少阳病兼水饮内结则为柴胡桂枝干姜汤证,少阳病热邪扰动心神则为柴胡加龙骨牡蛎汤证。

(4)太阴病方证卦象

太阴之象为坤、艮二卦,坤为地,艮为山,皆属土,坤为阴土,艮为阳土,太阴病皆为脾土之病。故太阴病有腹满而吐、食不下、自利益甚、时腹自痛等症。太阴寒甚有四逆汤证，太阴虚寒可参理中汤证，太阳病误下、邪陷太阴有桂枝加芍药汤证、桂枝加大黄汤证。太阳病篇的厚朴生姜半夏甘草人参汤证、小建中汤证、桂枝人参汤证亦属太阴病。

（5）少阴病方证卦象

少阴之象为坎卦，坎为水。坎卦为一阳藏于二阴之中，一阳蒸腾二阴，肾水上腾，上济心阴，则坎离升降、水火往来。少阴包括心、肾，心为火，肾为水，水居于下，坎中一阳为水火往来之发机，因此，少阴病诸方治心与肾，而以治肾水为主。因此，少阴病分少阴寒化证与少阴热化证。少阴寒化证为坎水寒气深重，有四逆汤证、通脉四逆汤证、白通汤证、白通加猪胆汁汤证、真武汤证、附子汤证、吴茱萸汤证、桃花汤证等。少阴热化证为阴虚阳亢、坎水虚热，则有黄连阿胶汤证、猪苓汤证。少阴病兼表证为麻黄细辛附子汤证，是坎水寒而天风痰。

（6）厥阴病方证卦象

厥阴之象为巽卦，巽为风，属木，厥阴之象为风木之象。风木主动，故厥阴病见消渴、气上撞心、吐蛔、下利、热利、吐下、泄利不止、便脓血等以风性动转为特征的症状。厥阴为阴木，若不能疏泄，则郁而化热，出现寒热错杂的证候，故有乌梅丸、干姜黄芩黄连人参汤、麻黄升麻汤等寒热并用之方。若厥阴风木郁热甚，则有白头翁汤证。若厥阴病从阴寒化，则有当归四逆汤证、当归四逆加吴茱萸生姜汤证、通脉四逆汤证、吴茱萸汤证。厥阴风木当疏泄动转，若疏泄不及，则为厥，故厥阴病可因寒、因热郁阻气机而致诸厥之证。

下面以医案一例加以说明。

张某，女，69 岁，2018 年 3 月 15 日诊，失眠 3 个月。患者 3 个月前患带状疱疹，痊愈后又患感冒，感冒期间因照看孩子头晕眼花，就诊于某医科大学附属医院，服西药后出现失眠。到医院求诊，予艾司唑仑片治疗，服 1 片无效，又增至 2 片，也只能朦胧入睡片刻即醒，3 个月来，常常彻夜难眠，痛苦焦虑。经他人介绍，遂来笔者门诊求治。先予温胆汤加安神药，连服半个月，病情稍有好转，镇静催眠西药从 2 片减至 1 片，之前彻夜难眠，现夜间已能入睡两三个小时，患者现已能开颜谈笑。然镇静催眠西药还不能完全停服，停用则无法入睡。病情虽有好转，但笔者自觉尚不满意，还需精确辨证，治病求本。

查其舌脉，舌质紫黯，苔白厚腻，脉弦滑，并自诉胃中冷，双颧潮红。考虑其少阴阳气不足，寒湿内蕴，不能蒸腾气化，心肾不交而致失眠。少阴之象为坎卦，为一阳藏于二阴之中，肾中一阳气化蒸腾，肾水随一阳上腾，上济心阴，以制上炎之心火,心火方不至上炎太过,心神得安。心阴下降,心火随心阴下降而温肾水,如此方阴阳交通,水火往来。治疗以升降少阴水火为法,先以四逆汤温补坎中一阳;次以五苓散温化水湿,以解坎中水气之寒;再以交泰丸升降水火,黄连降心火,肉桂温肾水。如此则心肾、水火、阴阳相交。以上合方,全方如下:制附片 15g(另包,先煎 45 分钟),干姜 15g,炙甘草 6g,桂枝 15g,茯苓 20g,泽泻 20g,猪苓 10g,炒白术 15g,黄连 6g,肉桂 6g,炙远志 12g,合欢皮 15g,麦冬 12g,苍术 15g,厚朴 15g,陈皮 12g。4 剂,水煎服,两日一剂。

患者服用上方 1 周,大效,已能入睡五六个小时,且已停用镇静催眠西药。其后以上方加减调理 1 个月余,病情痊愈。6 月 8 日,患者来门诊,以锦旗相赠,书云:"仁心仁术着手成春,春播桃李三千圃,秋来硕果满神州。"特以感谢笔者此方之功。

此例病案为严重失眠,先以调和胆胃为法,用温胆汤加味,实际乃调少阳一经。虽有效,但未能停用镇静催眠西药,效果并不令笔者满意。细查舌脉,为阴证,双颧潮红,为虚火,为浮火。故以坎卦为象,治少阴为主,升降水火,交通阴阳,服药 1 周而大效。

《周易·系辞传》云:"圣人设卦观象,系辞焉而明吉凶,刚柔相推而生变化。"之所以设卦观象,是以天地自然现象解析抽象之理。中医诊病,也多用取象之法,以自然现象或抽象出来的易理卦象说明人体生理病理与临证治则治法,如釜底抽薪、提壶揭盖、坎离既济等。《伤寒论》六经研究也可以采用设卦观象之法,以天地自然之象解析六经之临证运用,亦符合《伤寒论》六经命名与三阴三阳排列次序的本义。

第四章 经方研究中的几个问题

一、经方的加减

《伤寒杂病论》经方广受学者关注,在经方研究方面,形成了几个备受争议的问题,第一个便是经方能不能加减。有的学者认为经方十分经典,一味不能增,一味不能减,不能轻易改动,必须用原方原量。有的学者认为经方可以灵活运用加减。

笔者从医二十多年来,常常听闻第一种观点。二十多年前,在成都中医药大学读大一之时,便偶闻师兄传言有某某医临证只开经方,运用经方从不加减,严格遵从《伤寒杂病论》原方原有味数,并于言语之间,大有夸赞褒扬之意,称之为中医高手。笔者当时方值习医之初,没有临证,所见鄙陋,闻此亦颇为神往。然而,后来从实习到毕业之后行医,二十多年来,现实之中,所遇中医同道成千上万,从未遇到过用《伤寒杂病论》经方不加减者。很多前辈,临证水平很高,在使用经方时,也是灵活化裁。而笔者所遇到的或笔者朋友、学生所遇到的多年讲授《伤寒论》的专任中医教师,在临证之时,也没有偏执经方原方不加减的,不少《伤寒论》名师临证开方,也并不仅限于用经方,甚至有的用后世方比用经方更多。以上情况,相信大多数学者也有目睹耳闻。传闻与大多数实际不符,让许多中医后辈学者困惑不解。笔者二十年前也是困惑者之一,困惑于为何研究《伤寒论》的老师大多数时候并不开经方,或者为何不是经方原方派。

近几年来,"经方学派"大热,不少学者持经方不得加减的观点,甚至有的学者认为用经方不加减就是"高手",认为开经方原方不加减就是"漂亮",这样的观点影响越来越大。要知道,临证处方,不是看方开得"漂亮"还是"不漂亮",关键在于是否有效,若无效,经方又有何意义?《伤寒杂病论》之后一千多年来,名贤辈出,后世方书汗牛充栋,不少经典方剂亦由此而出,在临床亦有大功用。真正为病家考虑的医者不该有门户偏见,就算是民间偏方,某些情况下,有大功用之处,亦不可弃之不顾。

清代医家陆以湉《冷庐医话》曾盛赞古方古法,但也有记载云:"吴郡某医,得许叔微《伤寒九十论》,奉为秘本。见其屡用麻黄汤。适治一女子热病无汗,谓是足太阳表证,投以麻黄服之,汗出不止而殒。盖南人少真伤寒,凡热病无汗,以紫苏、葱白、豆豉、薄荷等治之足矣,岂可泥古法乎?"可见,方不分今古,方不可泥古,有效为上。只是因为《伤寒杂病论》经方确实经典实效,故要更加重视罢了,但不可极左极右,转为偏执。

后世如温病学派所制之方,前人认为乃"羽翼《伤寒》",因此在临证之时,后世方也有极大的参考价值,以经方临证者不可视而不见,否则将违背客观事实,是对病家的不负责。何况如笔者前文所论,有不少后世方乃立足于临证实际,从经方加减变化而来。一千多年来,历代医家都思考过《伤寒论》,根据实践需求,对《伤寒论》经方进行了灵活加减发挥,积累了许多宝贵经验。前人研究经方的探索精神,值得今人学习。

再从《伤寒论》条文来看,张仲景在用方之时,也是灵活加减化裁的。列举数条,如《伤寒论》第 14 条:"太阳病,项背强几几,反汗出恶风者,桂枝加葛根汤主之。"第 20 条:"太阳病,发汗,遂漏不止,其人恶风,小便难,四肢微急,难以屈伸者,桂枝加附子汤主之。"第 21 条:"太阳病,下之后,脉促胸满者,桂枝去芍药汤主之。"第 22 条:"若微恶寒者,桂枝去芍药加附子汤主之。"第 28 条:"服桂枝汤,或下之,仍头项强痛,翕翕发热,无汗,心下满微痛,小便不利者,桂枝去桂加茯苓白术汤主之。"仅仅以上数条,便能看出张仲景对桂枝汤的灵活加减,临证使用桂枝汤,根据实际情况不同,加葛根、加附子、去芍药、去桂枝、加茯苓白术等等。我们于临证之时,应当效法张仲景"随证治之"的精神,具体情况具体分析,根据实际情况加减用方。

以桂枝汤证为例。笔者临证以来,也遇到过用桂枝汤不必加减药味的情况。如2001年,笔者在四川省德昌县中医医院内科住院部工作,一日周末值班,忽来一贾姓患者就诊,80 多岁,本为内科主任的老病人,内科主任呼其为"贾叔叔"。细问病情,原来患者近日感冒,症状主要是恶风、自汗出、头痛、低热。笔者一听,这是原原本本的桂枝汤证! 当下处予桂枝汤:桂枝 15g,白芍 15g,大枣 15g,炙甘草 6g,生姜 7 片(自加)。其中生姜自加,不必开于处方中。大枣一味,患者告知其老家在山东,家中有山东大枣,远比中药房中的大枣好,要求也不开于处方中。于是,处方中仅开桂枝、白芍、炙甘草三味,2剂,仅1.7元余,加上笔者挂号费1.2元,总共不到3元钱。

两日后,笔者中午值班,甫至科室,正在穿白大褂,科室主任忽至,严肃问道:"你前天给贾叔叔开的什么方?"笔者心中一惊,以为前日开方有不妥之处,出了什么事,慌答道:"没什么啊,就一桂枝汤。"科室主任方徐徐道来:"贾叔叔说方子太好了,又便宜,两剂药才一块多钱,吃下去就好了百分之八十。他今天再来找你开方巩固,上午你不在,中午来找你。"笔者听罢,心中一颗石头方落地。中午,患者果至,满面春风而来,对笔者夸赞不已,言语之中,各种勉励后辈之辞。再予桂枝汤1剂,痊愈。此后,老干部对笔者赞赏有加。时光荏苒,近20年,前辈勉励后学之情,仍然激励着我。

上述医案便是为数不多可以使用桂枝汤原方不予加减药味的例子。但是笔者临床工作近20年,发现临床使用桂枝汤,大多数时候需要加减,才更加准确。桂枝汤一方,其味甘甜,临床上若遇夹湿患者,使用原方不加减便不太合适了。《伤寒论》第17条云:"若酒客病,不可与桂枝汤,得之则呕,以酒客不喜甘故也。"便因喜酒者湿邪内蕴,桂枝汤味甘,服下则助长湿邪而呕,故不可与。临床上遇桂枝汤证夹有湿邪者非常多,与当今患者喜食冷饮、水果等因素有关,也有外感风邪夹湿者,所以出现桂枝汤夹湿证。这种情况下,笔者的经验是,在桂枝汤的基础上加厚朴、陈皮等,并视湿邪的轻重,若湿邪重,可再加藿香、白蔻、半夏、苏叶、木香等,随证选用。若桂枝汤证夹湿热,可参小柴胡汤义,再加柴胡、黄芩等。

桂枝汤味甘而助湿,服过桂枝汤者都有此体会。一次,笔者给本校一名学生开方,用桂枝加龙骨牡蛎汤,学生反映服药后虽然病情好转,但是感觉药太甜了,甜到"钻心",复诊时诉药味实在难以接受,要求调整。原来,患者素体脾虚夹湿,故难以接受桂枝汤之甜,初诊虽然在桂枝加龙骨牡蛎汤的基础上已加用了厚朴、陈皮,尚不能抵挡桂枝汤之甜,于是二诊再加木香、柴胡、黄芩,效果更佳,脾胃也易于接受。

2013年10月,笔者于昆明老区和呈贡新区两处奔波,工作繁忙,教学加门诊,日夜劳作,恰逢其时流感肆虐,终于病倒。病初忽冷忽热,1天后开始全身无力,恶寒发热,恶寒时感冷到骨髓之中,四肢、腰背酸痛,并伴有轻微腹痛、腹泻、肠鸣、恶心。腹泻虽不重,一日一两次,但腹泻之前腹痛难忍。因教学、门诊繁忙,没有时间抓药熬药,便先服中成药与西药治疗,2天之内先后服风寒感冒颗粒、小柴胡颗粒、藿香正气软胶囊、诺氟沙星胶囊,无效。2天后,家人担心,劝说笔者去社区医院治疗,静滴左氧氟沙星、克林霉素等退热后又再次发热。退热时出大汗,大汗后再发热,发热几小时后再发冷几小时,寒热往来,然服小柴胡颗粒并无效,发热时大汗不止。

10月12日,病情持续加重,怕风,四肢乏力,阵阵汗出,出汗湿透内衣,脘腹到脐周阵发疼痛,当日腹泻一次,额头蒸蒸发热。家人当日到重庆出差,家中只剩笔者一人。中午,实在痛苦难耐,忍着腹痛与发热走到远处一药房抓中药。到药房门口,笔者坐在街边石凳上开方,歪歪扭扭写下桂枝汤与桂枝人参汤(含理中汤)加减合方:桂枝15g,白芍10g,大枣10g,炙甘草8g,生姜7片(自加),干姜15g,党参12g,防风12g,苏叶12g,厚朴15g,广木香15g,炒白术12g。1剂,水煎服。笔者抓药后回家,忍痛煎药,服药1碗后,不到1小时,额头发热便慢慢退下,自汗、腹痛、肌肉酸痛、无力等症状逐渐缓解,晚饭饮食终于恢复正常,服完1剂后,病即痊愈。

笔者亦素体脾虚夹湿,此次患病,为桂枝汤证,又兼有桂枝人参汤证,因脾阳虚夹湿,故在桂枝汤的基础上,加理中汤、厚朴、广木香、苏叶等温中化湿合胃,经方辨证加减,故覆杯而愈。因此,经方完全可以根据患者病情进行加减,或者是经方之间相互组合,或者经方与时方组合,以达到最契合病因病机的状态。

在德昌县中医医院工作时,本院名老中医何志业老先生尚在世,何老先生在中华人民共和国成立前便名列“西昌八大名医”之中,与近代中医眼科名家陈达夫先生等齐名。坊间传说何老先生年轻时曾拜县中高人为师,得授《伤寒论》前半部真诠,即“太阳病篇”部分,即成一方名医,可谓“半部《伤寒》治百病”。何老先生善用桂枝汤,县中百姓皆戏称其为“何桂枝”,传说用方皆桂枝汤。笔者在德昌工作时,何老先生已经90多岁高龄,仍然坚持门诊。

一日,笔者在内科住院部上班,一患者拿来一方,请为转抄,处方为何老先生门诊所开,笔者边转方边细看处方,见为杏苏散也,于是笑着告诉办公室中的同事说:“谁说何爷爷只会用《伤寒》方,只会开桂枝汤,这不是也开了一张温病派的方子杏苏散吗?”旁边的副主任曾跟师何老先生1年,闻笔者之言,微微一笑道:“别看何爷爷开的是杏苏散,实际也是从桂枝汤加减化裁而来,其实他并不了解杏苏散这些温病派的方子。他用桂枝汤时,比如见患者夹湿、夹热、夹燥时,便会相应加减,一加减,桂枝汤便可变化为其他方。”笔者闻言,顿时恍然大悟,何老先生运用《伤寒论》,乃取《伤寒论》之法,方是死的,而法是活的,他用桂枝汤,其实乃是用桂枝之法,若掌握了桂枝法,便可依据病情加减用方,一张桂枝汤便可千变万化。

因此,从这一角度来看,后世时方完全可以视为经方的变方,前人说温病派"羽翼《伤寒》",是有道理的。再有,我们的前辈老师,在使用经方的时候,都会依据辨证法度,灵活加减化裁,我们后辈学者又何必要作茧自缚呢?

最后,笔者认为经方的加减化裁,可以有几种情况:第一,根据条文,依照《伤寒杂病论》原文加减;第二,根据辨证,将《伤寒杂病论》中的众多经方进行组合加减;第三,根据辨证,选用《伤寒杂病论》常用药物对经方进行加减;第四,根据辨证,选用后世方与后世药对《伤寒杂病论》经方进行加减。笔者的临证体会是,经方加减时,选用《伤寒杂病论》常用药物对经方进行加减,比选用后世药来加减疗效更佳,因为这样更加符合《伤寒杂病论》本身的体系。比如下面一案。

笔者母亲,患腰椎病已10余年,10年前诊为"腰椎间盘膨出"。2018年11月初,因气温突降,室外大风,连续几日接送小孩上幼儿园,病情突作。当日即腰痛,站立、行走、坐卧、转侧困难,缓缓而行、缓缓起身,不时牵扯,剧烈疼痛,有腰部无法支撑感,起床困难,睡卧于床。第二天,笔者上班不在家,母亲已自行服用布洛芬、对乙酰氨基酚等解热镇痛药,又服中成药壮腰健肾丸、金匮肾气丸、跌打丸和中药药酒,又自做艾灸治疗,均不缓解,不起于床。

傍晚,笔者回家,为母亲诊查,舌淡紫,苔薄白腻,脉弦紧,寸脉浮,辨证考虑风寒外袭,太少两感。处方拟麻黄细辛附子汤合葛根汤加减:制附片15g(另包,先煎45分钟),桂枝15g,生麻黄8g,北细辛6g,大枣15g,炙甘草6g,葛根30g,党参12g,独活15g,生白术20g,茯苓20g,生姜7片(自加)。2剂,水煎服,一日半一剂。当晚抓药熬药。母亲服中药1次,当晚安睡。翌日晨起,疼痛霍然减轻,已能自如起身、行走、下蹲,仅有轻微腰痛。

母亲当晚服中药覆杯而效,安然入睡时,笔者甚为欣喜,于是将医案及处方分享到微信朋友圈,有学生留言问为何加用白术、茯苓。原因是舌诊见舌苔薄白而稍腻,考虑夹湿邪,加白术、茯苓利湿除湿。为何独取此两味?是取肾着汤之义,从肾着汤中取白术、茯苓两味,是用《伤寒杂病论》的常用药来加减弥补经方。

二、经方的用量

经方的用量,也是学界争议较大的焦点问题。近年来,"经方原量说"兴起,一些学者根据出土的汉代衡器、量器考证,认为《伤寒杂病论》中一两相当于15g左右,主张在临证运用时,以15g为一两进行换算。如麻黄汤中包括麻黄三两、桂枝二两,以15g为一两换算,则是麻黄45g、桂枝30g。又如大青龙汤中麻黄六两，换算出来，则大约是 90g。"经方原量说"用量之大，遭到了不少学者的反对。除"经方原量说"之外，当今还有"火神派"医者在运用经方时，剂量也相当大，特别是附子、干姜等，附子用量可多达 100g，甚至数百克。"火神派"重用四逆汤等方中的附子，近年来也饱受争议。

笔者对于《伤寒杂病论》经方用量的看法是：

第一，《伤寒杂病论》中用量的考证，目前尚未形成定论，历代医家也有不同的说法，如神农秤说、"古之三两，今之一两"说、"古之一两，今之一钱"说，日本汉方医学用量则更小。虽有出土衡器、量器，但因年代久远、年代差异、文献传抄以及是否有医家专用之秤等因素，张仲景《伤寒杂病论》中用量的换算很难下定论。而医者临证，应当谨慎，不可一味追求速效而加大用量，若辨证不准，用量越大，对患者的伤害也就越大。孙思邈先生《备急千金要方》说："不得于性命之上，率尔自逞俊快。"医者不可持未定之论，而视为定见之说，轻易以病家性命为试验，则"甚不仁矣"。因此，对于"经方原量说"，笔者在学术上并不反对，但在临证实践中，持审慎态度。学术研究在不断发展，作为我辈医者，须广泛学习，包括"经方原量说"，也要认真对待，但要落实到临床上进行推广，还有待方家深入研究，方敢定论。

第二，经方的用量，还与辨证论治有着莫大的关联。辨证精确，确实需要大剂量用药之时，多可见速效、神效。但若辨证不准，用量越大，对患者的伤害也就越大，兹举笔者 10 多年前的见闻予以说明。10 多年前，四川某地乡下一私人诊所之中医师，某日为一名 70 岁左右的男性患者诊病，患者感冒，该中医师断其为大青龙汤证，投以大青龙汤，其中麻黄用量达 25g，患者当日服大青龙汤后，血压升高，半夜中风昏迷，急送当地人民医院抢救，诊为"脑出血"，当夜抢救无效死亡。患者家属自然不依，拟将该医告上法庭。该医遂遍访本地中医名家，请同行为他证明——《伤寒论》中一两等于 15g，大青龙汤用麻黄六两，即等于 90g，他用 25g 麻黄没有违规。但无一中医同仁敢为他证明，因一来"经方原量一两等于 15g"之说尚非定论，是有待进一步研究探讨的领域；二来辨证是否准确至关重要，该患者是不是大青龙汤证，若非大青龙汤证，超大剂量、偏性较大的药物，必然会对患者造成伤害。后来，此事以该诊所赔钱了结。因此，医者临证之时，应谨慎严谨，用量方面应具体情况具体分析，能用多少克起效便用多少克。需要重剂时，可斟酌用之；而轻病之时与辨证不准之时，不可滥下猛药，时时谨记对病家安全负责。

第三，关于附子用量。附子一味，确为回阳要药，用于阳虚证、寒证等，有很好的疗效，甚至在阳虚危急重证之时，有起死回生之功。但近年来，一些学者不问辨证，动辄便开上百克附子，这就极易造成弊端，给患者带来虚虚实实之祸患。附子之用量，必须符合辨证，一是患者的病性是否适合使用附子，二是患者病情的程度具体需要多大剂量的附子，三是配伍是否得当。如果患者阳虚、阴寒的程度并不重，用超大剂量的附子，不仅容易导致患者病情发生变证、坏证，且之于有限的药材资源，也是巨大的浪费。

概而言之，经方用量可根据患者具体情况灵活加减，这在仲景《伤寒杂病论》中本有示范。经方的用量既要参照仲景原量，同时也不可死守原量，根本上要符合辨证论治，为患者选取最佳用量。另外，用量既要考虑安全问题，又不能因此而不分病情的轻重缓急，一味追求低剂量，甚至自诩为"轻灵"，从而走向另一个极端。

三、客观对待经方

自汉唐以降，《伤寒杂病论》影响日益扩大。特别是在宋代以后，《伤寒杂病论》取得了经典的地位，被誉为"方书之祖"。《伤寒杂病论》医方受到重视，被誉为"经方"。张仲景受到后人尊崇，被誉为"医圣"。可见仲景经方的巨大影响力。反观近一千年来的中国医学史，历代医者对张仲景《伤寒杂病论》的崇敬，无须多言。甚至近年来，已然成为一种"信仰"或"精神支柱"。不少学者大力弘扬经方，在中医传承与发扬、提高临床疗效等方面，做出了巨大的贡献。但也有一些偏激的观点，比如有学者提出，中医目前之所以处于低潮，就是因为临床中医不用经方。这些观点没有全面看待中医目前的处境，更没有真正搞清楚中医的问题所在，简单地将问题归结为使用经方或者时方。如此不但会抹杀一些优秀的时方与一千多年来的后世医家经验，更会失去一些本来可以用时方获效的宝贵时机，影响疗效。

中国素有尊经崇古之思想，学者很少敢于疑古。医界更是如此，崇拜经典，崇拜先贤，有些学者甚至到了盲目的地步，人云亦云，听闻某书好，便迷信于某书，排斥其他著作，缺乏实证而客观的精神。一说到医圣张仲景《伤寒杂病论》，即便有疑惑，亦不敢生出任何疑情。这样其实更不利于经方之研究，也不利于临床疗效的提高。多数学者崇古而不敢疑古，尊经而不能根据实际灵活运用，战战兢兢、如履薄冰，如此反而会犯虚虚实实之戒。正如前文所说，经方有其优秀之处，但并不是完美无缺或者不可更改的，临床应以患者具体情况来选择有效治疗，不可拘泥于经方或者时方，否则将会带来无穷之祸患，历史上曾有过惨痛的教训。

大多数中医学者不敢对医圣与经典有任何不敬之言，甚至不敢生起任何审慎怀疑的想法。笔者过去也认为这是自然而然的事情,认为经典就是金科玉律,学好经典就可以应对临床一切病证,并且认为古人也是如此,没有谁敢说经典不好。后来,随着在学术上的成长,读书渐丰,发现其实并非如此。

经典并非完美无缺,经典更加需要灵活运用,古人很早便已经有了清楚的认识。如宋代医家窦材,为扶阳学派代表人物,在其代表著作《扁鹊心书》中,竟然向“玉皇上帝”奏辞,控诉张仲景的“罪状”。《扁鹊心书·奏玉帝青辞》说:“维大宋绍兴十六年丙寅月,武翼郎臣窦材奏启玉皇上帝玉陛下。……仲景立许多承气汤,使后人错用,致寒凉杀人于顷刻也。臣因母病,用仲景之法不效,遂成不救,痛心疾首,精究《内经》,又得皇天默授,经历十年,方得灵验。”窦材母亲重病,按《伤寒杂病论》论治,结果死于承气汤,因此在著作中向上天控告张仲景,令人瞠目结舌。从窦材的经历来看,经方确实也需要辨证运用,承气汤类多用于阳明腑实证,若寒证、虚证用之,自然会“致寒凉杀人于顷刻也”。可见,经方虽有巨大价值,但若脱离了辨证,犯虚虚实实之戒,便一文不值,甚至成为杀人利器。

盲目使用经方,不加辨证,酿成祸端,窦材所经历的还只是亲人误治而殒的家庭悲剧,而金代名医李东垣更是目睹了瘟疫大面积误治、成千上万百姓死亡的人间惨剧。公元 1232 年,蒙古大军南下入侵中原,包围金国都城汴京(今河南开封),解围之后,汴京发生瘟疫,死亡人数达百万之多。李东垣在其著《内外伤辨惑论》中记载了这场瘟疫:“向者壬辰改元,京师戒严,迨三月下旬,受敌者凡半月,解围之后,都人之不受病者,万无一二,既病而死者,继踵而不绝。都门十有二所,每日各门所送,多者二千,少者不下一千,似此者几三月,此百万人岂俱感风寒外伤者耶?”十二道城门,每日送出因瘟疫死亡的尸体可达上万具,瘟疫持续近 3 个月,有如地狱般的惨状。

那么,此次汴京大疫之中,当时的医师是如何施治的呢?李东垣目睹了当时医者滥用经方、不加辨证而带来的惨痛教训:“余在大梁,凡所亲见,有表发者,有以巴豆推之者,有以承气汤下之者,俄而变结胸、发黄,又以陷胸汤、丸及茵陈汤下之,无不死者。盖初非伤寒,以调治差误,变而似真伤寒之证,皆药之罪也。往者不可追,来者犹可及,辄以平生已试之效,著《内外伤辨惑论》一篇,推明前哲之余论,历举近世之变故。”这次瘟疫,汴京医者多按《伤寒论》来治疗,初用表发,表发无效则以为传阳明,而用承气汤等方攻下,攻下无效,转似《伤寒论》所说太阳病误下之结胸、发黄诸证,又用陷胸汤、丸及茵陈汤下之,结局却是“无不死”,眼睁睁地看着上百万人因瘟疫而死亡。

从记载来看,当时医者对《伤寒论》可谓谙熟于胸,按六经传变,经方对症,层层递进,可为何会造成如此多病患死亡呢? 根本问题还是出在辨证上。目睹如此惨剧,李东垣进行了深入思考,提出了此次瘟疫的病因,是因脾胃内伤在先,不任风寒、外感病邪在后,脾胃内伤是此次瘟疫不可忽略的重要一环。忽略辨证,忽视脾胃内伤的主因,则犯虚虚实实之戒,故虽用经方,却酿成了百万人患瘟疫死亡的惨祸。这场瘟疫之所以造成大面积死亡,与其说是瘟疫杀死了病人,不如说是医生辨证失误杀死了病人。故李东垣沉痛地指出这是"医杀之耳""皆药之罪也"。

金代文学名家元好问曾为李东垣著作《脾胃论》写序文,序文中也记载:"往者,遭壬辰之变,五六十日之间,为饮食劳倦所伤而殁者,将百万人,皆谓由伤寒而殁,后见明之《辨内外伤》及《饮食劳倦伤》一论,而后知世医之误。学术不明,误人乃如此,可不大哀耶! ……此书果行,壬辰药祸,当无从而作。"同样指出汴京大疫之所以死亡人数如此之多,与当时医者不辨别内伤还是外感有关,此疫并非全因"天灾",同时还是"药祸"。

因此,李东垣振聋发聩地提出"内外伤辨",辨阴证阳证、辨脉、辨寒热、辨外感八风之邪……大声疾呼医者临证须"辨证论治"。一部《内外伤辨惑论》实质便是倡导辨证论治,治疗之前必先辨识清楚病因病机,方可遣方用药,否则无论如何优秀的方药,亦可杀人。"往者不可追,来者犹可及",因瘟疫误诊误治而死亡的病人再也无法挽回,但是后世医者要汲取这惨痛的教训,谨守病机,重视辨证论治,才能避免悲剧重演! 深刻教诫,何其沉痛! 然而,数百年以后,不少后人已经忘记了东垣先生的遗训,片面夸大经方的作用,忽视辨证论治的根本,足令先贤扼腕叹息。

本书反复论述经方在临床上的巨大应用价值,肯定经方疗效之优秀、组方之严谨,但这是建立在辨证论治的基础之上的。失去了辨证论治的基本要求,经方亦毫无价值可言。教训又如近世日本"小柴胡汤事件",日本汉方医学对《伤寒论》经方的研究不可谓不深入,然而同样因忽视辨证,宣扬慢性肝炎、肝硬化临床上不见小柴胡汤证,仍可长期服用小柴胡汤,违背了中医辨证论治原则,造成了虚虚实实的严重后果。以上教训,是经方之错,还是医者之错? 故对待经方,既要看到经方的价值,又要客观、严谨,经方应当在辨证论治的原则下运用。

清代医家梁玉瑜在《医学答问》中言辞恳切地说道:"余家传祖训,但求言行相顾,勿过为高论,只期治病能愈,不拘合古书。仲景人也,我亦人也,今昔病情不同,使仲景复生,亦安能墨守旧说乎? "仲景是人,后辈学者也是人,仲景有思想、有思考、有灵魂,后辈学者也应该有思想、有思考、有灵魂。这是如何醒聩震聋的大声疾呼！后世学者应当深思，如何对待经方与时方、如何学习《伤寒杂病论》。

概而言之，笔者认为：

第一，医者临证，以疗效为先，根本目标是治愈患者，不可拘泥于经方或时方。佛家亦有言："法门无量誓愿学。"只要对患者有益，不管是经方还是时方，甚至是偏方、单方、验方，医者都应当认真学习。

第二，医者临证，应当有自己的主见、自己的思想、自己的灵魂，勤于学习，勤于临证，勤于思考，即便是仲景经方，也不可偏执，不可迷信。日本汉方医学名家吉益东洞推崇仲景《伤寒论》，但亦力倡"实证亲试"，即便是《伤寒论》，不经亲试，亦不可轻信。后世学者亦应如此，临证要重视经方，但又要避免偏执与迷信，须知经方的优点在于辨证，即谨守病机。

第三，后世时方也有不少优秀的组方，如温胆汤、苇茎汤、犀角地黄汤、补中益气汤、升降散、达原饮、三仁汤等，这些方剂也十分经典，辨证用之，亦多见神奇疗效，因此也完全可以视之为经方。

上 编

麻黄汤加减治疗小儿外感高热

方某,男,5岁,广东省汕头市人,家住昆明螺蛳湾国际商贸城,2016年9月1日诊。

高热3天。

患儿3天前不明原因出现高热,家长先予外用纳肛退热药,口服"何济公"止痛退热散,不能退热,体温高达39.5℃。后又试服风寒感冒颗粒、藿香正气颗粒、布洛芬混悬液均不能退热。8月31日晚上曾服布洛芬混悬液短暂退热,9月1日又再度高热,体温达39.8℃。9月1日20点,患儿母亲带患儿来门诊求治,予荆芥、防风、桂枝、柴胡、黄芩、藿香、厚朴、白芷、苏叶、陈皮、桔梗等辛温解表化湿。患儿母亲当晚煎药,患儿半夜服中药一次,发热未退,第二天早上仍高热,体温39℃以上。

患儿母亲素来性急,服半剂中药未退热,便心急不已,发来微信咨询,希望尽快退热。本想劝说家属不要着急,坚持继续服药,一两剂之间应能退热。但患儿母亲说周围朋友都劝说她带小孩去医院输液,她压力很大,要求尽快、最好半天之内退热。笔者心知患儿此为风寒外感,若经输液,病情恐将迁延不愈,反损正气。须以稳准之剂,半天之内退热,才能阻止输液。否则,恐冰伏病邪,迁延病情。

于是仔细询问患儿病情,并嘱发来舌苔照片,见其舌质淡红,苔薄白腻。患儿母亲告知患儿发热之前会手脚冰冷,发热时伴有恶寒、忽冷忽热、头痛、身痛、无汗、鼻塞。遂处方一首,用微信发给患儿母亲。

辨证:风寒夹湿。

治法:辛温解表,化湿和中。

处方:麻黄汤加减。

方药如下:

生麻黄 8g,桂枝 8g,杏仁 8g,炙甘草 5g,羌活 8g,陈皮 8g,厚朴 8g,柴胡 8g,党参 6g,生姜 5 片(自加)。

1 剂,水煎服,一日半一剂。每服加红糖少许。

药味不过 10 种,简单便宜,但应对证不错。患儿服药后,仅仅半天,果然很快平稳退热。第二天早上,患儿家长发来微信致谢。

按:

本案患儿初秋新凉时节发病,发热 3 天,虽高热至 39.8℃,但以发热、恶寒、头痛、身痛、无汗、鼻塞为主要症状。《伤寒论》第 3 条说:"太阳病,或已发热,或未发热,必恶寒,体痛,呕逆,脉阴阳俱紧者,名为伤寒。"第 35 条说:"太阳病,头痛发热,身疼腰痛,骨节疼痛,恶风,无汗而喘者,麻黄汤主之。"患儿为较典型的麻黄汤证,风寒夹湿所致。故以麻黄汤加减为治。

方中麻黄、桂枝、杏仁、炙甘草为麻黄汤,发汗解表。羌活、柴胡、生姜加强解表之功。陈皮、厚朴、生姜化湿和中。患儿年幼,虑其正气不足,故加党参、红糖益气调中,与辛温药相伍,复其中阳,扶正解表。另,羌活对风寒夹湿者最为适宜。明代名医缪希雍在《先醒斋医学广笔记》载,以江南等地多湿热之气,质多柔脆,多热多痰,故治太阳病化裁葛根汤为羌活汤,药用羌活、前胡、甘草、葛根、生姜、大枣、杏仁,其中用羌活为夹湿所设。

笔者前方用荆芥、防风、桂枝、柴胡、黄芩、藿香、厚朴、白芷、苏叶、陈皮、桔梗等品,虽亦为辛温解表之剂,但考虑患儿年幼,故依时方之法度,药平而效缓。而患儿家长欲求速效,遂以麻黄汤,方药甫用,半日即退热。可见经方与时方相比,力大而效宏。经方见效之速,是多数时方难以比拟的。

麻黄汤合藿朴二陈汤加减治疗小儿外感高热

李某,男,3 岁 8 个月,云南省昆明市人,2016 年 9 月 25 日诊。

发热 2 天。

患儿 2 天前出现发热,体温高达 39.5℃,伴鼻流清涕。家长予西药"退烧药""消炎药"(具体不详),服药后轻微出汗,但发热不退,呕吐 2 次。遂由家长带至门诊求治。刻下症见高热,流涕,精神较差,不思饮食。舌质淡,苔水滑,脉浮滑数。

辨证:风寒夹湿。

治法:辛温解表,化湿和中。

处方:麻黄汤合藿朴二陈汤加减。

方药如下:

生麻黄 5g,桂枝 8g,杏仁 6g,炙甘草 5g,羌活 6g,防风 6g,白芷 6g,辛夷花 8g,藿香 8g,厚朴 8g,陈皮 6g,法半夏 6g,茯苓 10g,苏叶 8g,党参 3g,大枣 1 枚。

2 剂,水煎服,一日半一剂。

9 月 27 日复诊:家长述患儿就诊当日下午服药,晚上高热即退,继而未再发热,未再呕吐,目前唯轻微咳嗽、流涕。热既已退,方改桂枝汤加厚朴杏子及理气化湿和胃之品善后,病愈。

按:

外感之病,必参时令。患儿患病时,已是秋分时节,寒气已渐深重,而昆明地区雨季绵长,每年从 5 月底持续至 10 月,此时寒湿夹杂,感而伤人,寒伤表卫,湿伤脾胃,故见发热、流涕、呕吐。辨证为风寒夹湿,舌苔脉象皆是病征。治以辛温解表、理气化湿和胃为主。方以小剂麻黄汤辛温解表,虽为太阳伤寒,但夹有湿邪,为太阳寒湿证,湿不去则风寒不去,故加羌活、防风辛温解表化湿。藿香、厚朴、陈皮、法半夏、茯苓、苏叶化湿理气和中,又隐含藿朴二陈汤之义。鼻流清涕,故加白芷、辛夷花。患儿年幼,脏腑娇嫩,故用党参、大枣、炙甘草少许以顾正气、和中气。当年 9—10 月,门诊所治外感发热患儿,皆以此方退热,效若桴鼓。

麻杏苡甘汤合三仁汤治疗小儿高热 20 天

笔者中学同学之女,小名嘟嘟,6 岁,家居四川省成都市,2012 年 7 月 23 日诊。

反复高热 20 余天。

患儿 20 多天前(7 月 2 日)突然出现发热,最高 39.8℃。先在社区医院输液治疗,后到四川大学华西医院诊治,诊为急性扁桃体炎,但治疗后发热反复不退。7 月 10 日又到成都某中医院就诊,服中药 2 剂后不仅发热未退,反而出现腹泻。家长又带患儿转至四川大学华西医院,拍胸片后怀疑肺炎,输液治疗 6 天,发热依然反复,每天都要高烧到 39℃以上,医生建议做骨髓穿刺进一步明确诊断。

反复高热20余天,医生又考虑血液病可能,建议骨髓穿刺,令家长惊惶不已。7月21日晚11点多,同学通过QQ求助于远在昆明的我,患儿当时体温38.8℃。同学发来详细的病情症状与诊疗经过,因当夜已不能抓中药,于是先嘱同学给患儿喂服西药酚麻美敏混悬液(泰诺)和中成药藿香正气口服液、小柴胡颗粒等。患儿服药后,半夜体温退至正常,但第二天下午4点,高热再起,体温达39℃左右。如此又反复高热2天。于是笔者决定于千里之外的昆明,给同学的女儿"遥诊"开中药治疗。

嘱同学用手机拍下患儿的舌苔照片,用QQ传来,见其舌苔白厚腻微黄。考虑为湿邪郁遏。因之前输液6天,再加之服中药后腹泻,方中可能有清热解毒之品,苦寒之品已郁遏气机,气机不宣通,湿郁化热,湿不去则热不去,以致高热不退。

辨证:湿温外感。

治法:化湿开宣,疏利气机。

处方:麻杏苡甘汤合三仁汤加减。

方药如下:

麻黄5g,藿香8g,荆芥6g,杏仁6g,白蔻8g,苡仁15g,厚朴8g,法半夏6g,滑石15g,前胡6g,青蒿10g,桔梗6g,竹茹6g,茯苓10g,陈皮6g,柴胡10g,黄芩6g,生甘草5g。

2剂,水煎服,一日半一剂。

患儿服此方1剂后,舌苔消退一半,由白厚腻苔转为白腻苔,发热退至37.5℃左右。再服第二剂,厚腻苔基本消退,体温降至正常,且不再反复。后有轻微咳嗽、流涕,予疏风宣肺化湿之方2剂而愈。

 按:

笔者曾告诉跟门诊的学生,有几类发热西医治疗比较困难,而中医却有办法。这几类发热包括:①挟湿邪发热;②虚证发热;③半表半里发热;④伤寒三阴病发热;⑤郁证发热。这几类发热,对西医来说是相当棘手的,而中医只要辨证施治准确,效果立竿见影。

本案患儿就属于第一种发热——挟湿邪发热。西药抗生素从中医的认识来看,大多相当于清热解毒之品,性苦寒,无化湿之功,反而因苦寒凝滞,容易阻滞气机,将邪气闭阻在里,令邪气不能发越,有"冰伏"之祸。而中医若能宣通疏利、化湿开宣,使气机展露,发热即退。因此,治疗儿科发热当慎用苦寒。

笔者以麻杏苡甘汤合三仁汤加减，意在化湿开宣、疏利气机。《金匮要略·痉湿暍病脉证第二》云："病者一身尽疼，发热，日晡所剧者，名风湿。此病伤于汗出当风，或久伤取冷所致也。可与麻黄杏仁薏苡甘草汤。"患儿发热 20 多天，每天傍晚热势渐起，夜间高热为重，加之舌象、时令气候，符合风邪夹湿热之证。湿热发热又误用寒凉之品，郁遏邪气，与"汗出当风""久伤取冷"病机一致。故以麻杏苡甘汤为基础方，合用三仁汤宣上、畅中、渗下，湿邪去则热邪去。患儿发热时，家长担心其热久久不退病情进展，询问何时可以退热。笔者回答说："现在舌苔太厚腻了，舌苔退了，可能就不会再反复发热了。"果然，几剂中药之后，厚腻的舌苔一天天退去，发热亦不再反复。

桂枝加附子汤合五苓散治疗恶寒自汗

詹某，女，57 岁，云南省昆明市人，2017 年 6 月 11 日诊。

恶寒、自汗 10 余天。

患者 10 余天前，因感冒咳嗽在当地社区医院输液 2 天，同时服清肺化痰丸以止咳，后咳嗽缓解，但自觉感冒不愈，恶寒、自汗，症状较为严重，虽时值 6 月，也要穿厚外套加毛衣，虽着厚衣，仍然怕冷。同时全身出冷汗，夜间尤重，汗出如洗，打湿睡衣、被褥、枕头。病情迁延 10 余天不缓解，遂来求治。刻下症见身着厚衣，犹自恶寒，双手冰凉，全身酸痛，一身皮肤因出汗而潮冷，贴身衣物湿透。舌淡，苔白厚而腻，脉细滑。

辨证：营卫不和，外邪未解而阳气已伤，寒湿内蕴。

治法：调和营卫，温阳利水。

处方：桂枝加附子汤合五苓散加减。

方药如下：

制附片 15g（另包，先煎 45 分钟），干姜 15g，桂枝 15g，白芍 12g，大枣 12g，生姜 7 片（自加），炙甘草 6g，炒白术 15g，泽泻 20g，茯苓 20g，猪苓 10g，防风 10g，黄芪 30g，厚朴 16g，陈皮 12g，广木香 15g。

3 剂，水煎服，两日一剂。

6 月 18 日二诊：患者服药后病情明显好转，恶寒怕冷、身痛均缓解，出汗减少，原方加夜交藤 30g，再进 3 剂。

6 月 25 日三诊：患者病情已基本痊愈，予原方加减巩固。

按：

本案患者恶寒、自汗等症是在感冒咳嗽输液及服清肺化痰丸后出现，输液液体及清肺化痰丸皆为湿冷之物，伤及阳气，正气受损，邪气留恋不去，营卫不和。卫阳受损，风邪轻扬，营阴不固，外泄为汗。伤及脾阳，湿邪内聚，而现寒湿之象。此为《伤寒论》桂枝汤证，营弱卫强，汗自出、啬啬恶寒、淅淅恶风诸症，实属典型。

《伤寒论》第20条云："太阳病，发汗，遂漏不止，其人恶风，小便难，四肢微急，难以屈伸者，桂枝加附子汤主之。"患者汗出如洗，打湿睡衣，正是"发汗，遂漏不止"之征。虽无小便难症状，但输液后湿邪内阻，舌苔白厚而腻，与小便难同理。恶风、四肢微急、难以屈伸，亦大略悉具，正合桂枝加附子汤证。因寒湿较盛，故加太阳行水之方五苓散气化利水，以温太阳寒水。加黄芪、防风、炒白术而成玉屏风散，补卫阳之虚。厚朴、陈皮、广木香化湿和胃。共成温化之方。

需要注意的是，《伤寒论》第17条云："若酒客病，不可与桂枝汤，得之则呕，以酒客不喜甘故也。"酒客多湿邪内蕴，而桂枝汤味甘，为湿邪所拒。故若见桂枝汤证，但同时又有夹湿征象，不可独行桂枝汤，必佐辛、苦、淡等诸味化湿之品，化湿和中，桂枝汤才不会为湿邪所拒。

桂枝加附子汤合玉屏风散治疗产后发热2个月

李某，女，35岁，云南省昆明市人，2016年6月26日诊。

产后发热伴身痛、自汗2个月。

患者产后3个月。月子里洗澡后出现发热，2个月来反复发作，伴全身刺痛，如同针刺，双足后跟疼痛尤为明显。全身乏力，自汗，以后项部出汗为主。近1周来发热持续不解，体温多在38~38.5℃，输液治疗4天不缓解。经他人介绍，遂来笔者门诊就诊。刻下症见神情疲惫，发热，就诊前测体温38℃，全身刺痛，后项出汗，乳汁量少。舌淡嫩，苔薄白，脉弦细。

辨证：产后气血不足，外感风寒表虚。

治法：益气温阳，辛温解表，调和营卫。

处方：桂枝加附子汤合玉屏风散加减。

方药如下：

制附片15g（另包，先煎45分钟），桂枝15g，白芍12g，大枣12g，炙甘草

6g,生姜 5 片(自加),独活 15g,葛根 30g,黄芪 20g,党参 15g,川芎 15g,防风 12g,炒白术 15g,柴胡 12g。

3 剂,水煎服,两日一剂。

7 月 3 日二诊:患者服上方不到 1 天发热即退,1 周来未再发热,身体刺痛、足跟痛等症状消失。唯诉汗多、乳汁较少。舌淡紫,苔白腻,脉沉细。续予桂枝汤合玉屏风散加减。

方药如下:

黄芪 40g,炒白术 15g,防风 10g,桂枝 15g,白芍 12g,大枣 12g,炙甘草 6g,生姜 5 片(自加),太子参 30g,茯苓 20g,川木通 10g,王不留行 12g,夜交藤 30g,藿香 15g,广木香 15g,陈皮 12g。

3 剂,水煎服,两日一剂。

7 月 10 日三诊:患者诸症好转,未再发热,遂治愈。续予二诊方 3 剂善后。

按:

本案患者以产后发热、身痛、自汗 2 个月为主要症状。产后气血耗伤,元气不足,故中医妇科言"产后多虚"。月子里,正气未复,洗澡之后,感染风寒,气虚外感,又兼表虚之证。发热、汗出有明确外感之因,舌脉未见热象,故综合判断为桂枝汤证。

全身刺痛,如同针刺,乃营卫不和所致。《伤寒论》第 174 条云:"伤寒八九日,风湿相搏,身体疼烦,不能自转侧,不呕,不渴,脉浮虚而涩者,桂枝附子汤主之。"第 20 条云:"太阳病,发汗,遂漏不止,其人恶风,小便难,四肢微急,难以屈伸者,桂枝加附子汤主之。"又症见双足后跟疼痛,为太阳受邪,累及太阳底面少阴为患。综上所述,故于桂枝汤加附子一味,即桂枝加附子汤,桂枝附子汤亦在其中。出汗以后项为主,考虑桂枝加葛根汤证,故加葛根一味。另加黄芪、党参、炒白术扶正,独活、防风、川芎祛风止痛。其脉弦,乳汁量少,而加柴胡走少阳。方药切中病因病机,故服药不到 1 天,迁延 2 个月的发热即退,身痛、足跟痛消失,可见经方对证之力量!病愈后,再用桂枝汤合玉屏风散加减益气养血、调和营卫、通乳调理善后。

葛根汤加减治疗外感腰背酸痛

陈某,女,32 岁,云南省昆明市人,2017 年 7 月 10 日诊。

淋雨后腰背酸痛、恶寒 2 天。

2天前,患者不慎淋雨,回家后便感冒,自感腰背酸痛,后背皮肤肌肉绷急紧张,起床时症状更为严重。伴有恶寒、恶风,虽时值夏季亦要着外套加毛衣,眉棱骨、前额、头两侧轻微疼痛。基本无汗,只有在快步行走后轻微出汗。自服"感冒药""止痛药"(具体不详),腰背酸痛无好转。遂来笔者门诊求治。刻下症见恶寒较重,身着厚衣,精神略显疲惫,饮食正常,舌边溃疡。舌淡红,苔白厚腻,脉浮滑。

辨证:外感风寒夹湿,太阳伤寒。

治法:辛温解表,化湿和中。

处方:葛根汤加减。

方药如下:

葛根15g,生麻黄8g,桂枝15g,杏仁12g,白芍12g,大枣10g,生姜7片(自加),独活15g,藿香15g,厚朴15g,黄芩8g,柴胡12g,陈皮12g,白芷12g。

3剂,水煎服,一日半一剂。

7月17日复诊:患者诉1剂药未服完,腰背酸痛症状立减,服药2剂后,诸症消失。

按:

本案患者就诊时正值昆明雨季,每日下雨已持续近1个月。患者以腰背酸痛为主要症状,又伴有恶寒、恶风、无汗、头痛、脉浮等,为太阳病。腰背为足太阳膀胱经所过之处,"腰背酸痛"则符合"项背强几几"。而《伤寒论》中"项背强几几"表述主要见于两条:一是第14条:"太阳病,项背强几几,反汗出恶风者,桂枝加葛根汤主之。"是太阳中风。二是第31条:"太阳病,项背强几几,无汗,恶风,葛根汤主之。"是太阳伤寒。两者的区别在于有汗还是无汗,有汗用桂枝加葛根汤,无汗用葛根汤。

本案患者无汗、少汗,故选用小剂葛根汤。病在雨季,舌苔白厚腻,脉现滑象,有夹湿邪之征,故加藿香、厚朴、陈皮等化湿和中之品。葛根汤主治病位在"项背",故加辛温止痛之独活走下,主治寒湿腰痛。眉棱骨、前额、头两侧轻微疼痛,风邪已犯阳明、少阳两经,故加柴胡、黄芩、白芷,主治阳明、少阳两经头痛。

白虎加人参汤合桑菊饮治疗癃闭发热

李某,男,80岁,云南省昭通市人,家居昆明,2015年4月1日诊。

小便不出伴高热1天。

患者半个月前因痛风发作足踝疼痛,求治于本市一中医师,用草药外敷患处后,病情减轻。3月31日晚,因足踝仍有轻度肿痛,微感恶寒到门诊求治。患者当晚最初打算求治于笔者,但见笔者候诊患者太多,等候时间较长,故临时起意,改找另一位候诊患者稍少的医生求治。

该医为患者诊断后,开方一首以治。患者当晚即服药,孰料服药后,半夜开始发热、头痛、身痛,体温达39.3℃,既往有前列腺增生,因而出现小便点滴难解。患者之子为中医爱好者,知医通医,次日凌晨5点煎煮绿豆80g、葛根50g予其父灌服,清晨患者体温退至38℃,但到上午热势又起,至39.5℃左右,小便已点滴不出,膀胱膨隆,逐渐烦躁、神志昏糊。

患者之子中午给笔者发短信及微信,又打来电话求助,其短信解释说:"汪医生,我很渴望得到您的帮助,昨晚我与母亲承您药方,服下舒服。但家父自作主张找了其他医生,服后口干烦躁,现在小便解不出,乏力,我想添加您的微信,请您看一下舌象和昨晚医生开的方子,给一些指导。我凌晨煎煮绿豆80g、葛根50g给家父服4次,约400ml,体温降到38℃左右,后又升到39℃以上。早上我又买了些通草给家父煎服,但仍小便解不出。"

见病家危急,笔者当即回电话向病家询问病情。家属微信发来患者面部与舌苔照片,见患者双目紧闭,神情衰惫,舌质红,舌体大,光红无苔,满舌裂纹。脉象方面,患者之子诊脉,电话告知"脉洪大"。

因患者以往常就诊于笔者,对其平日的舌苔脉象十分熟悉,其脉象一般为弦滑有力,舌象平素多为舌质淡白、舌体胖大、苔白厚腻,辨证多为阳虚夹寒湿,常用温阳化湿法起效。而此时忽然现舌质红、光红无苔、裂纹满舌的伤阴舌象,亦令笔者惊讶不已。

急看家属发来的前一晚所服方药照片,处方为桂枝加附子汤加熟地、当归、党参、麻黄、细辛等,其中黑附片用至30g,熟地、党参亦各用至30g。笔者立知问题所在。患者平素确为阳虚,但夹痰湿较重,故以往笔者虽然也给患者用附子,但一分滋腻也不敢用。古人形容附子为一团烈火,走而不守,亦像一匹烈马,该方用附子30g,又用大剂量熟地、当归助长湿邪,湿邪羁绊,附子火性被困,郁而化生火毒,火邪伤及气阴,故致烦躁昏糊,小便不出。遂电话向患者之子口授一方。

辨证:湿热内生,火毒内闭,气阴两伤。

治法:清气透热,辛凉宣通,养阴生津。

处方:白虎加人参汤合桑菊饮加减。

方药如下：

生石膏 60g，知母 15g，苡仁 20g，生晒参 6g，桑叶 8g，菊花 8g，桔梗 8g，连翘 6g，杏仁 8g，甘草 5g，薄荷 6g，芦根 8g。

1 剂，水煎服，一日一剂。

当天中午，家属为患者急煎中药，下午连服两次，热势渐退，小便点滴而出。傍晚又服一次，到晚 10 点过，病情明显好转，体温退至正常，头痛、身痛、烦躁减轻，神志渐清。4 月 2 日晚，患者来笔者门诊面诊，已服 2 剂中药，病情减退，小便难解症状基本缓解，已无发热烦躁，阴伤舌象已消失，舌象恢复如初，舌质淡、舌体胖大、苔白腻。再以三仁汤化湿、宣畅、疏利。后家属咨询西医外科，也经笔者同意，遂带患者行前列腺手术治疗，以绝后患。

按：

本案患者确实本为阳虚，但平素痰湿较重，故现舌质淡白、舌体胖大、苔白厚腻等阳虚舌象，而脉象却弦滑有力。虽需要温阳，却须配伍化湿解郁之品，用药不可滋腻。前医能不惑于弦滑有力之脉，予桂枝加附子汤，绝非庸手。但配伍失当，错用大剂熟地、党参、当归，滋腻碍湿，阻遏气机，附子温阳之力不得疏泄，又用麻黄、细辛加一把火，顿时邪火内炎，气郁、湿郁、痰郁、火郁，搅作一团，无处宣泄，煎熬津液，转现气阴两伤之象。气与湿热火郁，膀胱气机不通，则小便不出。火郁煎熬上焦津液，则舌象转为舌质红、光红无苔、满舌裂纹。火扰清窍，则发热神志昏糊。

《伤寒论》第 26 条云："服桂枝汤，大汗出后，大烦渴不解，脉洪大者，白虎加人参汤主之。"故用白虎加人参汤清热生津，桑菊饮疏利清解，以通表里内外气机。火郁得解，邪火消散，热退身凉，小便通利。配伍桑菊饮，取其辛凉透表、轻清宣通之力，治上焦如羽，非轻不举，用量宜轻。

白虎加人参汤合六一散治疗暑热头痛晕厥

张某，女，50 岁，四川省仁寿县人，2002 年 7 月诊。

发热头痛 1 周，晕厥 1 次。

2002 年 7 月，患者从仁寿县转乘火车经成昆铁路来德昌县，时值暑天热盛，车厢闷热拥挤，下车后便出现发热、头痛、身痛，在德昌县城某诊所输液治疗 1 周不缓解。

入院当天上午在外院门诊输液后,感到更加不适,中午出现高热、剧烈头痛,晕厥1次。遂由亲属背送至德昌县中医医院急诊,转入内科住院,当天笔者值班接诊。刻下症见高热,体温39.5℃,神疲,烦躁,出汗,口渴,头痛如劈,身痛,四肢温暖,面红,无颈项强直。舌红,苔薄白,脉细数。西医予能量合剂补液对症支持治疗。中医方面,考虑暑热伤及气津,投以白虎加人参汤。

辨证:暑热伤及气津。

治法:清暑生津。

处方:白虎加人参汤合六一散加减。

方药如下:

生石膏80g,知母15g,生晒参10g,苡仁30g,生甘草6g,滑石15g,麦冬10g。

1剂,水煎急服。

患者下午服中药后,当即感心中烦躁、口渴解除,到晚上热退身凉,头痛身痛均缓解,安静入睡。住院观察4天,又服竹叶石膏汤合三仁汤2剂,未再发热,无不适,痊愈出院。

按:

《伤寒论》第26条论白虎加人参汤证云:"服桂枝汤,大汗出后,大烦渴不解,脉洪大者,白虎加人参汤主之。"服桂枝汤后,阳明热盛,气津两伤,白虎加人参汤功能清阳明之热、益气生津。第168条又说:"伤寒,若吐、若下后,七八日不解,热结在里,表里俱热,时时恶风,大渴,舌上干燥而烦,欲饮水数升者,白虎加人参汤主之。"白虎加人参汤为阳明里热太盛,气津两伤之主治用方。依准病机,白虎加人参汤又为治疗暑伤气津的常用方剂。

本案患者暑热天气乘火车长途旅行,为暑热所伤,故高热不退,上扰清窍,故头痛如劈,甚而晕厥。暑伤气津,故神疲、烦躁、汗出、口渴。方以白虎加人参汤清热生津,其中重用生石膏,大清暑热之邪。加麦冬增强养阴生津之功,并寓竹叶石膏汤之义。时至雨季,湿邪弥漫,暑热夹湿,故以薏苡仁代替粳米,清热、健脾、利湿。滑石、生甘草为六一散,清暑利湿,为治疗暑热所致发热头痛的常用方剂。

明代缪希雍先生《先醒斋医学广笔记》有验案与此相类,可为印证,兹录于此:"任丘裴在涧弃家逃禅,持戒茹素,遍游五岳,足迹几满天下。偶客金坛,寓西禅寺僧舍,酷暑中坐卧小楼,日持准提咒三千,念佛号三万。忽患头痛如斧劈,身热,发躁,口干,日饮冷水斗余,渴犹未解,自分必死。庄敛之怜其旅病,时过视疾。一日,急走仓头召敛之永诀,以所携书画玩器尽授敛之。泣而言曰,兄其为我收藏,吾死后,切勿用世俗礼葬我,惟以两缸盛吾尸其中,以三尺地埋之耳。敛之涕泗填胸,束手无策。余时将游梁溪阳羡间,敛之命余仆克勤相追。归视其脉,知系受暑,为疏竹叶石膏汤方。敛之如方制药,躬为煎服,不二剂发热口渴俱止,几十剂病始退,旋加健脾药十余帖而安。"

小柴胡汤合温胆汤治疗心悸

柳某,女,58岁,云南省昆明市人,2018年7月1日诊。

心悸4个月,加重2个月。

患者4个月前不明原因出现心慌,当时未到医院诊治,自行于药店购买"稳心颗粒""丹参滴丸"等中成药治疗,无明显缓解。2个月前,病情加重,感心慌、心悸、胸闷,每天发作1次以上,每次短则一分多钟到五六分钟,严重时彻夜不缓解,1个月前曾两次夜间到急诊科住院观察。

半个多月前,患者到昆明市延安医院诊治,住院8天。心电图提示:T波异常(下壁心肌缺血可能),轻度ST段压低。24小时动态心电图提示:室上性异常3次,室性异常37次。超声心动图提示:①升主动脉内径增宽;②二尖瓣、三尖瓣轻度关闭不全;③左心室舒张功能降低。住院期间,西医予口服美托洛尔和曲美他嗪、静滴血塞通等治疗,病情无好转。出院1周余以来,每天仍感心慌、心悸,遂来笔者门诊寻求中医诊治。刻下症见精神状态稍差,面色少华,自诉每天都有心悸、胸闷症状。舌淡红,苔薄白腻,脉弦滑。

辨证:痰扰心神,少阳枢机不利。

治法:调和枢机,化痰宁心。

处方:小柴胡汤合温胆汤加减。

方药如下:

柴胡12g,黄芩10g,法半夏12g,太子参30g,炙甘草6g,枳壳12g,竹茹12g,陈皮12g,茯苓15g,茯神15g,郁金15g,黄芪30g,生龙骨30g,川芎15g,厚朴15g,炙远志12g。

4剂,水煎服,两日一剂。

7月12日复诊:患者诉服中药期间心悸只轻微发作1次,其余均感完全恢复如常。再以上方加生白术15g巩固。

此后患者再诊,诉心悸症状未再发作,以复诊方药加工为丸善后。

按:

笔者曾多次用小柴胡汤合温胆汤治疗心悸,均取得较好的疗效。因笔者过去常用四逆汤、苓桂术甘汤、五苓散、黄芪四君子汤治疗阳虚水饮心悸,疗效颇佳,门诊跟诊学生第一次见笔者用小柴胡汤治疗心悸者,都觉惊奇。《中医内科学》《方剂学》等教材均未言及用小柴胡汤治疗心悸,故学生对用小柴胡汤治此病不熟悉。

本案笔者处方小柴胡汤合温胆汤,全以脉象为依据。患者脉弦滑,病在少阳,因于痰湿。病因中气不足、脾胃内伤,升降失常,水津不布,化生痰湿,痰湿内生,枢机不利,少阳气机不得舒展,扰动心神,而发心悸。其病本虚标实,如果痰邪不去、木气不舒、少阳不调,任凭如何益气养血活血皆不能得效。故应以小柴胡汤斡旋气机,舒展少阳木气,温胆汤清胆化痰理气,清利少阳痰邪,调和上下表里往来枢机,心神方安,心悸得以消退。

且《伤寒论》第96条论及小柴胡汤证,其中明确记载小柴胡汤主治症有"或心下悸、小便不利"。过去解析此条多云乃"邪入少阳,影响三焦水道通调;如水饮停于心下,为心下悸;若兼水停于下,膀胱气化失常,则为小便不利"。此证病因为痰,固然与三焦水饮内停有一定关系。但笔者认为,认识小柴胡汤治疗"心下悸",以枢机不利对待为最佳,不论痰湿、瘀血、外邪、水饮导致少阳枢机不利,诊见弦脉,症见心悸,均可撷取小柴胡汤几味配伍。如此认识,便可以扩大小柴胡汤在临证实践上的应用,充分发挥此方功效。

方中配伍黄芪、太子参,是为治本,补中气之不足。茯神、龙骨安神定悸。川芎、厚朴行气、活血、和中、化湿,以助小柴胡汤与温胆汤舒展气机。

小柴胡汤加减治疗漏下

蒋某,女,33岁,家居云南省昆明市,2017年7月28日诊。

月经淋漓不断1个半月。

患者1个半月前行经后,月经即淋漓不断。7月1日到本市某中医馆就诊,B超提示:①子宫内膜薄;②双侧卵巢多囊样改变。医馆某医予调经止血中药治疗,患者服药半个多月未效。1周前,患者因感冒到昆明市第一人民医院甘美医院门诊输液,后感冒痊愈,但月经依然漏下不断。为求诊治,经他人介绍,从北市区到南市区就诊于笔者。刻下症见月经淋漓不断,量中等偏多,呈咖啡色,有血块,伴有烦躁、乏力等症状。舌淡红,苔薄白,脉沉弦细。

辨证:少阳郁热,瘀血内阻,血不循经。

治法:清热疏利,活血解郁,调经止血。

处方:小柴胡汤加减。

方药如下:

柴胡 15g,炒黄芩 12g,法半夏 12g,党参 15g,炙甘草 6g,香附 15g,川芎 12g、红花 12g,鸡血藤 15g,桃仁 10g,黄芪 15g,防风 12g,荆芥 12g,川牛膝 12g,陈皮 12g,郁金 12g。

2 剂,水煎服,两日一剂。

7月31日复诊:患者诉服药仅1剂,漏下即止,7月30日已经完全干净。继续予以疏肝理气、益气活血调经方药巩固治疗。

按:

本案患者月经淋漓不断1个半月,前医予调经止血药半个月不效。从患者病情特点来看,月经淋漓不断,量中等,非大量;月经颜色呈咖啡色,有血块。明系与瘀血有关,不得一味止血,应活血调经,漏下自停。而漏下1个多月不止,一般医者自然不敢自信,无论如何都要加用些许止血药。但中医辨证论治,当准确把握病机,精准辨证,若见瘀血出血,不得用止血,定要活血祛瘀。

患者同时伴有烦躁、脉弦,说明其肝脉不畅,肝气郁结,气滞血瘀,阻塞胞宫脉道,血液不能归经,加之肝郁化生郁热,迫血妄行,故见漏下不止。又伴乏力,乃出血量多,气随血耗,出现轻度气虚症状。

本病的治疗,首当活血祛瘀,其次疏肝理气,再次益气养血。方中以小柴胡汤加郁金、香附疏肝理气,清肝经之郁热,开肝脉之枢机,枢机得转,血循归经。并用川芎、红花、鸡血藤、郁金、川牛膝等活血祛瘀之品,瘀血去,则血归经。黄芪、党参用量中等偏小,稍以补中以固气血,加陈皮以理中焦。荆芥、防风为一组风药,既能疏肝调肝,又能辛散,以助祛瘀,且亦适用于出血之证,功能祛风止血。

小柴胡汤合定志丸治疗小儿梦魇2年

聂某,女,6岁,原居广东省深圳市,现居云南省昆明市,2018年8月9

日诊。

做噩梦伴呼吸困难 2 年余。

2 年多前的某日,家长让患儿睡午觉,患儿不愿意,家长强迫其睡觉。自此之后,患儿便落下做噩梦病根。2 年来,每晚睡觉做噩梦,梦中惊叫,多会惊醒。白天则经常发作呼吸困难,并诉头痛、脐周腹痛、胃痛、纳差。

之前定居深圳,曾找中西医诊治,皆无疗效。后在广州某中医馆就诊,诊为"心理问题",告之家长没有办法治疗。病情持续 2 年多,家长苦恼不已。因不久前家长工作调动,携患儿到昆明定居,经他人介绍,遂带患儿到笔者门诊诊治。刻下症见面色黄白少华,精神略差。舌淡紫,苔白腻,脉沉弦细滑。

辨证:脾虚夹痰,痰扰心神,少阳枢机不利。

治法:益气健脾,开窍化痰,宁心安神,理气疏肝。

处方:小柴胡汤合定志丸加减。

方药如下:

柴胡 8g,黄芩 6g,法半夏 6g,太子参 20g,炙甘草 5g,菖蒲 8g,炙远志 8g,陈皮 8g,茯神 12g,生龙骨 20g,枳壳 8g,郁金 8g,炒白术 12g,黄芪 15g,苍术 8g,厚朴 8g。

4 剂,水煎服,两日一剂。

8 月 23 日二诊:服上方后,患儿诸症均减,1 周多来已没有噩梦惊醒,呼吸困难亦未发作。继用上方加减 4 剂,水煎服,两日一剂。

9 月 11 日三诊:患儿诸症消失,予六君子汤调理脾胃善后。

2019 年 3 月随访,患儿病情未再发作。

按:

本案患儿每晚噩梦纷纭,梦中惊叫,以至惊醒,白天常发呼吸困难,头痛、腹痛、胃痛。初诊时见患儿面色黄白少华,为脾胃不足;其脉沉弦细滑,为肝脾不调。故治疗以调肝脾为主。其脉滑,梦中惊醒,考虑痰扰心神,故兼以化痰开窍、宁心安神。

方拟小柴胡汤加减,以太子参 20g 易人参,是在小柴胡汤基础上加重益气补脾之力,并加黄芪、炒白术、郁金,成调和肝脾之方。辅以定志丸(太子参、菖蒲、炙远志、茯神)加生龙骨化痰开窍、宁心安神;平胃散合枳壳、法半夏理气和中化痰。诸药合用仅 4 剂,困扰患儿 2 年多之梦魇即消失。

小柴胡汤加龙骨牡蛎治疗失眠

孙某,女,23岁,云南中医药大学学生,2018年9月13日诊。

反复失眠半年,加重4天。

患者半年来不明原因反复失眠,上一次较为严重发作在2018年3月,持续1个月,服中西药才逐渐缓解。此次加重已有4天,曾服镇静催眠西药与中成药柏子养心丸,仍然彻夜不眠,整整4天,虽然困顿不堪,但却昼夜无法入睡,遂求治于笔者。刻下症见神稍差,自言已有4天未曾合眼,无胃胀,伴心烦。舌淡红,苔薄白腻,脉弦细数。

辨证:少阳枢机不利,阴阳不交,心肾不交。

治法:调和枢机,交通阴阳,交通心肾。

处方:小柴胡汤加龙骨牡蛎加减。

方药如下:

柴胡12g,黄芩10g,法半夏12g,党参6g,炙甘草6g,麦冬10g,煅龙骨30g,煅牡蛎30g,茯苓15g,茯神15g,夜交藤30g,丹参15g,炙远志12g,菖蒲12g,黄连5g,肉桂5g,川牛膝15g。

3剂,水煎服,两日一剂。

患者晚10点左右就诊,抓药后当晚回宿舍急煎,服药1次,便安然入睡到第二天早8点多。患者给笔者发来微信感谢:"汪老师,谢谢您,我昨晚睡着了,您开的药真的很厉害,昨晚吃一次就见效了。"4天昼夜不眠,服药1次而解。

按:

患者四天四夜未曾合眼,虽服镇静催眠药,亦通宵不能入睡,为失眠重症,而追溯病史,反复发作已有半年。诊其脉,脉弦细数,故以脉为凭。弦在少阳,少阳枢机不利,阴阳不交而卧不安;弦属肝胆,肝阴血不足而不藏魂,魂不归肝亦睡卧不安。脉细数,是阴虚而阳亢,心肾不交,故卧不能寐。以调和少阳、交通阴阳、交通心肾为治。

方中以小柴胡汤调和少阳,斡旋枢机,升降气机,交通阴阳。再合以煅龙骨、煅牡蛎重镇安魂,潜纳虚阳,为小柴胡汤加龙骨牡蛎之加减法。舌薄白腻,虑其中焦有湿,胃不和则卧不安,故以茯苓合法半夏以去中焦之湿。茯苓、茯神同用安神,夜交藤交通阴阳而安神,菖蒲、炙远志化痰开窍而安神。

《难经》四十六难云:"老人卧而不寐,少壮寐而不寤者,何也?然:经言少壮者,血气盛,肌肉滑,气道通,营卫之行不失于常,故昼日精,夜不寤也。老人血气衰,肌肉不滑,营卫之道涩,故昼日不能精,夜不得寐也。故知老人不得寐也。"治疗失眠需通利营卫之道,故用丹参、川牛膝活血之品,丹参活血而养血,川牛膝活血而引虚火下行,以利神魂潜藏之性。

治不寐又需交通心肾。所谓心肾相交,乃肾阳气化肾水,肾水上济心阴,心阴充盛而抑上炎之心火,心火下降以温暖肾水,如此为心肾水火相交之循环。故处方中配伍交泰丸,肉桂以温肾阳,气化肾水上腾;黄连抑上炎之心火,以养心阴。并加麦冬清心养阴安神。三品合用以交心肾,交通少阴之枢。

以上诸品,意在交通阴阳、水火、心肾,调和少阳、少阴之枢。阴阳神魂往来无碍而得寐,1剂见效。

小柴胡汤加桂枝干姜龙骨牡蛎治疗心悸失眠胆怯

张某,男,35岁,云南省曲靖市人,2017年12月29日诊。

受惊吓后失眠、胆怯2个月余。

患者之前在广东省深圳市上班,2个多月前的某日外出办事,在路上行走,不料遇到有人跳楼自杀,坠楼者摔死在患者面前不远处。目睹惨状,患者受惊吓过度,此后便出现心悸、失眠。每晚只能朦朦胧胧入睡片刻,且胆小怕黑,晚上睡觉一闭眼便感觉所目睹的死者黑影站在房间角落处,立时惊醒。心悸常发,胸胁不适。

患者曾到医院行心电图等检查均未发现异常,口服天王补心丸等治疗无效。又找中医诊治,服酸枣仁汤、温胆汤亦无效。症状持续2个多月,每夜无法安睡,状态最好时也只能浅睡不到5小时,常彻夜难眠,不敢关灯睡觉,关灯便能感觉到角落有黑影。胆怯,心悸,失眠,已无法正常上班,故辞去深圳的工作,回云南调治身心。经他人介绍,到医馆找笔者就诊。刻下症见精神差,面色少华,目眶微青黑,双眉紧锁,满面愁云。回忆当日目睹死者跳楼自杀情形时,仍感惊惶。舌淡,苔白腻,脉弦细滑。

辨证:胆郁痰扰,心虚胆怯,心神不安。

治法:和解少阳,化痰宁心,安神定悸。

处方:小柴胡汤加桂枝干姜龙骨牡蛎加减。

方药如下：

柴胡 15g，黄芩 10g，党参 15g，炙甘草 6g，生龙骨 30g，生牡蛎 30g，干姜 15g，桂枝 15g，炙远志 12g，菖蒲 12g，苍术 15g，茯神 20g，茯苓 15g，炒白术 15g，香附 15g，夜交藤 30g。

4 剂，水煎服，两日一剂。

处方后，患者尚感焦虑，拿到处方后犹疑不去。笔者宽慰患者说："放心，方中开有龙骨、菖蒲、苍术等，这些药都是古代常用辟邪药，服药后只管放心大胆睡觉。"

1 周后，患者复诊，诉诸症大为减轻。胸胁不适症状已消失，心悸胆怯缓解，晚上亦能睡 7 小时，近几日晚上睡觉只偶尔能看见黑影，怕黑较前减轻。续以上方加减，服中药近 10 剂，疾病痊愈，以安神定志丸加减善后。

按：

本案患者为受惊吓所致，惊则气乱，气机扰动，痰扰心神，心神不安，故感惊惶，每晚心悸、失眠、惊醒，闭目即见黑影。苔白腻而脉弦细滑，为少阳痰湿扰动之象。因惊则气乱，脉现弦象，故以小柴胡汤加香附斡旋疏导气机，和解枢机，交通阴阳。

面色少华、目眶青黑、舌淡、苔白腻、脉细，有阳虚不足、阴寒内生之象，故于小柴胡汤中加干姜、桂枝两味，变小柴胡汤清解为温解，且党参、炒白术、炙甘草之配伍，有理中汤、桂枝人参汤之义，可温中健脾，以祛阴邪。生龙骨、生牡蛎重镇安魂，菖蒲、炙远志安神开窍，茯神、茯苓宁心安神，夜交藤交通阴阳以安神，配伍苍术以燥湿化湿。

处方之后，患者疑虑，故宽慰患者，告知龙骨、菖蒲、苍术等药有辟邪之功。一方面，所用诸药，古人确实视为灵异辟邪之药，结合患者病史，笔者故有此考虑；另一方面，宽慰患者，以增强其信心。

葛根芩连汤合小柴胡汤治疗里急后重便血

郭某，女，78 岁，云南省昆明市人，2017 年 7 月 4 日诊。

里急后重、便血 1 周余。

患者 1 周余前无明显诱因出现大便难解，伴排便不净感。每解大便时，都自觉肛门紧绷，里急后重，虚坐努责，用尽全身力气排便，直至全身发抖而恶寒寒战，自觉肛门外翻，也只能勉强解出一点大便。每天随时都有便意，一天可如厕 10 余次,但大便难出,因排便用力过度,大便时带少量鲜血。

曾到社区医院输液,并口服消炎药治疗,均无效。病情已持续 1 周余,每天解大便都痛苦不堪,甚至如厕心生惧意。为求治疗,遂来笔者门诊。刻下症见表情痛苦,神情疲惫,精神差。舌红,苔微黄厚腻,脉弦细滑。

辨证:脾虚夹湿,肠道湿热阻滞,腑气不通。

治法:清热化湿,理气导滞。

处方:葛根芩连汤合小柴胡汤加减。

方药如下:

葛根 15g,黄连 6g,黄芩 10g,藿香 12g,佩兰 12g,法半夏 12g,柴胡 12g,太子参 30g,炒白术 15g,广木香 15g,白蔻 12g,枳壳 12g,厚朴 15g,陈皮 12g,猪苓 12g,炙甘草 15g。

3 剂,水煎服,一日半一剂。

7 月 9 日复诊:患者诉服上方 1 剂病情即缓解,现大便已正常,每日一次,里急后重、虚坐努责症状消失。

按:

本案患者年近八旬,年老脾胃虚弱,发病又正值夏日雨季,湿气氤氲,外感湿邪,饮食不调,导致湿热阻滞肠道,腑气不通,故里急后重、虚坐努责、大便下血。

方用葛根芩连汤为主方,黄芩、黄连清脾胃肠道湿热,葛根解表升阳除湿、阖阳明而祛邪气。其脉弦,枢机不利,表里同病,合用小柴胡汤加减(柴胡、黄芩、太子参、法半夏、炙甘草),清解表里、调和枢机。神疲,脉细,为中气不足,以太子参、炒白术补脾益气。舌苔微黄厚腻,湿邪较盛,时为暑月,故用藿香、佩兰清暑化湿,白蔻化湿和中,猪苓利水渗湿。湿热壅滞肠道,气机不利,故用广木香、厚朴、枳壳、陈皮行气导滞。广木香与黄连共成香连丸之义;厚朴、枳壳取自大小承气汤,行气而通利腑气。诸药合用,湿热去,腑气通,病情得以缓解。

半夏泻心汤加减治疗盗汗

宋某,女,61 岁,云南省昆明市人,2017 年 6 月 26 日诊。

盗汗、腹胀 4 个月。

患者 4 个月前无明显诱因出现盗汗。每天晚上睡着即全身出汗,盗汗严重,汗出如洗,可湿透睡衣及被褥。同时,每天下午 3 点以后便出现腹胀,一直持续到夜间,腹胀重则盗汗加重。另伴有口苦。4个月来,求治于中西医,并无效果。经他人介绍,来笔者门诊求治。舌质淡,苔白腻,脉沉弦细,右手寸关之间略浮滑。

辨证:脾阳虚夹湿,肝脾不调,湿郁化热,寒热错杂。

治法:调和肝脾,补脾化湿,寒热平调。

处方:半夏泻心汤加减。

方药如下:

法半夏12g,黄连6g,黄芩8g,干姜15g,大枣10g,炙甘草6g,太子参30g,柴胡12g,黄芪30g,炒白术15g,苍术15g,郁金15g,枳壳12g,厚朴15g,广木香15g,藿香12g,夜交藤30g。

3剂,水煎服,两日一剂。

7月3日复诊:患者诉盗汗已经停止,每日下午腹胀症状亦已消失。以小柴胡汤加龙骨牡蛎巩固治疗。

按:

盗汗一般多以阴虚论治,甚至不加辨证,形成"盗汗属阴虚,自汗属气虚"的偏颇认识,而临床实际并非如此。本案患者盗汗已有4个月,汗出如洗,可湿透睡衣及被褥,症状不可谓不重。而同时伴有每天下午发作腹胀,说明脾胃不和。其舌质淡,苔白腻,脉沉弦细,右寸关间浮滑,可见脾阳虚夹湿、肝脾不调征象。脾阳虚夹湿,湿郁化热,寒热错杂。气虚不固,郁热蒸迫,故见盗汗。寒热错杂,脾虚夹湿,肝脾不和,故见腹胀。下午腹胀发作,为湿邪内郁、阳气不升所致。故方用半夏泻心汤加减。

《伤寒论》第149条论半夏泻心汤证云:"伤寒五六日,呕而发热者,柴胡汤证具,而以他药下之,柴胡证仍在者,复与柴胡汤。此虽已下之,不为逆,必蒸蒸而振,却发热汗出而解。若心下满而硬痛者,此为结胸也,大陷胸汤主之。但满而不痛者,此为痞,柴胡不中与之,宜半夏泻心汤。"传统上,半夏泻心汤是治疗痞证名方,本非治疗汗证主方。但笔者选用此方,一是患者有寒热错杂、肝脾不调之病机,二是有腹满腹胀的症状。

方中以半夏泻心汤调和肝脾、平调寒热。其中,半夏交通阴阳表里,调和枢机;黄芩、黄连清解郁热;干姜、太子参、大枣、炙甘草温中健脾。加黄芪、炒白术加强补脾益气之功,苍术、厚朴、枳壳、藿香、广木香理气和中化湿,郁金解郁,夜交藤交通阴阳而敛汗。加柴胡而隐含小柴胡汤之义,调和枢机,清解郁热。

半夏泻心汤加减治疗畏寒

李某,男,55岁,云南开放大学教师,2017年8月12日诊。

畏寒怕冷伴自汗、头晕、恶心2个月余。

2个多月前的某日,患者乘校车前往呈贡校区上课。当日校车空调设定温度较低,患者吹冷气后便出现畏寒怕冷,症状逐渐加重。且每日下午出现自汗、头晕、头痛、恶心、胃胀。自汗症状较重,汗出如水似洗,可打湿贴身衣物及被褥。头晕、头痛亦每日发作,乃至不敢轻易出门。恶心、胃胀则影响纳食。最严重的症状乃是畏寒怕冷,虽时值夏日,也要着两件毛衣、一件军大衣及两条秋裤,尚手脚冰凉,每天开暖气,坐守取暖。

曾于他医处服"附子方""玉屏风散""桂枝汤""小柴胡汤""桂枝加附子汤"等处方,其中附子曾用较大剂量至数十克,服附子一度可缓解一两天,但稍缓而旋重。又服玉屏风散合桂枝汤,畏寒怕冷、自汗、头晕、恶心等症反而加重。

患者爱人乃本校同事,8月12日晚,致电笔者寻求帮助。发来舌苔照片两张,见其舌前部质红少苔,而舌中后部苔厚腻微黄。

辨证:表郁不解,湿邪中阻,寒热错杂。

治法:健脾化湿,调和中焦,疏利气机。

处方:半夏泻心汤加减。

方药如下:

法半夏12g,干姜15g,黄芩12g,黄连6g,太子参30g,柴胡12g,白蔻12g,厚朴15g,藿香12g,炒白术15g,茯苓20g,郁金15g,泽泻20g,桂枝15g,炙甘草6g。

2剂,水煎服,两日一剂。

患者当晚到药房抓药,连夜急煎,夜服1次。翌日起床,诸症减轻,头晕、恶心、胃胀等症状消失,畏寒、自汗明显减轻。一服而效,患者向家人惊叹说此方竟然如此神奇,下午便欣喜地打电话告知笔者。

后以小柴胡汤、荆防败毒散、平胃散等加减,间断调治2个月,逐渐痊愈。

按:

本案患者以畏寒怕冷为主症,虽暑天亦着冬衣向火,又有自汗,汗出如洗,且有恶心、胃胀,极易辨为阳虚、脾胃虚寒之证,故之前所服之"附子方""玉屏风散""桂枝汤""桂枝加附子汤"等,均为温阳益气之方。但温阳杂投,而畏寒症状反却加重,可见附子、黄芪、桂枝诸方,非其治也。

追溯病因,乃由2个多月前坐车吹冷气所起,初起应为表证,治当宣散。而因失治,邪陷于里,寒邪入里而畏寒怕冷。又误投附子、黄芪等诸多温补之品,愈加阻碍表里气机。表卫不解,而邪郁于内,化生湿热,更加困阻阳气,阳气不伸,畏寒增剧。湿困清阳,故每日下午自感头晕头痛。湿邪碍脾,脾胃失和,则见恶心。寒热错杂,湿热蒸迫,故见汗出如水。

方拟半夏泻心汤加减,调和中焦,调和寒热,调和表里,健脾化湿,疏利气机。气机流通,一服见效。方中半夏,所谓"五月半夏生",善引阳入阴、引阴入阳,交通阴阳,为和解阴阳、表里、寒热、中焦之要药。干姜、太子参、炒白术、茯苓、炙甘草,为四君子汤加干姜,亦可说是理中汤加茯苓,以此补中健脾。加白蔻、厚朴、藿香,化湿和中理气。黄芩、黄连、干姜配伍,辛开苦降,以通解中焦湿热。柴胡、黄芩,一升一降,化入小柴胡汤方,和解表里枢机,以疏利气机。又有桂枝、茯苓、炒白术、炙甘草、泽泻,为苓桂术甘汤加泽泻,以温化利湿。诸药合用,乃化湿疏利之和法也。

临证看病,往往一见畏寒,不假思索,即投附子。但实际上,有很大一部分畏寒怕冷者却与阳虚无关,多为湿郁,误投温补,为附子所误。笔者临床,诊治过较多畏寒者,诚然用附子而取良效者甚多,但也见过不少并不适合用附子的患者,所以必当审慎。

笔者曾遇到过一中年女性患者,畏寒怕冷4年余,其间服附子无数,甚有医者为其处方,重用附子至上百克,且一服便是一年,间或症状减轻,但不久又畏寒如故,一拖4年。后路过笔者诊室,见笔者诊室门口求治者甚众,故抱着试一试的心态,挂号求治。笔者为其诊脉,其脉弦滑数,正色嘱其不可再服附子,而应该用大柴胡汤之类清热泻下方。当时,患者及其家属狐疑不信,一再要求笔者也开个附子方。笔者苦口婆心加以劝说,并为她计算说:"4年来你已服用附子将近一百斤,为何病情不解?"患者则分辩说2年前服每剂70g附子之方,一度缓解半年,只是半年后复发,再服无效而已。其家属在侧,更露怀疑不屑之神色。病家已无最基本之信任,笔者遂知已不可为,不再劝说,处大柴胡汤一首交予患者,最后嘱患者日后不可再服附子。患者及家属口中虽应,但狐疑不信,说只要2剂,获方离去后未在门诊药房抓药,其后亦未来复诊。患者及家属心有定见,为附子所误而不自知,不信医者之言,故不可为也。

金元名医朱丹溪有类似一案,可供参阅。《丹溪翁传》载:"天台周进士病恶寒,虽暑亦必以绵蒙其首,服附子数百,增剧。翁诊之,脉滑而数,即告曰:'此热甚而反寒也。'乃以辛凉之剂,吐痰一升许,而蒙首之绵减半;仍用防风通圣饮之,愈。周固喜甚,翁曰:'病愈后须淡食以养胃,内观以养神,则水可生,火可降;否则,附毒必发,殆不可救。'彼不能然,后告疽发背死。"患者亦为附子所误。

理中汤合三仁汤治疗低热 1 年

刘某,男,42 岁,云南省曲靖市人,2014 年 9 月 25 日诊。

发热 1 年余,加重 3 个月。

患者发热已有 1 年余,曾就诊于省级三甲医院,行各种相关检查也未查出病因,治疗亦无效,且逐渐加重。近 3 个月来,每日下午到傍晚发热症状加重,伴轻微恶寒,体温 37~38℃,发热时但觉全身无力。患者有一朋友为云南省中医医院医师,为笔者同事。经该医师介绍,患者于 9 月 25 日晚来笔者门诊求治。

刻下症见精神较差,神疲乏力,面色青灰晦暗,伴轻微恶寒,发热每天下午到傍晚加重。舌质淡,苔薄白腻,脉沉弦细滑而无力。

辨证:气虚发热,湿邪内蕴,阴火郁生。

治法:温补脾阳,化湿解郁。

处方:理中汤合三仁汤加减。

方药如下:

干姜 15g,生麻黄 8g,党参 20g,炒白术 15g,茯苓 20g,柴胡 15g,桂枝 15g,杏仁 12g,苡仁 30g,白蔻 12g,法半夏 12g,厚朴 15g,滑石 8g,青蒿 12g,桔梗 12g,炙甘草 6g。

2 剂,水煎服,一日半一剂。

9 月 28 日复诊:患者惊喜告知,服完上方 1 剂,翌日晚即已退热,而后未再发热。困扰 1 年余的发热已退,患者的面色也明亮了许多。以补中益气汤、理中汤等 6 剂加减善后,即告痊愈。

按:

本案患者发热 1 年余,加重 3 个月,多方诊治无效,在临床上确为疑难病证。病虽疑难,但必然有其病因病机。临证之时,不管病情多严重或多疑难、复杂,只需针对病因病机辨证施治,若切合病机,必然收功。

本案患者显然为虚性发热,由于病情日久,伤及脾胃,并夹湿邪而已。

若不加辨证,中医给予清热、西医给予消炎,恐怕非但不能退热,反而更伤脾胃,困阻邪气,治愈更加无望,这也是患者之前多方求治无效的主要原因。

笔者根据患者病机根本,虽见发热,亦投干姜诸品,予理中汤合三仁汤加减,将三仁汤方中寒凉之味或删或减。以理中汤加茯苓温中理脾,以三仁汤去通草、竹叶化湿宣畅,以麻黄汤、桔梗等透邪,以柴胡、桂枝、青蒿鳖转利枢机,故1剂退热、2剂而安。中医治疗慢性发热当谨守病机、辨证论治,只要紧扣病因病机,即可见效。

理中汤合沙参麦冬二至二精汤加减治疗不孕

唐某,女,40岁,云南省昆明市人,现居加拿大多伦多,2013年11月诊。
婚后不孕5年。

患者本为昆明市人,多年前移居加拿大,现居加拿大多伦多,丈夫为加拿大人、多伦多大学教授。结婚已有5年,但一直未孕,在加拿大久治不愈,深为苦恼,犹豫是否做试管婴儿。2013年11月回国探亲,有近1个月假期。患者父亲为云南师范大学退休俄语教授,亦常就诊于笔者,经其父母推荐,遂来笔者门诊调治。

刻下症见面色少华,神疲乏力,精神稍差。自述深知年已40,不敢奢求一定能有子女,但亦抱有一线希望,或许有奇迹发生,不管是否能够治疗此症,亦愿调理身体尝试。笔者考虑其肺脾气虚,故以理中汤、玉屏风散、沙参麦冬汤等方加减调治,患者连服3周,共9剂中药,感觉身体情况转佳,愿意继续服药。

后因假期将满,要返回加拿大,希望带中药回加拿大继续服用。但乘飞机携带中药饮片难以过关,经商议之后,决定将中药加工打成细粉,包装好带回加拿大。诊其舌脉,舌淡,苔薄白,脉沉弦细。

辨证:肾精不足,气血两亏,气滞血瘀。

治法:补肾填精,阴阳并补,以阳运阴,益气养血,理气活血调经。

处方:理中汤合沙参麦冬二至二精汤加减。

方药如下:

干姜50g,党参80g,炒白术60g,炙甘草20g,黄芪80g,北沙参60g,麦冬50g,玉竹60g,黄精80g,枸杞50g,桑椹60g,女贞子50g,墨旱莲60g,淫羊藿60g,巴戟天60g,制首乌60g,益母草60g,鸡血藤50g,川芎40g,丹参50g,广木香60g,香附60g。

1剂,打细粉,温开水冲服,一日三次,每次一小汤匙(3~5g)。

2013年11月底,患者带中药散剂回加拿大。

2014年4月,患者在昆明工作的堂弟唐某突然携红酒来到笔者门诊,替患者道谢。述患者回加拿大后一直坚持服用中药散剂,连服3个多月至服完所有药散,便自觉有孕,遂到医院检查,果然已怀孕。后患者于2014年底产下一女婴。患者在昆明的父母多次来门诊道谢,告诉笔者说,此事在加拿大多伦多患者所在的社区,引起了小范围的轰动,当地人皆说:"没有想到中国的传统医药,果然有神奇之处!"2017年,患者曾经归国,携带其女儿照片来笔者门诊致谢。

按:

本案所用之方气血阴阳并补。补气之品为党参、炒白术、黄芪;补血之品为枸杞、制首乌、鸡血藤、丹参,并以黄芪益气生血;养阴之品为北沙参、麦冬、玉竹、黄精、枸杞、桑椹、女贞子、墨旱莲;温阳之品为干姜、淫羊藿、巴戟天。除以上补益气血阴阳之品,还配伍活血之益母草、鸡血藤、川芎、丹参,行气之木香、香附,活血行气,使补而不滞。

温阳益气之中,以理中汤温后天之本,以巴戟天、淫羊藿温先天之本,温补脾肾。水火同出命门,命门流出一身之元阴元阳,水火同源,元阴元阳流出之后,元阳推行元阴,元阳气化而充元气,元气足而生阴血,滋养周身。元阴元阳即真阴真阳,元气即真气。故一身之活者,全在气化之行。阴与阳,如同水与火,如张景岳所言,水属阴而火属阳,凡水之所以产生、之所以生物、之所以化气,均有赖于阳气的作用,生化之权,皆由阳气。故在大队滋阴精、补精血的基础上,先以巴戟天、淫羊藿两味温命门元阳,以气化元阴,推行精血滋养周身。再以理中汤升脾胃之清阳,且合木香健运脾胃,以运阴药。笔者以此为"以阳运阴"之法,亦乃张景岳先生"阳中求阴"之义,阴得阳升而泉源不绝。

益阴养血之中,亦分上、中、下三焦并补,北沙参、麦冬、玉竹等乃仿沙参麦冬汤之义,补肺金之阴,金能生水,肺阴足而肾水生,为笔者经验之法。黄精一味,肺脾之阴并补,气阴双补,坐镇中焦,合理中汤交通中气往来之阴阳。桑椹、女贞子、墨旱莲、制首乌、枸杞则补下焦肝肾阴血、阴精。再合以丹参、益母草、鸡血藤、川芎活血养血。笔者此自拟方名沙参麦冬二至二精汤,以补肺、脾、肾三脏阴精阴血,用于不孕、闭经、月经量少患者,与理中汤配伍,屡显奇效。方由北沙参、麦冬、玉竹、女贞子、墨旱莲、黄精、枸杞、桑椹、制首乌、丹参、益母草、鸡血藤、川芎组成。

诸药合用，滋补阴精阴血，阴精阴血充足有助于胎孕，又温补脾肾，脾肾升清气化则敷布阴精阴血，五脏得以滋养，又以活血之品通冲任，五脏元真通畅、冲任二脉冲和而受孕。

附子理中汤合逍遥散治疗绝谷不食

赵某，女，56 岁，四川省德昌县人，1998 年 7 月诊。

绝谷不食 5 天。

患者为笔者中学同学之母，家住德昌县西郊农村。1998 年夏，全国降雨量较大，长江流域泛发洪水，德昌县也多洪涝之灾。5 天前，患者于傍晚冒雨下地劳动，回家后即感食欲不振，不思饮食。翌日就诊于县中某医，予中药 2 剂，服后无效。病情渐渐加重，以至饮食难进，数日来只能饮少量米汤，乏力思睡，不起于床。

同学来我家相邀，请求为其母亲诊病。笔者当时放暑假从成都回家，习医不过 1 年，功夫虽尚浅薄，但同窗相邀，便欣然前往。随同学穿过县城，至其家中，同学请吾在东厢厨房饭厅少待，自己则到西厢卧房扶其母亲起床就诊。少顷，同学扶其母缓缓而至，落座对面，就一小方桌而诊。

刻下症见行动迟缓，面色萎黄无华，语低声微，少气懒言，时时太息。患者一句一顿，挣扎费力，倾诉病情，悲诉家中经济困难，丈夫外出打工，女儿则在外地读书，家中生计全落在自己一人身上。5 天前冒雨下地，淋雨之后便落下此病，服中药 2 剂无效，几乎绝谷，每天只能饮米汤小碗，眼看不起于床。患者倾诉之时，同学则拿来前医所开中药药渣，见有西洋参、麦冬、石斛、麦芽、白蔻之类，似清暑益气汤化裁之方。揣摩前医思路，可能考虑时值盛夏，辨为暑伤气阴之证，故以此方加减。然服药无效，显然思路有误。

诊其舌，见舌体瘦小，舌质绛红，苔则为薄薄一层干黑苔，质干少津，犹如舌面之上撒上一层焦黑炭粉。笔者时方 19 岁，正于成都中医药大学习医之初，刚学完大学一年级课程，故当时亦惶惑不已。依所学教材所言，"黑苔主里寒或里热重证"，"苔焦黑干燥，不论病起外感或内伤，均为热极津枯之证"；教材又言，绛红舌有三因，"邪热亢盛，气血沸涌"，"热入营血，耗伤营阴"，"阴虚水涸，虚火上炎"。若以此来看，前医用清暑益气汤方向不错，为何不仅无效，反而病情加重？

再诊其脉，双手冰凉。诊其右脉，轻取、中取皆不应，重取推筋至骨仅得微弱脉动,按之欲绝,微细无力。诊其左脉,轻取而得,但弦细如蛛丝,且兼迟缓,如琴弦将断,稍以中取,脉瞬时消失不见。此为正气大衰,有脱证之险。

以其舌言,当为阴虚津涸;以其脉言,当为阳虚将脱。舌脉不符,何去何从? 笔者思索良久,结合四诊,恍然大悟,决定以脉为凭。

辨证:肝郁脾虚,湿缚阳气,中阳受损,虚阳浮越。

治法:温阳益气,疏肝健脾。

处方:附子理中汤合逍遥散加减。

方药如下:

制附片15g(另包,先煎40分钟),干姜12g,红参15g,炒白术15g,茯苓15g,葛根15g,白芍12g,当归12g,柴胡12g,肉桂10g,砂仁10g,薄荷6g,炙甘草6g。

3剂,水煎服,一日半一剂。

5日后,笔者前往探视患者。还未走到同学家,路上便遇一妇女迎面而来,远远招呼笔者名字,走近一看,原来正是同学之母。自诉服中药后,病情很快好转,第二日开始饮食渐渐增加,第三日基本恢复正常,精神好转,正打算上街购物,不想刚出门就遇到笔者前来探望。患者言语间欢喜不已,满面春风,精神状态与5日前判若云泥。路边查其舌脉,皆已恢复,舌淡紫,苔薄白腻,脉弦细。遂治愈。至此之后,笔者于寒热疑似证方渐开悟。

按:

本案辨治有两难。

第一难,发病在夏月,故前医辨证为暑邪伤气。清暑之剂,以清代王孟英之清暑益气汤最为有名。但王氏清暑益气汤主治暑热伤及气津,药多寒凉,脾虚阳虚不可用。前医误投王孟英清暑益气汤,伤及脾阳,遂病情加重。实际上,正本清源而言,比王孟英早约600年,金代李东垣的清暑益气汤方为正方。东垣清暑益气汤由黄芪、苍术、升麻、人参、神曲、橘皮、白术、麦冬、当归身、炙甘草、青皮、黄柏组成,健脾燥湿为优。前医若投东垣清暑益气汤,尚不至此。

第二难,舌象最难。患者舌质绛红,苔干黑如炭粉,乏津。从舌象来看,确实是阴津受损之征,故前医以西洋参、麦冬、石斛养阴。但中医辨证当四诊合参,而舌象多假象,尤其需要仔细诊察证候。结合望诊、切诊及乏力思睡等症状来看,当为中阳大亏、阳虚欲脱之证,但舌绛红、苔干黑如何解释? 笔者当时思索良久,所思即此。患者本为阳虚,脾阳不足,胃气受损,有渐脱之势。然舌虽现假象,但脉象却能提供阳衰之征象。《伤寒论》云:"脉萦萦如蜘蛛丝者,阳气衰也。"阳气虚极，虚阳上浮，煎迫上焦津液，上焦津液受损，故舌象见阴津亏损之征，此为东垣所云"阴火"。但此时绝不可养阴生津，否则重损虚阳，雪上加霜。治疗当温补中阳，阳气足则虚阳潜纳，回敛于中下焦，气化蒸腾水液，则上焦津液充足，舌象自解。可见，以苔质润不润来辨别黑苔之寒热，尚值得商榷。

患者家境清寒，丈夫远行，忧思过度，思虑伤脾，脾土气结，日久肝郁脾虚，故平素即应为脾虚之证。当夏月辛苦劳役，又为雨水所伤，复感寒湿阴邪，遂中伤脾阳。本当健脾燥湿，疏肝解郁，不料又误投寒凉，脾阳更伤。中阳受遏，气化不行，津液不运，上不承津，虚阳浮越，灼伤上焦阴津，故舌现阴虚假象。正如《脾胃论》所云："胃既受病，不能滋养，故六腑之气已绝，致阳道不行，阴火上行。……脾胃既为阴火所乘，谷气闭塞而下流，即清气不升，九窍为之不利。胃之一腑病，则十二经元气皆不足也。气少则津液不行，津液不行则血亏。"

故治疗以附子理中汤与逍遥散合方。附子理中汤温补脾肾之阳，祛寒湿、通阳气，阳气足则回，阳回则正安。逍遥散疏肝木、补脾土。两方合用，使中阳得运，气津得敷，故病可愈。方中加肉桂，为增温阳之力，更添回阳之功。加砂仁，既可健脾化湿，又可收纳元气。

 附记：

2016 年 4 月，笔者曾在某微信平台授课，全国不少同行、学生加了笔者微信。2017 年 10 月某日，山东中医药大学一刘姓学生发来微信问："课本上说，黑苔见于热极或寒盛。我觉得矛盾。为什么热极和寒盛都可见黑苔呢？请教了很多人，都不知道怎么解释。"笔者答曰："黑苔病机可见三点。热极熏蒸为黑苔；寒邪、湿邪郁热为黑苔；寒盛，阴盛格阳，虚阳浮越于上焦，为黑苔。烤黑了！第一点为真热，第二点、第三点为假热。"黑苔所见，类似于火烤物而焦黑。但火当分实火、虚火与郁火，实火可泻，虚火当补，郁火当散；又分阳火、阴火，阴火不可清降；热分真热、假热，假热不可清热。本例医案便可以说明寒盛格阳之黑苔。

附子理中汤合柴芩平胃散治疗胃痛口苦

但某，女，62 岁，云南省昆明市人，2017 年 5 月 26 日诊。
反复胃痛 4 年，复发加重伴口苦半个月。

患者既往有胃病病史,4年来胃痛反复发作,诊为"慢性胃炎""胃黏膜增生""十二指肠溃疡",4年前曾行"胃黏膜增生切除术"。此次胃痛复发,加重半个多月,服用多种药物无效,遂来笔者门诊求治。刻下症见胃脘胀痛,伴口苦、口干。舌淡紫,苔白厚腻,脉沉弦细。

辨证:脾阳虚夹湿,胆胃不和。

治法:温补脾阳、化湿和胃,调和胆胃。

处方:附子理中汤合柴芩平胃散加减。

方药如下:

制附片15g(另包,先煎45分钟),干姜15g,太子参30g,炒白术20g,茯苓20g,炙甘草6g,柴胡12g,黄芩10g,厚朴15g,陈皮12g,苍术15g,郁金15g,香附15g,黄连5g,广木香15g,枳壳12g。

4剂,水煎服,两日一剂。

6月9日复诊:患者诉服药后胃痛缓解,口苦口干减轻,舌淡紫,苔白腻较前已经消退大半,脉沉弦细。再以上方加减,去香附、黄连、苍术,加桂枝15g、猪苓10g、泽泻15g。

7月13日,患者来门诊调理身体,诉胃痛、口干、口苦等症状已经完全缓解。

按:

本案患者胃痛日久,复发加重半个月,从舌苔脉象来看,属脾阳虚夹湿,故用附子理中汤加茯苓温补脾阳。其胃痛多属虚痛、寒痛,脾阳得温、脾胃得补,胃痛方能缓解。加苍术、厚朴、陈皮,合炙甘草,即为平胃散,化湿和胃调中;广木香、枳壳、厚朴行气消胀止痛。患者除胃痛外,还伴有口苦。《伤寒论》第263条云:"少阳之为病,口苦,咽干,目眩也。"口苦系胆胃不和,故加柴胡、黄芩,取小柴胡汤之义,以和解胆胃,并加郁金、香附、黄连以疏肝利胆、清解郁热、调和胆胃、理气止痛。

附子五苓散合荆防败毒散加减治疗淋证

张某,女,46岁,云南省禄劝县人,彝族,2014年8月31日诊。

小便灼热疼痛、腰痛1年,加重3个月。

患者1年前不明原因出现小便灼热,伴有腰痛,在当地间断治疗,病情逐渐加重。近3个月来,小便频数,排尿时有烧灼感,热痛剧烈直入腹中,不堪忍受。甚至坐他人坐过的热板凳,或在太阳光下感受到地面反射的热气,便立时感觉一股热气直冲小腹、上冲胸中,急欲晕倒,灼热疼痛时行走困难。曾就诊于成都军区昆明总医院,行尿常规等检查均未见异常,间断住院及门诊治疗 3 个月,使用过大量抗生素和清热利湿中成药治疗无效,病情加重,痛苦难堪。患者亲属在昆明工作,经他人介绍,带患者到笔者门诊求治。

患者由其亲属扶入诊室,本欲坐下,但看着凳子犹豫数秒方敢坐下,解释说不敢坐有热气的凳子,若热气上冲时急欲晕倒。刻下症见表情痛苦,尿道、膀胱、小腹灼热犹如火烧,小便淡黄,排尿时热痛剧烈,腰痛,坐立不安。舌淡红,苔微黄腻,脉沉细无力。

辨证:太阳蓄水,阳虚夹湿,郁而化热。

治法:温阳化气行水,辛散解郁除湿。

处方:附子五苓散合荆防败毒散加减。

方药如下:

制附片 15g(另包,先煎 45 分钟),桂枝 15g,茯苓 20g,泽泻 20g,炒白术 15g,猪苓 10g,荆芥 12g,防风 12g,桔梗 12g,川芎 15g,羌活 12g,独活 12g,柴胡 12g,前胡 12g,枳壳 12g,川牛膝 15g,郁金 12g,瞿麦 15g,炙甘草 6g。

3 剂,水煎服,两日一剂。

9 月 7 日二诊:患者诉腰痛等症状好转,小便灼痛减轻,顿生治病信心。续予上方加减 9 剂。

10 月 21 日三诊:患者诸症大减,1 个月内仅出现过 1 次尿频、灼热、腰痛。方拟附子五苓散合四妙丸加减善后。遂告治愈。

其后 4 年,患者病情稳定,偶有一次小发作,即嘱其亲属来笔者门诊开中药寄去服用。笔者开予四逆汤、五苓散、小柴胡汤诸方加减,患者服中药后即缓解。

按:

此例医案,门诊跟诊学生李邦源同学亲眼目睹,当时李邦源同学在其微信朋友圈分享笔者此案说:"老师这样牛的医案,必须得详细写一笔。中医真是不停地在创造奇迹!"他详细记录了笔者诊治患者的过程。因于此,有赖于李邦源同学的记录,近 4 年以后,笔者才能翻出他的跟诊记录,整理出此案,以飨读者。

本案患者小便淋漓涩痛、灼热如火烧,如有医者,不加辨证,判断为热淋,甚至判断为"尿路感染",予清热利湿通淋之剂,是步西医抗生素消炎之后尘,失去了中医辨证论治的优势,不仅于病情无益,反而加重其病情。本案虽症似热淋,但病因病机非热。

朱丹溪先生曾有一案,与笔者此案症相似而证相反。"丹溪治一妇人,患心中如火一烧,便入小肠,急去小便,大便随时亦出,如此三年求治,脉滑数,此相火传入小肠经,以四物加炒连、柏、小茴香、木通,四帖而安。"丹溪先生从相火论治而愈。

本案患者亦因火也,但非实火。丹溪案为相火亢盛,笔者案为相火不足,而化生郁火、虚火,病机不同,治疗亦相反。何以断其为相火不足所致郁火、虚火?从舌脉断之——舌淡红,苔微黄腻,脉沉细无力。症如火烧,但脉却沉细无力,故知非实火也。苔微黄腻,是阳虚不足,不能气化水液,水液内生郁热,故如火烧。因此,从治"虚"与"郁"入手。

方以附子温不足之相火,相火足而郁火散。五苓散气化水液,通阳导水,水邪去而郁热解。再配伍荆防败毒散以辛温解郁,辛散湿邪,开宣上窍,通调三焦水道,与五苓散上下宣导,宣上而畅下,上下同治。加川牛膝以利水渗湿,引火下行;郁金清热解郁,治郁生之火邪。稍加一味瞿麦清热通淋,法出《金匮要略》栝楼瞿麦丸。诸药合用,相火足而流通,郁火得散,火邪消弭,其症痊愈。

本案关键在于辨证论治,准确判断火之虚实。

麻黄细辛附子汤合小柴胡汤治疗头风发热3年

高某,男,60岁,重庆市涪陵区人,2012年5月诊。

反复头痛伴发热3年。

患者3年前无明显诱因出现头痛伴发热,每日清晨起床后即头痛、发热,体温38℃左右,发热每日持续2小时左右而退,病情反复发作,时作时止,发作时迁延1个月而发热不退。曾先后就诊于重庆医科大学附属第二医院、第三军医大学新桥医院、昆明医科大学第一附属医院等,诊断不明确,治疗无好转。近1年因子女在昆明做生意,随子女长住昆明,遂到云南中医学院门诊部请笔者诊治。

刻下症见形体略消瘦,神差,神情默默而言语低缓,面色苍白而双颧略红,左侧头痛连左侧耳部、颞部及眉棱骨,清晨低热。舌质紫黯而乏生气,苔灰白厚而干,右脉沉细而微,左脉沉细而涩。

辨证:寒湿闭阻,陈寒痼冷,阳虚气弱,太阳、阳明、少阳、太阴、少阴诸经经气不利。

治法:辛温散寒止痛,温阳化湿解郁。

处方:麻黄细辛附子汤合小柴胡汤加减。

方药如下:

制附片15g(另包,先煎40分钟),生麻黄8g,北细辛6g,桂枝15g,干姜12g,川芎15g,白芷15g,防风15g,羌活15g,葛根30g,藿香15g,佩兰15g,柴胡15g,青蒿15g,黄芩12g,天麻10g,炙甘草6g。

3剂,水煎服,两日一剂。

1周后二诊,患者诉病情减轻大半,晨起只有轻微低热,头痛明显缓解。再予上方3剂。

续服药1周后三诊,患者晨起已无发热,头痛轻微。舌质由紫黯乏生气转为舌淡紫边有齿痕,舌苔由灰白干厚转为薄白腻苔,继以麻黄细辛附子汤合五苓散加减善后调治。

按:

本案患者反复头痛发热3年,以清晨短暂发热、左侧头痛为特点,考虑病邪结于少阳一经。头痛牵扯眉棱骨,考虑病及阳明经。舌质紫黯,苔灰白厚而干,左脉沉涩,为寒邪凝结、血脉不利之征。右脉沉细而微,左脉沉细而涩,神情默默,言语低缓,为少阴阳气不足之征。《伤寒论》第301条云:"少阴病,始得之,反发热,脉沉者,麻黄细辛附子汤主之。"此证当因外受寒湿之邪,日久经太阳、阳明、少阳、太阴、少阴诸经入里,故以麻黄细辛附子汤温扶阳气而透少阴阴寒之邪,配伍干姜、炙甘草温扶太阴,柴胡、黄芩、青蒿透少阳邪气,疏利少阳之枢,白芷、葛根透阳明阴邪,麻黄、桂枝、羌活、防风透太阳阴邪,藿香、佩兰、青蒿、川芎芳香化湿辛透。诸药合用,以祛诸经寒湿。

值得一提的是,二诊时经患者回忆,提供了印证笔者辨证的信息——患者自述数年前在重庆涪陵时主要自做豆腐售卖,豆腐房中蒸汽重而湿度大,每日早起做好豆腐后,便要趁早拉出去售卖。清晨冷风一吹,则风寒湿邪闭阻。如此日久,陈寒痼冷渐渐侵袭入里,阳气受损,经气不利,发为头痛低热。

麻黄细辛附子汤合四妙丸治疗痹证

刘某,女,59岁,云南省昆明市人,2013年11月2日诊。

腰腿、膝关节疼痛半年。

患者半年前与家人外出旅游,到山中游玩。山中树木葱茏,湿度较大,登山游览途中忽降大雨,全身湿透。雨停后,家人继续登山,患者因年纪较大,放弃继续上行,在原地等候家人,故而独自在山间树林中的石头上坐了小半日。骤雨初歇,又起山岚雾气,木叶飘零,雨水未干,山石潮冷,患者当时即感腰腿、膝关节疼痛。主要疼痛部位为腰部、双下肢,以双膝关节为重。旅游结束,返回昆明后,疼痛仍然持续不缓解,且有加重趋势,于是患者到医院诊治,行CT、X线、类风湿因子等相关检查,未查明病因。病情迁延半年,服用消炎止痛类西药和中药,皆无效果,日日疼痛,影响走路。经其朋友介绍,遂来笔者门诊就诊。诊其舌脉,舌淡,苔薄白腻,脉沉紧。

辨证:寒湿外感,痹阻经络,不通则痛。

治法:温阳散寒,祛风除湿止痛。

处方:麻黄细辛附子汤合四妙丸加减。

方药如下:

制附片15g(另包,先煎45分钟),麻黄8g,北细辛6g,苍术15g,川牛膝15g,薏苡仁30g,厚朴15g,淫羊藿20g,独活15g,威灵仙30g,秦艽15g,黄芪30g,川芎15g,桂枝15g,茯苓15g,木瓜15g。

3剂,水煎服,两日一剂。

11月9日复诊:患者一坐到诊桌前便兴奋地说道:"3剂中药,治好了半年多的疼痛,太神奇了!"续予上方加减3剂善后。

随诊1年,病未复发。

按:

本案患者病情迁延长达半年,以腰腿、膝关节疼痛为主要症状,虽经诊治无效,但从中医角度而言,病因较为明确,发病缘由十分清晰,乃因到山中游览,大雨后坐于山石上时间过长所致,结合舌脉,考虑责之"寒湿"。山间高寒,雨后潮湿,古人云"冬不坐石,夏不坐木",乃教诫后人趋避寒湿之语,此虽夏季坐石,而山雨寒湿,所犯禁忌则一。

病情虽已持续半年,但邪气未去,肾气渐伤,故治疗以祛风散寒除湿为主,兼以补益肾气。先以"太少两感"之主方麻黄细辛附子汤为基础，麻黄、附子、细辛祛寒止痛，且太阳膀胱经如大海水，少阴在太阳底面，附子从太阳底面温起少阴之阳，托起海底真阳，以散阴霾之邪，温阳扶正祛邪。次配伍四妙丸去黄柏，四妙丸善去下焦之湿热，但因患者为寒湿，故去黄柏之寒，唯留苍术、川牛膝、薏苡仁三味。苍术气味雄烈而燥湿，善治湿痹，以祛山雨之湿，又能发汗祛邪，治疗此证正为合拍。川牛膝活血化瘀，治疗下肢痹痛，关键在于引药下行。麻黄、附子、细辛诸药升散，借川牛膝下行之力，引诸药力下行，治疗腰腿痹痛。薏苡仁利水渗湿而除痹，患者因受湿所致，用薏苡仁意在利湿。独活除下半身之痹痛；威灵仙号"铁脚"，通行经络；秦艽祛风除湿；川芎活血止痛，又辛烈燥湿；木瓜善治下肢麻木痹痛，又能化湿和胃。诸药合用，治疗风寒湿痹力强。桂枝通阳，合茯苓气化水湿。厚朴为厚朴树之皮，和中、理气、化湿，取以皮治皮之意，除皮肌中湿邪。另加黄芪、淫羊藿两味扶正之品。黄芪益气，善补肺脾，善益卫气，与诸祛风湿药同用，扶正祛邪，与利水药同用，益气行水，去皮肤肌腠水湿。淫羊藿温阳补肾，又能祛风湿、强筋骨，治疗肢体麻木疼痛，与黄芪同用，温补肾气，防寒湿伤及肾阳。

以上诸药配伍，祛邪而兼扶正，着眼于标祛寒湿、本扶肾阳，切合病机，故病虽半年，亦数剂而愈。

 附记：

苍术又为古人服食上品，寒湿人服食为宜，古人视之为"山精"，又名"山姜"，《本草备要》载《导仙录》云："子欲长生，当服山精，子欲轻翔，当服山姜。"或有人疑惑苍术辛燥，焉能常年服食？笔者24岁时曾服苍术粉近1年，早晚一勺苍术细末，日久受益颇多，初服觉燥，渐渐而口内生津，便觉服食甘甜，日久体重增加，气血调和，面色红润。盖因苍术化湿健脾运津，于脾虚夹湿之人有益，赖其健脾益气化湿之功，但阴虚燥热者忌用。门诊跟诊学生曾伟同学听闻笔者服食苍术经验，因常腹泻，故以苍术、白术各等份服食半年，亦获大益，肠胃转佳，腹泻少有发作矣。苍术妙用，借此案录于此。

除化湿健脾之外，苍术治疗湿痹极佳，笔者常用苍术辨证配伍泡酒，嘱患者每日饮用，治疗风寒湿痹，疗效颇为显著。下乡德昌县热河乡时，因地处雅砻江边、横断山区，风湿痹证患者颇多，笔者用阳和汤加苍术等药配制药酒，治疗当地农民风湿痹证，效果极好。2005年，当地民众听闻笔者要离开，前来找笔者开药酒方者络绎不绝，一两个月之间，开此方近百剂。

麻黄细辛附子汤合五苓散加减
治疗牙痛伴药疹

赵某,女,58岁,云南省昆明市人,2012年5月诊。

牙龈肿痛2周,药疹3天。

患者既往有甲状腺功能亢进病史,经医院治疗,后转为甲状腺功能减退,长期服用治疗甲状腺功能减退的西药。2周前出现牙龈肿痛,自服"消炎药""清火药"无好转,5天前就诊于私人诊所,予静脉滴注头孢噻肟钠、甲硝唑抗炎治疗2天,牙龈肿痛无好转,反而出现药物过敏反应,全身皮疹、瘙痒,口服抗变态反应药无效,遂来笔者门诊就诊。刻下症见神差,行动迟缓,由家属扶入诊室,语低声微,颜面浮肿,双目难睁,牙龈肿痛,全身散在粉红色皮疹。舌质紫黯,舌体胖大有齿痕,苔白滑,右脉沉细无力,左脉沉细而滑。

辨证:阴寒内盛,虚阳上浮,水饮停聚。

治法:温阳利水,散寒止痛,祛风止痒。

处方:麻黄细辛附子汤合五苓散加减。

方药如下:

制附片15g(另包,先煎40分钟),生麻黄8g,北细辛6g,茯苓20g,泽泻20g,猪苓10g,桂枝15g,炒白术12g,肉桂6g,炮姜12g,川牛膝12g,萆薢15g,砂仁10g(后下),骨碎补15g,紫草15g,玄参12g,白芷15g,防风15g,羌活15g,炙甘草6g。

3剂,水煎服,两日一剂。

1周后复诊,患者牙龈肿痛痊愈,颜面浮肿亦消退,药疹大部分已消散,唯留右前臂稀疏几处皮疹。续予上方加减3剂善后。

按:

本案患者既往有甲状腺功能亢进与甲状腺功能减退病史,病程日久,伤及阳气,以致虚阳浮越于上,阳虚阴盛,发为牙龈肿痛。证属阳虚,故服"清火药"无效。又因药物过敏,药毒蕴积体内,更伤阳气,真阳耗伤,风邪、水饮、阴邪泛滥,发为药疹、浮肿。证属阳虚阴盛,故以麻黄细辛附子汤合五苓散加减。方中制附片、炮姜、肉桂、萆薢、骨碎补温阳补火消阴,五苓散、羌活、白芷、北细辛、防风化气行水、疏风散邪,川牛膝、肉桂引火下行,砂仁回纳阳气,紫草、玄参清血中药毒。诸药合用,浮阳归元、阴邪水饮消散,故诸症消退。

麻黄细辛附子汤合玉屏风散治疗积年寒痹

刘某,女,19岁,云南省宣威市人,云南中医学院学生,2015年5月17日诊。

双膝关节冷痛10余年。

患者双膝关节冷痛日久,经同学介绍,来笔者门诊求治。诉双膝关节冷痛如冰,即使夏季也感觉双膝关节寒冷。追溯病史,答曰从记事起便有此症,十六七年总是有的。细问病因,自述其小时候睡觉喜欢双膝抵着墙壁,因此受寒,罹患此症,曾服中西药无好转。诊其舌脉,舌淡,苔薄白腻,脉沉细。

辨证:阳气不足,寒湿痹阻。

治法:温阳益气,辛温散寒止痛。

处方:麻黄细辛附子汤合玉屏风散加减。

方药如下:

制附片15g(另包,先煎45分钟),北细辛8g,生麻黄8g,黄芪80g,炒白术15g,防风12g,独活15g,桂枝15g,茯苓20g,威灵仙30g,路路通15g,干姜15g,川芎15g,炙甘草6g。

3剂,水煎服,两日一剂。

患者服药2天后,托其同学致电笔者,诉服药1剂后双膝冷痛就已减轻,但出现咽痛等上火症状,咨询能否加些清火药。笔者嘱其于剩余2剂每剂加川牛膝15g,郁金15g。

5月24日复诊:患者诉双膝冷痛已愈,后2剂方药加川牛膝、郁金后,上火症状亦消失。再予上方加减3剂以图巩固,并嘱患者注意保暖。困扰患者10余年之陈寒痼冷,数剂中药治愈。

 按:

本案患者所提供的病因较为明确——幼年喜欢双膝抵墙睡觉,日积月累,寒邪外感,侵入经隧,而感双膝关节冷痛如冰。

方选麻黄细辛附子汤温阳散寒止痛。麻黄开泄卫气、散太阳寒水之邪;细辛辛散通络、通里解表、通治表里寒气,透太阳入里之寒;附子入少阴之里,按伤寒气化之说,少阴为太阳之底面,陈寒入里,伤及少阴,故以附子温起下元阳气,以祛陈寒。麻黄、细辛、附子三药合用,走表里,通经络,搜剔寒邪。加玉屏风散以温扶正气,鼓动阳气祛寒外出,其中黄芪用量独重,以振卫阳。桂枝合附子通阳,合干姜温阳,合麻黄散寒,合茯苓、白术气化寒水,乃撷取桂枝加附子汤、姜桂汤、麻黄汤、苓桂术甘汤数方之义。威灵仙、路路通祛风湿、通经络。威灵仙号"铁脚",路路通则善于通行十二经络。川芎辛散温燥,走而不守,活血祛风止痛,不仅为代表性活血药,更有较好的除寒湿之功,善治风湿痹痛。

患者服中药 1 剂后,自觉上火咽痛,是虚火不归正位,辛温药力走窜于上,寒邪凝滞不通,药力郁阻而出现"上火"假象。因此,加郁金以解火郁,川牛膝引火归原、导火下行,且以川牛膝取类比象,引药力下行至双膝,故"上火"假象得解。诸药配伍,10 多年沉疴 7 日而愈。

四逆汤合五苓散治疗咽痛 7 年

王某,男,63 岁,四川省自贡市人,2017 年 6 月 25 日诊。

咽痛 7 年余,口干 1 年余。

患者咽痛已有 7 年余,起病原因已难以追溯。7 年来,咽痛时时而作,直至无一日不发,曾在自贡向中西医多方求治,皆不能解决。含服各种利咽止痛含片不计其数。1 年多前,逐渐出现口干症状,夜间尤甚,常半夜起来三四次喝水而不解渴。半年多前,在自贡市第三人民医院检查,发现扁桃体囊肿,行手术切除,但术后病情如故,仍然每日咽痛、口干。查血糖稍高,空腹血糖 6.7mmol/L,未服降糖药治疗。因其子女在昆明工作,近期暂住于昆明,经他人介绍,遂到笔者门诊求治。诊其舌脉,舌淡紫,苔白厚腻,脉弦细滑。

辨证:阳虚水饮内停,气化失职。

治法:温阳散寒利咽,化气行水。

处方:四逆汤合五苓散加减。

方药如下:

制附片 15g(另包,先煎 45 分钟),干姜 15g,桂枝 15g,茯苓 20g,猪苓 10g,炒白术 15g,泽泻 20g,黄芪 30g,防风 12g,川芎 15g,苍术 15g,厚朴 15g,陈皮 12g,桔梗 12g,炙甘草 6g。

6 剂,水煎服,两日一剂。

7 月 9 日复诊:患者诉服药后,已无咽痛,夜间口干症状亦好转,不再起夜喝水。7 年咽痛顿除,1 年口干得解。

按：

咽痛一症，临床常有医生不加辨证，一味认定属"火重"，殊不知有阳虚、寒湿、风寒等多种病机。

《伤寒论》少阴病篇即出现了不少"咽痛条文"。如第317条云："少阴病，下利清谷，里寒外热，手足厥逆，脉微欲绝，身反不恶寒，其人面色赤。或腹痛，或干呕，或咽痛，或利止脉不出者，通脉四逆汤主之。……咽痛者，去芍药，加桔梗一两……"第310条云："少阴病，下利，咽痛，胸满，心烦，猪肤汤主之。"第311条云："少阴病二三日，咽痛者，可与甘草汤。不差者，与桔梗汤。"第313条云："少阴病，咽中痛，半夏散及汤主之。"可见，咽痛一症亦要辨证，亦要分清寒热虚实表里阴阳。

本案患者，咽痛已有7年余，所服药物不计其数，早已伤及阳气，若不加温化宣透，一味清火，难免冰伏病邪，导致咽痛长年累月不解。由于阳气受损，气化不行，不能运化水液，水饮停聚，而见口干。

方以小剂四逆汤为主，温阳化湿，加桔梗利咽。《伤寒论》第71条云："太阳病，发汗后，大汗出，胃中干，烦躁不得眠，欲得饮水者，少少与饮之，令胃气和则愈。若脉浮，小便不利，微热消渴者，五苓散主之。"第73条云："伤寒汗出而渴者，五苓散主之。"第74条云："中风发热，六七日不解而烦，有表里证，渴欲饮水，水入则吐者，名曰水逆，五苓散主之。"故用五苓散以行太阳之水，以复太阳之气化，一阳来复，而水津四布，口渴得解。加黄芪，与制附片合用，温补阳气；防风、桂枝、川芎辛散寒湿邪气，消阴除霾而利咽止痛；苍术、厚朴、陈皮化湿和中。

四逆汤合五苓散止嗽散治疗咳嗽畏寒半年

肖某，女，40岁，四川省西昌市人，2018年8月24日诊。

咳嗽伴畏寒怕冷半年。

患者为笔者小学同学，身体素来虚弱。半年前感冒后出现咳嗽，迁延不愈，逐渐出现畏寒怕冷，早晚必添衣服，以至于乘坐空调地铁不敢触摸车厢内的金属手扶杆，触之则冷。平素手腕戴有南红手链，到傍晚降温时，竟然也不能耐受玛瑙之凉，必取下手链放于包中，傍晚之后绝不敢继续佩戴。每日咳嗽不停歇，遇风咳，遇冷咳，早晚降温亦咳，干咳少痰。在西昌访中西医诊治，服用过不少中西药治疗，仍无好转。因病情迁延已有半年，遂从西昌前往昆明找笔者诊治。

刻下症见神差,乏力,消瘦,面色苍白,畏寒怕冷。患者所在西昌,别号小春城,夏季最高气温30℃左右。昆明夏无炎暑,患者到达当日最高气温25℃,比西昌还要凉爽。故到傍晚时,患者即不能耐受,咳嗽大作,直呼怕冷。诊其舌脉,舌淡,苔白腻,脉沉细无力。

辨证:肺脾气虚,阳虚夹湿,痰浊蕴肺,肺气不宣。

治法:温阳益肺补脾,宣肺化痰止咳。

处方:四逆汤合五苓散、止嗽散加减。

方药如下:

制附片15g(另包,先煎45分钟),干姜15g,炙甘草6g,太子参30g,防风10g,炙紫菀15g,百部12g,白前12g,桔梗12g,厚朴15g,陈皮12g,前胡12g,杏仁12g,桂枝15g,茯苓15g,猪苓15g,泽泻15g,炒白术15g。

3剂,水煎服,两日一剂。

患者服用上方1剂后,咳嗽即消失,畏寒怕冷等症状也基本消退,嘱其将上方连服4剂巩固善后。入秋后,9月12日,西昌下雨,患者发来微信感谢说:"秋雨绵绵,这样的季节里,没有穿羽绒服,居然没有咳嗽。药不错!谢谢!"遂告治愈。

按:

本案患者身体素虚,此次咳嗽伴畏寒怕冷已有半年。咳嗽特点为干咳无痰,其辨证关键在于伴随症状,严重怕冷,早晚必添衣服,不敢乘坐空调地铁,不敢触摸金属手扶杆,即使夏季傍晚也不敢佩戴玛瑙手链,咳嗽遇风遇冷即加重,畏寒竟至于此!

一般遇畏寒怕冷者,医者多治以"寒者热之",予温阳之品。但临证病情千变万化,虽一个畏寒怕冷症状,辨证也有无数种可能,或为阳虚,或为阳郁,或为里寒,或为表寒,或为虚寒,或为实寒,或为真热假寒,种种证型,需要细心辨识。辨证可依据病史、望诊、脉诊等,本案患者即从此分辨,其面色苍白、舌淡、苔白腻、脉沉细无力,故辨为虚寒之证。

患者病情迁延不愈,阳气虚弱、正气不足,不管如何予以止咳,均不能奏效,故治疗应以温阳扶正为基础,阳气得充,肺脾气足,咳嗽才有痊愈之可能。

方中以四逆汤温补元阳,加太子参益气补肺健脾;阳气不足而太阳寒水不化,故以五苓散温阳气化,以祛因肺脾不足而蕴蓄之水湿,水湿去而清阳升,清阳升而阴邪散;防风辛温散寒,厚朴、陈皮理气化痰除湿;前胡、杏仁,一则宣肺,二则降肺利气,宣降相宜;加紫菀、百部、白前、桔梗,为止嗽散之义,润肺止咳。诸药合用,温补肺脾之气,气化寒水之因,理气化痰止咳,故1剂见效。

四逆汤合五苓散为笔者经验合方,乃将四逆汤与五苓散相合使用,常用于治疗阳虚夹水饮寒湿之证,方又名四逆五苓散。

四逆汤合五苓散止嗽散治疗咳嗽45年

马某,女,64岁,云南省曲靖市人,2018年8月6日诊。

持续咳嗽45年。

45年前,患者尚为知青下乡时,一次于暑热天气,干活劳累,走到一处箐沟内,箐沟凉爽,且山涧水清凉甘甜,遂饮箐沟水过多,之后出现咳嗽,当时治疗未好转,直至现在,持续了40余年。其间咳嗽从未间断,每日皆咳,遇天气变化或感冒时加重。多方求治无果,诊为"支气管炎",多次治疗无效,病情迁延至今。近日经人介绍,遂抱一线希望,到笔者门诊求治。刻下症见咳嗽以夜间为主,昼间不明显,少痰,费力可咳出少许黄痰。因咳嗽影响睡眠,每晚起夜3次左右。舌淡,苔白腻,脉沉细滑。

辨证:脾肾阳虚,寒痰蕴肺。

治法:温阳化气,宣肺化痰。

处方:四逆汤合五苓散、止嗽散加减。

方药如下:

制附片15g(另包,先煎45分钟),干姜15g,炙甘草6g,党参15g,桂枝15g,茯苓20g,猪苓10g,炒白术15g,泽泻20g,炙紫菀15g,百部12g,白前12g,桔梗12g,前胡12g,杏仁12g,黄芩12g,防风12g,厚朴15g。

4剂,水煎服,两日一剂。

8月16日二诊:患者诉咳嗽明显减轻,再予上方加减4剂。

8月26日三诊:患者诉咳嗽进一步减轻,只有轻微咳嗽,续予上方加减4剂。

前后服中药3次,共12剂,后患者于9月底前来告知,咳嗽已痊愈。

按:

本案患者咳嗽病程之长,临床罕见,长达45年,从未间断,每日咳嗽不止,百药无效。前人云:"咳嗽咳嗽,医家对头。"又说:"咳嗽咳嗽,气死名医。"咳嗽实为难治,盖因肺为娇脏,不耐寒热,寒多一分少一分,热多一分少一分,治疗效果皆不相同，可谓"差之毫厘，失之千里"。虽然患者咳嗽长达45年，但从中医角度来看，并非没有治疗之希望，因病史、病因较为明确，辨证论治、切中病因病机便有希望治愈。患者因夏季炎热，到箐沟饮用冷水消暑起病，此后出现咳嗽。虽然时光一去45年，但舌淡、苔白腻、脉沉细滑，仍为一片寒水之象，故辨证考虑由于受箐沟寒水之凉，伤及肺气，迁延而致。

因此，从太阳寒水论治，方用四逆汤为基础，从太阳底面的少阴层次温升阳气，阳气足则能治水。配伍五苓散气化太阳寒水，五苓散为太阳蓄水证所设，为治寒水要方，有温化之力，犹如寒冰解冻，寒水分消，以此护阳保肺。再以党参益气，与干姜、附子及润肺诸品配伍，功能温补肺气。咳嗽时间日久，故以止嗽散中炙紫菀、百部、白前、桔梗温肺润肺止咳。桔梗、前胡、杏仁、厚朴等品，有宣有降，宣降肺气。厚朴理气和中、燥湿化痰，防风辛温宣散以化寒邪，湿、痰、气日久郁热，故加黄芩一味清解郁热。诸药合用，以治太阳寒水为着眼点，病程虽然长达数十年，12剂中药即愈。

临床诊病，常常遇到患者因病情久治不愈、四处求医而彷徨无计，迷惘于不知治愈病痛的希望在哪里，不少患者辗转数十年求医而不得，病情愈加复杂，令人痛心。而中医治病最大的优势便在于辨证，找准病因病机，坚持调治，多有希望解除病痛。

四逆汤加龙骨牡蛎治疗离魂证

崔某，女，27岁，云南省昆明市人，云南中医学院教师，2016年2月21日诊。

自觉魂魄飘离身体1周。

患者半个月前到斯里兰卡旅游，回国后便生病，到笔者门诊求治。所患之病十分奇特，自述感觉到整个人是飘起来的。也就是说身体虽然是脚踏实地的，但感觉自己仿佛飘浮在半空中，似乎魂魄离开身体有几十厘米的距离一样。并且全身乏力，气短，惶恐，难以名状。

患者十分着急，说这种感觉不知道如何描述才好。我立刻想到古代《倩女离魂》和《聊斋志异》婴宁的故事，身体还在，但是魂魄却飞走了。只是《倩女离魂》里的魂魄是离开身体去了几千里外的京城，而患者没那么严重，离开身体几十厘米而已。我起初怀疑她去斯里兰卡参观过古庙之类，但患者否认去过古迹之类。

患者回忆，2年前曾有类似病证发作，来找我诊治，服用几剂中药便好了，只是这次更加严重,觉得自己飘了起来。2年前她来找我看病的那次,由于隔了很长一段时间,我已记不起来。

诊其舌脉,舌质淡胖,苔白腻,脉沉细无力而细微。

辨证:虚阳浮越,魂不归舍。

治法:温阳潜阳,重镇安魂。

处方:四逆汤加龙骨牡蛎加减。

方药如下:

制附片15g(另包,先煎45分钟),干姜15g,炙甘草6g,生龙骨30g,生牡蛎30g,桂枝15g,茯苓20g,苍术15g,黄芪30g,党参20g,川牛膝15g,藿香12g,猪苓10g,泽泻20g,炒白术15g。

3剂,水煎服,两日一剂。

患者服药后病情好转,魂魄飘荡感明显减轻。再以上方加减,续服3剂,症状消失。1年后再次小发作,亦以本方治愈。

按:

本案患者病证即古人所说之离魂证,临床十分罕见。《灵枢·本神》言:"随神往来者谓之魂。"从阴阳属性来讲,魂为阳,而魄为阴。《人身通考·神》说:"神者,阴阳合德之灵也。惟神之义有二,分言之,则阳神曰魂,阴神曰魄,以及意智思虑之类皆神也。"患者自觉神魂飘荡,当为阳气虚不能守位,虚阳外越所致。故以温阳潜阳、重镇安魂为治。以四逆汤加黄芪、四君子汤温补阳气;龙骨、牡蛎重镇安魂,收敛神魂;五苓散温阳化气利水;四逆汤配伍川牛膝引火归原,收纳浮越之虚阳;苍术、藿香化湿避秽。诸药合用,虚阳潜降而症状消退。

明代名医李中梓亦有一则离魂证医案,病情更加严重,病因病机与本案有所差异,所用治法也有不同,读者可以互为参看。下附李中梓先生离魂证医案,出《脉诀汇辨》卷九:

鞠上舍,有所抑郁,蒸热如焚,引饮不休。奄奄床褥,喃喃呓语。每言户外事,历历如见。始则指为伤寒,继则疑为鬼祟。药饵日投,病且日进,方来乞治于余。诊得肝脉浮濡,肺脉沉数。余曰:"木性虽浮,肝则藏血藏魂,而隶于下焦,脉当沉长而弦。金性虽沉,肺则主气藏魄,而居乎至高,脉当浮短而涩。肺燥而失其相傅之权,则肝为将军之官,无所畏制,遂飞扬而上越,不能自藏其魂耳。尝闻魄强者魂安,今魄弱而魂不肯退藏,乃逐虚阳而放荡,此名离魂。魂既离矣,则出入无时,故户外事皆能闻且见也。当急救肺金之燥,使金气足而肝木有制,则归魂不难耳。"因以清燥汤加减,人参、黄芪、天冬、麦冬、五味子、当归以润肺养气,芍药、枣仁、栀子、甘草以摄肝归魂,橘红、沉香使九天之阳下降,升麻、柴胡使九地之阴上升。两剂而呓语顿止,十剂而烦渴皆除。摄治一月,而病魔永遁。

四逆汤合小承气汤平胃散治疗
腹痛自觉双肩不平

陈某,女,37岁,云南省昆明市人,2014年3月25日诊。

腹痛后自感双肩不平2天。

患者于2天前的夜间突发脘腹、脐周、小腹绞痛,家属连夜送至昆明市第一人民医院急诊,行腹部平片、CT、B超等检查均未发现异常,唯血常规提示轻度贫血。予以输液抗炎、肌注阿托品等治疗,腹痛无明显缓解,且逐渐自觉两侧肩膀"不一样高"。于急诊科留观2天,症状无缓解,遂来笔者门诊寻求中医治疗。

刻下症见面色苍白,表情痛苦,因腹痛双手紧按腹部,而自述最痛苦的症状是自觉双侧肩膀"一高一低"(左高右低),痛苦难以名状,但旁人看来,患者左右肩膀并无明显高低差别。时为初春,春寒料峭,夜间稍冷,患者双手冰凉,腹软,饮食难下,无呕吐,大便数日未解,小便如常。舌质淡白,苔白腻,脉沉弦细弱。

辨证:中阳不振,寒积胃肠。

治法:温阳散寒泻下,理气化湿和中。

处方:四逆汤合小承气汤、平胃散加减。

方药如下:

制附片15g(另包,先煎45分钟),酒军15g(后下),干姜15g,桂枝15g,厚朴15g,枳壳15g,苍术15g,陈皮12g,藿香15g,白蔻12g,法半夏12g,茯苓20g,防风12g,党参20g,广木香15g,香附15g,苏叶15g,炙甘草6g。

1剂,水煎服,两日一剂。

3月27日复诊:患者诉服药1剂后,解稀便1次,腹痛缓解,双肩高低不平感也大为减轻。

继服上方2剂,再解稀便数次,腹痛愈,双肩高低不平感完全消失,面色转红润,精神好转。后以黄芪理中汤、平胃散数剂调理痊愈。

按:

本案患者自感肩膀高低不平,痛苦难状,但旁人却无法看出,症状颇为奇特。单从这一症状来看,治疗似乎无从着手。但结合其发病经过、腹痛及双手冰凉症状、舌脉等情况,考虑体有寒积,于是紧扣病机,予以温下,大便一通,"奇症"若失。

清代医家沈源撰《奇症汇》一书,收罗了各种临床奇症,其症状表现千奇百怪,令人称"奇"。医者临证,也常常会遇到各种"奇症",患者病情往往莫可名状,或其症状罕见于医书,令医者难以把握,亦很难找到治疗切入点。笔者的经验是,面对这些"奇症",一定要沉着冷静分析,辨证论治,谨守病机,切中本质,从病因病机根本处着手,随证治之,则"奇症"亦不"奇"矣!

四逆汤合补中益气汤治疗经期发热

戴某,女,30 岁,北京电视台记者,家居北京市,2017 年 3 月 25 日诊。

经期发热 4 个月。

患者从 2016 年 11 月开始,月经来潮前 1 周便出现低热,一直持续到经期结束后几天,每个月持续发热近 2 周。每日发热多从傍晚开始,持续一夜,到翌日清晨发热即退,多为低热,体温 37.2~37.5℃。伴有面部发烫、潮红,轻微怕冷,疲乏,轻微出汗。月经周期、经期、经量均正常,颜色略呈黑褐色。

患者在北京某医院诊治,相关检查均未发现异常,并已排除结核之可能,治疗无效。发热断续持续 4 个月,全身乏力,影响工作,不得已通过微信向笔者求治。笔者了解患者病史病情后,嘱患者用微信发来舌苔照片 3 张,见舌质淡,舌尖有红点分布,舌边有少量瘀点并有齿痕,苔白腻。

辨证:气血不足,脾肾阳虚,气郁湿阻,营阴外泄。

治法:甘温除热,行气化湿。

处方:四逆汤合补中益气汤加减。

方药如下:

制附片 15g(另包,先煎 45 分钟),干姜 15g,桂枝 15g,黄芪 30g,太子参 20g,炒白术 15g,升麻 6g,柴胡 12g,川芎 15g,郁金 15g,香附 15g,猪苓 12g,厚朴 15g,防风 10g,藿香 15g,炙甘草 6g。

5 剂,水煎服,两日一剂。

患者工作繁忙,因有事耽搁,4 月 4 日才开始服中药,4 月 9 日月经来潮,4 月 11 日发来微信告知已不发热。4 月 17 日,患者已服中药 4 剂,惊喜地告知笔者:"汪老师,我这几天居然都不发烧了,太神奇了!"

4月下旬,因患者到泰国出差,不能服汤剂,遂嘱其带附子理中丸、归脾丸、藿香正气丸三种中成药续服,少吃生冷,少吃水果,注意保暖,以图巩固。患者5月初回国,继续予上方加减3剂,6月再予上方6剂,未再发热,精神、体力好转,不再经常感觉疲乏。遂告治愈。

按:

本案患者经期发热,从舌象与病情来看,属于虚证发热。气血不足,脾肾阳虚,不能气化水液,水湿内生,郁阻气机,气血水液不通。每来月经,气血将通而不通,湿邪更盛,郁而化热。方以四逆汤合补中益气汤加减温补阳气,甘温除热,阳气足而气化行,气血水液得通。辅以川芎、郁金、香附疏肝解郁、活血调经,厚朴、藿香、猪苓化湿利湿以解湿郁,防风辛温宣散。阳气得温,诸郁得解,气血宣行,故服药立效。

四逆汤合玉屏风散治疗咳嗽2年

张某,女,33岁,云南省昆明市人,2017年5月19日诊。

反复咳嗽2年余,加重3周余。

患者2年前感冒后出现咳嗽,连续咳嗽3个月不止,当时服中西药治疗后稍缓解,但不久后又开始咳嗽。此后2年多,反复咳嗽,遇冷加剧。天气暖和时,咳嗽可稍减轻,但不咳嗽的时间最多1个月,一年中有大半年都处于咳嗽状态。自诉2年多来,咳嗽基本没有停歇过。到医院检查,诊断考虑支气管炎,但治疗无效。3周前,无明显原因咳嗽加剧,咽痒,咳白色泡沫痰,清晨尤为严重。饮食正常,二便调,无明显感冒症状。舌质淡,舌尖红,苔微黄腻,脉沉弦细,寸脉略浮滑。

辨证:肺卫不足,肺失宣肃,阳虚夹湿。

治法:温阳益气,宣肺化痰。

处方:四逆汤合玉屏风散加减。

方药如下:

制附片15g(另包,先煎45分钟),干姜15g,炙甘草6g,黄芪30g,炒白术15g,防风10g,炙紫菀15g,前胡12g,杏仁12g,桔梗12g,黄芩10g,陈皮12g,厚朴15g,茯苓20g,泽泻15g,桂枝15g。

3剂,水煎服,两日一剂。

5月26日二诊:患者服上方3剂后,咳嗽明显减轻,续予上方3剂煎服。

6月5日三诊:患者已无咳嗽,再予前方3剂巩固善后。

7月3日四诊:此时昆明阴雨绵绵已持续半个月,阴冷潮湿,但患者诉咳嗽再未发作。

按:

本案患者咳嗽2年余,咳嗽日久,伤及肺气,肺卫不足,肺气受损日久,伤其肾气。从脉象来看,亦有阳气不足之征。阳气不足,肺气虚寒,不能宣降,痰湿停聚,咳嗽不止。肺卫不足,不耐外感,反复感冒,肺气更虚。其症状遇冷加剧,天气暖和则减轻,为肺气虚、阳气不足之故。

方拟四逆汤加桂枝温阳气,玉屏风散补肺卫,以切中病机。寸脉略浮而滑,是肺气不宣而痰湿闭阻,以防风、前胡、桔梗宣肺,炙紫菀、杏仁润肺利肺,陈皮、厚朴和中化痰。舌微黄腻,是痰湿内阻,轻微郁热,略加黄芩清肺解郁,茯苓、泽泻利湿,陈皮、厚朴行气化痰除湿。诸药合用,阳气得温,肺卫得补,肺气得宣,故迁延2年之咳嗽,服中药6剂即愈。

干姜附子汤合补中益气汤治疗崩漏

李某,女,43岁,云南省昆明市人,2017年7月10日诊。

阴道流血50余天。

患者于50余天前阴道流血不止,就诊于外院门诊,服中西药治疗,但不能止血,渐渐出现贫血。2017年6月19日,患者到昆明医科大学第一附属医院妇科就诊,以"阴道不规则流血33天"收入院。入院后测血压98/58mmHg;血常规:红细胞计数2.1×10^{12}/L,血红蛋白60g/L;B超提示:①子宫内膜回声不均(厚1.2cm),②左卵巢囊性包块(3.4cm×2.2cm)。入院诊断为异常子宫出血,重度贫血。于6月21日全麻下行诊刮术,术后抗炎、补液对症支持治疗。6月23日出院。出院后阴道流血仍然未止,淋漓不断,7月9日晚出血量突然增大。为求中医治疗,遂来笔者门诊。

刻下症见面色萎黄无华,重度贫血貌,头晕乏力,左侧小腹及左侧腰部坠痛。舌淡,苔薄白,脉沉细无力。

辨证:阳气不足,气不摄血,气血大亏。

治法:温阳益气止血。

处方:干姜附子汤合补中益气汤加减。

方药如下：

制附片 15g（另包，先煎 45 分钟），炮姜 15g，黄芪 50g，太子参 30g，炒白术 20g，柴胡 12g，升麻 6g，陈皮 12g，当归身 10g，艾叶炭 12g，仙鹤草 30g，炒地榆 15g，炒黄芩 10g，香附 15g，小茴香 12g，血余炭 12g，独活 15g，炙甘草 6g。

3 剂，水煎服，两日一剂。

7 月 17 日复诊：患者诉服中药 2 天阴道流血即止，近 5 天来未再出血，头晕乏力好转，腰腹疼痛减轻。继续调治，补气养血调经，于上方去血余炭、炒黄芩、艾叶炭、独活，加炒蒲黄 12g、五灵脂 12g、苏叶 12g、防风 10g。

按：

本案患者崩漏 50 余天，出血量大，引起重度贫血，住院治疗 5 天崩漏未止。其脉象沉细无力，面色萎黄，头晕乏力，为气血两亏征象。腰腹坠痛亦为气虚下陷之征。气虚不固、气虚下陷，故崩漏不止。治疗当温阳益气摄血。

以干姜附子汤合补中益气汤温补阳气，补中升陷，益气以摄血。其中炮姜既有温阳之力，又有止血之功；重用黄芪、太子参，与附子合用温阳益气力宏。另加仙鹤草、艾叶炭、炒地榆、炒黄芩、血余炭等止血之品，其中仙鹤草又称"脱力草"，既可止血，又可补虚。患者腰腹坠痛，为虚寒所致，以小茴香、香附、独活、柴胡合姜附温阳散寒、理气止痛。诸药合用，温阳益气力大，止血力强，故 2 日见效，50 余天崩漏立止，后再继续调治为安。

附子五苓散治疗痹证

吴某，男，26 岁，云南省昆明市人，2012 年 7 月 29 日诊。

手足关节麻木冷痛半个月。

患者于半个月前无明显诱因出现手足关节疼痛，以双侧髋关节疼痛较为剧烈，双手麻木冷痛，服布洛芬等消炎止痛类西药无好转，病情逐渐加重。1 周前于某中医处诊治，服中药 2 剂后，病情非但未缓解，反而更加严重，行走困难。遂来笔者门诊求治。

就诊时，患者关节疼痛到已无法行走，由其父搀扶。由于患者体格健壮，身材高大，其父搀扶费劲，踉跄而入诊室。仔细询问患者病情，诊其舌脉，舌质淡紫胖大，苔白厚而腻，脉沉细无力。从症状及舌脉辨证，为阳虚夹寒湿无疑。

然患者父亲出示前医所处药方，见用药二三十味，亦为温阳思路，其中制附片用至50g之多。笔者再细看前医处方,附片之后,又处以麻黄、细辛、补骨脂、肉苁蓉、熟地、鹿角胶、山茱萸、山药、巴戟天、杜仲、续断、菟丝子、锁阳等一派滋肾补肾之品,乃知其问题所在。笔者看方之后,告诉跟诊学生说:"附子是要用,但我不用50g,只用15g,其余温肾补阳药当尽去不用。"于是为患者处以附子五苓散一方。

辨证:风寒痹阻,寒湿内蕴。

治法:温阳散寒,祛风除湿。

处方:附子五苓散加味。

方药如下:

制附片15g(另包,先煎45分钟),桂枝15g,茯苓20g,泽泻20g,猪苓12g,炒白术15g,苍术15g,厚朴15g,防风12g,羌活12g,独活12g,川芎15g,淫羊藿20g,川木通12g,秦艽15g,炙甘草6g。

3剂,水煎服,两日一剂。

8月5日复诊:患者全身疼痛若失,已不需搀扶,独自来门诊,健步走进诊室,与1周前判若两人。再予前方3剂加减巩固,疾病痊愈。

按:

本案患者从事互联网技术相关工作,平素劳累辛苦。从沉细无力之脉象来看,确为虚证,阳气不足。但时值7月雨季,气候潮湿,阳气不任,受风湿邪气,痹阻经络肢体关节,故见关节麻木冷痛。湿气下注,故以髋关节与下肢为重。病机为阳虚夹寒湿,治当温阳散寒、祛风化湿、通利关节。

前医虽辨识出患者阳气不足,重用附子温阳,但却过用补骨脂、肉苁蓉、熟地、鹿角胶、山茱萸、山药、巴戟天、杜仲、续断、菟丝子、锁阳等温阳滋补之品,阻碍湿邪,湿邪不去,则附子大辛大热之性为湿邪与滋腻之药胶着,无处走窜,故症状反而加重,疼痛至难以行走。何况患者体格健壮,虽有阳气不足之征,但并未病至先天根底,不需要大剂补肾。补肾太过,反胶着湿邪。

本案治疗重点在于祛湿,而不在补肾。故笔者以制附片温阳散寒、辛温宣通,因患者并非阳衰重证,附子无需重剂,辛温宣通用15g足矣。五苓散利湿通阳,湿去则阳气展露,所谓"通阳不在温,在于利小便"。苍术、厚朴化湿和中。防风、羌活、独活辛温祛风,通治一身上下之风湿邪气。川芎、秦艽、川木通祛风湿而通经络。川芎除活血外,也有较好的芳香化湿之功,气味芳烈,祛湿力雄;川木通利湿,亦有通络之功。以淫羊藿稍温下元阳气,强壮筋骨,温阳除痹。诸药合用,辨证着眼于湿,治法着眼于辛温宣通,以此取效。

吴茱萸汤合四逆汤治疗头痛伴呕吐抽搐

董某,女,26岁,云南省昆明市人,2016年6月26日诊。

头痛伴呕吐、四肢抽搐2天。

患者于6月24日晚不明原因呕吐数次,并伴头痛,继而四肢不自主抽搐,抽搐时神志清楚。家属急送患者至本市某三甲医院急诊科输液治疗,第二天呕吐停止,但仍有头痛、干呕,四肢不自主抽搐数次,经相关初步检查,未做出明确诊断。患者姐姐为笔者朋友,见患者头痛、干呕、四肢抽搐等症状不缓解,焦急万分,于6月25日下午致电笔者求助。笔者询问病情后,建议临时服用附子理中丸1颗,第二天来门诊面诊。

6月26日下午,家属送患者来门诊求治,告知前一天下午遵笔者电话所嘱,服用附子理中丸后,病情好转,四肢抽搐停止。现唯感头痛、干呕。患者面色苍白,舌淡,苔白腻,脉沉细缓,寸脉浮。证系虚寒,既然服附子理中丸有效,故继续予附子理中汤加川芎、防风、茯苓、羌活、桂枝、泽泻等温中祛风止痛,2剂。因病证奇特疑难,发病急而重,故嘱患者2日后复诊,并嘱患者及时去医院行头部CT检查,以排除脑部疾患。

6月28日晚,患者前来复诊。诉服药2剂后,症状未进一步缓解,目前虽已无抽搐,但仍感时时干呕不止,并诉口中不停"冒清口水",头痛剧烈,以头顶痛为主,服西药止痛药亦无丝毫缓解。已行头部CT检查,未见异常。舌脉同前。

因患者痛苦叙述"口中清口水直冒、头痛、干呕",笔者忽忆及《伤寒论》"干呕,吐涎沫,头痛者,吴茱萸汤主之"条文,恍然大悟,如暗夜中忽睹光明,遂处以吴茱萸汤合四逆汤加味。

辨证:阳虚夹湿,肝胃虚寒,浊阴上逆,厥阴风木内动。

治法:温中补虚,降逆止呕。

处方:吴茱萸汤合四逆汤加减。

方药如下:

制附片15g(另包,先煎45分钟),吴茱萸12g,党参15g,生姜7片(自加),大枣12g,桂枝15g,茯苓20g,猪苓10g,炒白术15g,泽泻20g,干姜15g,炙甘草6g。

2剂,水煎服,一日半一剂。

6月30日晚,患者再次复诊,欣喜告知服上方仅1剂,头痛、干呕、口冒清水症状全部消失。后予温中健脾和胃法,调理半月,病未复发,遂告痊愈。

按:

本案患者起病急,先见呕吐,继而头痛、四肢不自主抽搐,抽搐时神志清楚。结合时令,时值雨季,考虑患者伤于寒湿,故电话中嘱其试用附子理中丸,1丸而抽搐止。但头痛、干呕依旧,再投附子理中汤加羌活、防风、川芎等祛风止痛之品,却未进一步好转。患者舌淡、苔白腻、脉沉细缓、寸脉浮,加之服附子理中丸后抽搐止,用附子理中汤加味明系对证,为何不效?

忽听患者倾诉口中清口水直冒,恍然大悟,联想到这不就是"吐涎沫"吗?《伤寒论》第378条云"干呕,吐涎沫,头痛者,吴茱萸汤主之",正是此证。初起四肢抽搐,为厥阴风木内动之象,故当从厥阴虚寒论治。遂予上方,以四逆汤温阳气,五苓散利水湿,吴茱萸汤对"头痛,干呕,口冒清水"之症。

伤寒学派有"方症对应"之学,有见汗出即予桂枝汤、见口苦咽干目眩即予小柴胡汤、见项强即予葛根汤、见痞满燥实即予承气汤者,或有效验,但亦有不效。不效者,究其原因,是对症而未对证。即虽有其症,但病机不符,因而不效。若既对症,又对证,必定有效。本案患者首先符合虚寒病机,其次符合吴茱萸汤证条文症状,两者既合,1剂即效。

吴茱萸汤合小柴胡汤治疗口酸

赵某,女,64岁,云南省昆明市人,2017年8月18日诊。

口酸伴头昏头重10余天。

患者半个月前不慎感冒,就诊于西医,经输液治疗后感冒痊愈。但其后即出现口酸,自感满口酸味,犹如饮醋,并伴有头昏、头顶重痛、全身乏力,持续10余天不缓解。为求诊治,遂来笔者门诊。刻下症见精神差,口酸,头昏痛。舌淡,苔白厚腻微黄,脉沉弦细。

辨证:脾胃虚寒,湿邪中阻,浊阴上犯。

治法:温中,化湿,降浊。

处方:吴茱萸汤合小柴胡汤加减。

方药如下:

吴茱萸12g,党参15g,大枣12g,生姜7片(自加),柴胡12g,黄芩10g,干姜15g,法半夏12g,陈皮12g,茯苓20g,炒白术15g,川芎15g,藿香12g,防风12g,厚朴15g,炙甘草6g。

2剂,水煎服,一日半一剂。

8月21日复诊:患者诉服上方2剂后,口酸症状已完全消失,头昏痛、乏力症状缓解,稍感纳差。于上方去吴茱萸、川芎、党参、防风,加白蔻12g、泽泻15g、菖蒲12g、炙远志12g,3剂调治而愈。

按:

临床常见口苦、口酸、口甜、口咸、口中火辣感等口中异味感患者,其中以口苦最为常见,其他亦不少见。本案患者口酸症状出现在感冒输液之后,持续10余天,伴有头昏、头顶重痛、全身乏力。从五脏系统来讲,口酸多与肝胆相关;从伤寒六经来讲,口酸多考虑厥阴病。《伤寒论》第378条云:"干呕,吐涎沫,头痛者,吴茱萸汤主之。"患者恰有头颠顶昏痛,口酸为吐涎沫轻症,病症类似。从舌脉来看,患者舌淡,苔白厚腻微黄,脉沉弦细,亦见虚寒夹湿征象。因此,判定病机符合吴茱萸汤证,选温厥阴肝经、降中焦浊阴的吴茱萸汤为主方。

肝与胆相表里,又见脉弦,但证属虚寒,故合小柴胡汤加干姜。小柴胡汤性本偏寒,为清解郁热、调和枢机之方,加干姜,则寒性为之克制,变为温中调和之方。外感后头痛不解,主因浊阴上犯,吴茱萸汤降浊阴即为之治;但虑其风邪未尽,故加防风、川芎祛风止头痛。舌苔厚腻,为湿邪中阻,故加藿香、厚朴、二陈汤,化湿和中。全身乏力,脉沉细,有气虚之征,加炒白术、茯苓,取四君子汤之义以补中益气。舌苔白厚腻微黄,是湿郁化热的初始表象,由小柴胡汤清解转输、诸化湿和中之品解其湿郁即可。诸药合用,中阳复振,湿邪浊阴得化,故病去。

黄土汤加减治疗鼻衄

赵某,女,60岁,四川省德昌县人,2001年4月诊。

鼻出血4天。

患者于4天前出现鼻衄,时时暴流,西医予纱条填塞压迫止血,并静滴、肌注止血药,外院中医予中药2剂,均无效。当时行血常规检查提示血红蛋白仅60g/L,已有输血指征。但患者家贫,就诊时仅有的100元尚为向朋友借得,实令人痛心,目前已无力接受西医治疗,遂选择中医治疗为主。视前医方,一为龙胆,一为泻心。服后非但无转机,反增腹泻、纳差。

刻下症见语低声微,行动迟缓,鼻翼浮肿,头昏乏力,喜热饮。舌淡,苔灰黑质润,脉浮,重按无力。

辨证:脾肾阳虚,虚阳浮越,迫血离经。

治法:温阳益气,引火归原,引血下行。

处方:黄土汤加减。

方药如下:

灶心土30g,代赭石30g,仙鹤草30g,制附片15g(另包,先煎45分钟),白术15g,生地15g,艾叶12g,干姜12g,炮姜12g,肉桂12g,川牛膝12g,大枣10枚。

1剂,水煎急服。

灶心土一味,由于患者家在城郊农村,因此嘱其家属回家后,从灶中火灰下取一块土,先煎灶心土,再用灶心土所煎汤液煎煮余药。

次日二诊:患者鼻衄好转,乏力、纳差亦减。舌苔由灰黑转为淡黄。于上方加红参15g、黄芪30g,2剂。

5日后三诊:患者鼻衄已愈,精神好转,言语有力,行动轻健,纳食恢复。

按:

衄血一证,历来认为多由火致,故喜用清降。然《景岳全书》指出:"衄血有格阳证者,以阴亏于下而阳浮于上,治宜益火之源。"《血证论》亦指出衄血有肾经火浮游上行者。本案属脾肾阳虚,虚阳浮越,迫血离经,当以温降。患者语低声微,行动迟缓,头昏乏力,又喜热饮,全无热证。前医治以清降,不知苔虽灰黑但质尚润,主大寒;脉虽浮但重按无力,主大虚。前医为灰黑苔所惑,重伤脾阳。黄土汤本治阳虚下血,若辨证准确,治阳虚衄血亦佳。故治以干姜、肉桂、附子补火;牛膝、代赭石引火下行,使浮阳归元则血自安。景岳镇阴煎、张锡纯温降汤亦是此法。

补中益气汤合四妙丸五苓散治疗劳淋

李某,女,63岁,云南省昆明市人,2017年6月30日诊。

反复尿频、尿急、尿痛4年,复发加重1周。

患者尿频、尿急、尿痛已有4年,病情反复发作,每年发作3次以上。2016年11月出现尿血1次,诊断为"尿路感染"。自诉不能劳累,尤其在重体力劳动和负重后,病即复发。

此次复发始于1周前,尿频,小便淋沥涩痛,尿道口灼热疼痛,并觉阴道干涩不适。刻下症见神疲乏力,双手冰冷。舌淡红,苔微黄腻,脉沉弦细涩。

辨证:中阳不足,湿热下注,湿阻郁热。

治法:温阳益气,利水通淋。

处方:补中益气汤合四妙丸、五苓散加减。

方药如下：

制附片 15g(另包，先煎 45 分钟)，黄芪 30g，太子参 30g，升麻 6g，柴胡 12g，陈皮 12g，炒白术 15g，茯苓 20g，泽泻 20g，桂枝 15g，猪苓 10g，苍术 15g，炒黄柏 6g，川牛膝 15g，薏苡仁 30g，瞿麦 15g，防风 12g。

3 剂，水煎服，两日一剂。

7 月 10 日复诊：患者诉病情好转，尿频、尿急、尿痛、阴道干涩等症状均已消退，方予四逆汤合黄芪四君子汤、五苓散加减善后。

按：

本案患者尿频、尿急、尿痛反复发作 4 年，曾出现过血尿，病情又常在劳累后复发，属中医所谓"劳淋"，病机以气虚为本、湿热为标。因劳而发，双手冰冷，脉沉细，是因中气不足，脾阳虚而湿气下注，湿邪蕴蓄下焦，郁而化热。又于 6 月底雨季期间复发，病与湿邪关系密切。

方拟补中益气汤加制附片温阳、补中、益气，脾胃清气得升，则湿不下注。当归属养血滋腻之品，容易阻碍湿邪，故补中益气汤去当归不用。补中益气汤加防风升举清阳，效法东垣。五苓散温阳化气、利水通淋，其中桂枝通阳，适用于偏虚、偏寒之淋证。湿邪蕴蓄下焦，郁而化热，故舌苔现微黄腻之象，故加用四妙丸清热利湿通淋，以治湿热之标。瞿麦清热利尿通淋，又能凉血活血，与制附片、茯苓等合用，取仲景《金匮要略》栝楼瞿麦丸之义。

补中益气汤合铁罩散治疗妊娠发热

朱某，女，25 岁，云南省玉溪市人，2017 年 5 月 16 日诊。

妊娠发热 20 余天。

患者妊娠 12 周，20 余天前不明原因出现发热，在当地医院诊治，予输液及口服清热解毒类中成药退热治疗，发热持续不退，体温 38~38.5℃。又在当地住院，查血常规提示白细胞计数轻度升高，其余均正常，发热病因诊断不明，治疗 1 周体温不降。在当地亦服过数剂中药，方中有石膏、知母清热诸品，奈何服后依然无效。经他人介绍，到昆明找笔者诊治。

刻下症见发热已 20 余天，精神稍差，无汗，身酸痛，纳差，伴恶心、呕吐。舌淡红，苔白厚腻，脉细滑数。患者父亲诉，患者在 8 年前读高中时，也出现过一次高热不退，持续近 2 个月，遍服各种中药西药，2 个月后不明原因自行退热。此次发热迁延，又在孕期，难以用药，故全家惶恐不安。

辨证:气虚湿阻。

治法:补中益气,甘温除热,化湿和中。

处方:补中益气汤合铁罩散加减。

方药如下:

黄芪30g,太子参30g,炒白术12g,陈皮8g,升麻6g,柴胡12g,香附6g,苏叶8g,藿香10g,佩兰8g,厚朴8g,白蔻8g,黄芩8g,法半夏6g,砂仁8g(后下),炙甘草5g。

2剂,水煎服,一日半一剂。

5月18日二诊:患者及家属满面春风而来,诉仅服中药1剂,5月17日晚发热即退,今日未再发热,恶心亦明显减轻。药既得效,暂不更方,再以上方稍作加减,去佩兰,加广木香8g以和中开胃,2剂。

5月21日三诊:患者诉未再发热,遂带益气安胎和中方药3剂返回玉溪,以图巩固。

8月,患者因感冒来昆明找笔者诊治,诉之前发热服中药退热后,未再反复,身体情况一直良好。

按:

本案患者妊娠发热20余天,经输液及口服清热解毒中成药、石膏知母诸方一直不退热。诊其舌脉,见舌淡红,苔白厚腻,脉细滑数。结合既往病史,考虑素体脾虚、中气不足,此次妊娠,胞胎阻碍气机,气滞湿阻,外受湿邪,正虚邪恋,发热不退。本应疏表、化湿、健脾而愈,却被清热解毒药、石膏知母等大寒药重损脾胃中气,清阳不升,湿邪不去,以致发热迁延20余天。故治疗以补中益气汤合铁罩散加减。

补中益气汤为金代医家李东垣所制甘温除热之方,余在临证,屡用屡效。补中益气汤升起清阳,正气足而除邪气,脾胃健而湿郁化。方中去当归,以防碍湿。另加化湿之品——藿香、佩兰、厚朴、白蔻等。藿香、佩兰芳化之外,功能疏表;厚朴、白蔻化湿之余,力能和中。黄芩合柴胡,取小柴胡汤之义,解其湿郁之热。再合以香附、苏叶,乃安胎之铁罩散,香附理气安胎,苏叶和中安胎,共用健脾行气,助以祛邪。诸药同用,正气复,湿邪去,发热退。

补中益气汤合五子衍宗丸治疗小儿二便失禁

肖某,女,8岁半,湖南省衡阳市人,2018年5月17日诊。

大小便失禁4年。

约4年前,患儿家长发现患儿大小便失禁,在湖南治疗,病情一直无好转,迁延至患儿上小学。患儿常常上课时不自主排大便、小便在裤子中,每天都要换数次衣服,对患儿及家长造成了极大困扰。此外,患儿每晚均会遗尿,为避免尿湿床褥,虽已8岁仍穿尿不湿。患儿父母在昆明做生意,遂带患儿找笔者诊治。

就诊时,患儿害羞,不肯进诊室,由家长将其拖进诊室。患儿坐下,垂头顾视,羞于正视医生。刻下症见面色青黄无华。舌淡,苔白腻,脉沉细。

辨证:脾肾两虚,中气不固。

治法:健脾益气升清,温阳补肾固摄。

处方:补中益气汤合五子衍宗丸加减。

方药如下:

黄芪15g,炒白术15g,陈皮8g,升麻6g,柴胡8g,太子参20g,炙甘草5g,桑螵蛸10g,菟丝子8g,沙苑子10g,车前子5g,覆盆子10g,台乌8g,小茴香8g,山药15g,益智仁10g,炙远志8g,菖蒲8g。

因患儿诊后要回湖南,故一次开方12剂,水煎服,两日一剂。

7月12日,患儿家长带其他亲属到笔者门诊就诊,诉患儿回湖南后,服药五六剂,大小便失禁症状即已消失,再服余下中药,病症完全消失,再没有出现过二便失禁情况。

按:

本案患儿不到9岁,而大小便失禁已有4年。病情如此迁延,极大地影响到患儿的生活及心理。初诊时,见患儿面色青黄无华,乃脾胃中气不足之征,气虚下陷,大小便失禁,故从脾论治。《素问·六节藏象论》云:"肾者,主蛰,封藏之本。"肾失封藏,故大小便失禁。再结合其沉细之脉象,故脾肾同治,予健脾益气升清、温阳补肾固摄。

方用补中益气汤补脾胃中气以升清,五子衍宗丸补下元肾气以封藏。五子衍宗丸由枸杞子、菟丝子、覆盆子、五味子、车前子五子配伍而成。笔者选取其中菟丝子、覆盆子、车前子,并配伍沙苑子补虚止遗。古传唐代永乐公主身体羸弱憔悴,因安史之乱流落民间,以沙苑子代茶饮,尽愈不足之证。故笔者以沙苑子补肾气,并能收涩止其遗尿。桑螵蛸补肾助阳、固精缩尿。菖蒲、远志开心窍,窍开而智长,智长而后天得充、髓海渐满,大小便得以固摄。台乌、山药、益智仁即缩泉丸,为主治下焦虚寒、小儿遗尿之名方,更以温暖肝肾下焦之小茴香佐之。诸药合用,数剂而愈。

补中益气汤合四妙勇安汤治疗疮疡久不收口

李某,女,79 岁,贵州省黔东南苗族侗族自治州人,2018 年 7 月 4 日诊。

疮疡破溃、久不收口 3 个月余。

患者为本校同事之婆婆,家住贵州省黔东南州。3 个多月前左腿胫前皮肤忽发疮肿,不痛不痒,当时不以为意,不料疮肿越长越大。发病 10 余天后,疮肿突然破溃,流出脓水,形成一直径逾 3cm、深数毫米,如杏子大小的溃疡。左腿胫前疮疡如坑,触目惊心,家属遂将其送至黔东南州人民医院住院治疗。经静滴抗生素治疗近 20 天,并用双氧水消毒清洗等,疮疡仍不收口。5 月底,行植皮术,但患者高龄,植皮后皮瓣未成活,遂告失败。后迁延住院至 6 月中旬,治疗无效,遂出院回家。

回家后,家属每日精心护理,但疮疡一直不收口。患者儿媳为笔者同事,因患者年事已高,又兼疮疡不收,难以从黔东南州前来昆明就诊,故于 7 月 4 日携带患者胫前疮疡照片、舌苔照片和面部照片求治于笔者。

见患者照片,其形体消瘦,面色无华,疮疡创面较大,形成一坑状溃破面,直径超过 3cm,深数毫米,有脓液渗出。舌紫黯,苔腻微黄,舌中后部中央大片舌苔剥脱。笔者同事同时告知,患者胃口差,不思饮食,长年腹泻,每日大便 2~3 次。既往有肺纤维化病史 20 余年,无糖尿病病史。

辨证:中气不足,气血两虚,湿热瘀阻,疮溃不收。

治法:补中益气,清热除湿,活血生肌。

处方:补中益气汤合四妙勇安汤加减,改予丸剂。

方药如下:

黄芪 200g,党参 150g,炒白术 100g,山药 150g,陈皮 75g,升麻 50g,柴胡 50g,当归 75g,银花 75g,玄参 75g,炒苍术 75g,神曲 100g,土鳖虫 75g,炒麦芽 100g,川牛膝 75g,炒黄柏 30g,白芷 75g,乳香 100g,没药 100g,白及 100g,龙血竭 100g,白蔻 75g,炒稻芽 100g,炙甘草 50g。

1 剂,加工为小水丸,每次 6g,每日 3 次,饭后温开水送服。

患者于 7 月中旬开始服药,病情逐渐好转,疮疡逐渐收口。8 月 20 日,患者已服中药丸剂近 40 天,同事发来照片,见疮疡已收口大半,从直径逾 3cm 缩小到直径不到 1cm,周边皮肤收紧干燥,有继续收口、即将愈合的趋势。

国庆节期间,同事告知笔者,患者疮疡已基本收口。10 月 27 日,同事发来照片,见溃面已完全愈合。丸药还剩少许,嘱继续服用巩固,待此剂丸药服完后,再来复诊,计划其后以益气养血为法调养身体。

按:

本案患者疮疡破溃、久不收口,先发疮肿,破溃后流出脓水,形成溃疡。西医治疗无效,植皮亦失败,遂告束手。患者79岁,年事已高,形体消瘦,面色无华,胃口差,有肺纤维化病史,故考虑以虚证为主,气血两虚,中气不足。其舌紫黯,苔腻微黄,又夹湿热瘀阻。气血不旺而夹瘀阻,致溃疡不愈。治疗当缓补气血,气血旺而血肉生,血肉生而溃疡愈,故剂型上选用丸剂,丸者缓也,以图缓治。

中气不足,气血两虚,故以补中益气汤为基础,合四妙勇安汤(银花、玄参、当归、甘草)以消疮痛,同时配伍三妙丸(苍术、炒黄柏、川牛膝)以除下焦湿热。乳香、没药、白芷、白及、血竭、土鳖虫活血生肌。脾胃虚弱,纳食差,配伍炒麦芽、炒稻芽、白蔻、山药、神曲,与补中益气汤共用和中健脾,气血旺而生肌。病在下,炒黄柏、川牛膝皆有引药下行之功。

以上诸品,共为丸剂,服丸40天,溃疡收口大半。皮肤科同仁以此病为顽疾,犹不相信能完全愈合,微信留言戏谑提醒,欲观后效。又服丸药1个多月,溃疡全收,疮面完全愈合。

📄 附记:

患者服丸药至8月20日时,疮疡即明显收口,同事传来照片,笔者看到照片后,亦惊喜不已,叹中医药确有神效,好转如此之迅速,于是将病例照片分享到微信朋友圈。

笔者有一吕姓师弟,为成都中医药大学中医外科学专业皮肤科方向毕业的硕士研究生,现在在内蒙古呼伦贝尔市某医院皮肤科工作。看到笔者在微信朋友圈中分享的病例及照片,吕姓师弟留言说到:"汪老师在抢我们皮肤科的饭碗啊! 温馨提示,这种溃疡越是后期越不好愈合,有的一两年不好! 期待你说下文。如果这个治好了,我给你转诊俩病人过来,和这个同样的病人,治了好久都不行。"

吕姓师弟为皮肤科专家,既然他这么说,笔者也有些许担心患者所剩的溃疡不收口,于是打电话给同事,嘱咐她告知家中亲人注意观察,如果最后一点溃疡不能收口,及时告知笔者,笔者再为其配制外用药,争取全功。同事在电话中回答说,她见其婆婆服丸药后,疮疡溃面恢复迅速,估计不需要其他治疗,服丸药应该能行。

10月27日同事传来照片,疮疡溃面完全愈合,笔者转发给皮肤科吕师弟,其方叹服中医药之神奇功效。

普济消毒饮加减治疗咳嗽

陈某,男,34岁,云南省昆明市人,2014年11月22日诊。

咳嗽1个月余。

患者为昆明市某新建医馆负责人之一,2014年11月22日找笔者商谈相关事宜。在前往办公室途中,告知近期苦于咳嗽,已1个月余,咳嗽频作,片刻不停,难以歇止,故请笔者诊脉开方。

询问病史,患者1个多月前感冒后出现咳嗽,干咳少痰,咽痒。先请一经方派中医诊治,此经方派中医善用经方及姜桂附诸品,予小青龙汤数剂无效,再改投麻杏石甘汤数剂。患者咳嗽反而加重,咳声频频,难以歇止,甚至有撕心裂肺之感。回昆明后,请另一医为其诊治,用药平稳,处以杏苏散加减治疗,咳嗽稍有缓解,但依然较剧。刻下症见咽痒干咳,剧咳而难以将痰咳出,以致影响言语交谈。脉弦数,尤以两寸部脉浮滑有力。

辨证:火郁上焦,肺气不宣,痰火闭阻。

治法:清解上焦,宣肺开闭。

处方:普济消毒饮加减。

方药如下:

牛蒡子12g,黄芩12g,生甘草6g,桔梗12g,板蓝根12g,射干12g,玄参12g,升麻12g,柴胡12g,陈皮12g,僵蚕12g,薄荷12g,荆芥12g,前胡12g,杏仁12g,炙款冬花12g。

2剂,水煎服,一日半一剂。

患者服药2剂而愈。

按:

治疗外感咳嗽,必参五运六气及气机升降沉浮之理。甲午之年,少阴君火司天,阳明燥金在泉,五之气,主气阳明燥金,客气少阳相火。加之第二年之气,往往于上一年年底便开始从地下升发。昆明地处南疆，第二年之气升发早于北方，笔者临床测证，多于阳历 11 月便有升发之象。然气机将升未升，加之冬月寒邪凝滞，闭郁气机，阳明燥金在泉，郁而化热。火热之邪郁闭上焦，肺气不得清肃，宣发失职，故干咳而痰邪难出。两寸部脉浮滑有力亦是肺气郁闭、痰邪不出之征。治当解上焦肺窍火郁。

普济消毒饮原为治疗大头瘟名方，一般医者从未遇到过大头瘟，故多弃此方不用。殊不知东垣立普济消毒饮治疗大头瘟，所针对病机为上焦心肺间火热郁闭，以此开火热之郁，如此才为本方真义。若只知普济消毒饮治大头瘟，不从上焦火郁的病因病机上思求，此方则无用武之地，堪为暴殄天物，至为可惜！本案以普济消毒饮解上焦火郁，火郁一解，咳嗽自止，全因切中病因病机，虽非止咳方而收止咳之功。

> 📄 **附记：**
>
> 治此案后不久，医馆负责人告诉笔者，说此案对前经方派中医触动颇大。未经此案之前，该经方派医者推崇火神派心法，对寒凉方药常不屑一顾。但观笔者用方，该经方派医者方深深感叹原来板蓝根、牛蒡子、玄参等寒凉药亦可治疗咳嗽，之后遂改变其完全摒弃寒凉之作风。
>
> 后此经方派医者与笔者结识，曾于咳嗽流行之时，几次发来微信与笔者讨论咳嗽的治疗思路。但囿于千里相隔，难以详细尽说，每当相问，笔者便以小柴胡汤答之。其实笔者虽然所用为普济消毒饮，并非小柴胡汤原方，但宣散解郁之功，与小柴胡汤同理，普济消毒饮亦暗含小柴胡汤之义，乃一脉相传之法。

荆防败毒散加减治疗自汗 3 年

杨某，女，63 岁，云南省昆明市人，2018 年 5 月 28 日诊。
自汗 3 年。
患者 3 年前一次不慎感冒后即出现自汗不止，服中药及中成药玉屏风颗粒、虚汗停颗粒、生脉饮等病情无好转，且逐渐加重，出现畏寒怕冷，多着衣衫则潮热汗出，日日自汗皆湿透内衣，每天都需沐浴更衣。并伴有腹部隐痛、大便稀溏、纳差、眠差、乏力、气喘诸症。既往有"喘息性支气管炎"病史，发作时气喘自汗。遍访中医、西医,多方求治,桂枝汤、桂枝加龙骨牡蛎汤、玉屏风散、生脉散、归脾汤、黄芪建中汤等方,所服不知凡几,3年罔效。经病友介绍,遂来笔者门诊求治。

刻下症见虽值暑月亦着毛衣外套,而皮肤湿冷,自汗不止。舌淡,苔白腻,脉沉细。

辨证:肺脾气虚,卫阳不足。

治法:温阳益气止汗。

处方:附子理中汤加减。

方药如下:

制附片15g(另包,先煎45分钟),干姜15g,太子参30g,炒白术15g,黄芪30g,茯苓20g,炙甘草6g,浮小麦30g,糯稻根30g,五味子6g,夜交藤30g,苍术15g,陈皮12g,厚朴15g,防风10g。

3剂,水煎服,两日一剂。

6月4日二诊:患者诉服上方3剂后,乏力、纳差、腹痛等有所减轻,但自汗依旧。并诉3年来,求治于医,凡于方中加糯稻根止汗,自汗反而加重。诊其舌脉,仍为舌淡,苔白腻,脉沉细。虑其虽为阳气虚,但有湿邪化热,蒸迫为汗。故此诊拟温阳益气之外,加化湿解郁之品。方拟四逆汤合小柴胡汤加减。

方药如下:

制附片15g(另包,先煎45分钟),干姜15g,黄芪30g,郁金15g,柴胡12g,黄芩10g,黄连8g,炒黄柏8g,香附15g,浮小麦30g,苍术15g,厚朴15g,陈皮12g,炒白术15g,防风10g。

4剂,水煎服,两日一剂。

6月11日三诊:患者诉服二诊方4剂后,自汗仍无缓解。自诉已经历3年,求医无数,所服药无数,而自汗无一日停歇,恐怕已无法治疗云云。言语之中,已有失望放弃之意。笔者言语宽慰之余,忽思《医宗必读》所载"见痰休治痰,见血休治血,无汗不发汗,有热莫攻热;喘生毋耗气,精遗勿涩泄,明得个中趣,方是医中杰"。虽古人仅云"无汗不发汗",但此亦可引申为"见汗休止汗",治汗不在敛汗,关键在于切中病因病机。患者自汗3年,服敛汗药无数而并无寸效,结合病因及病史,或因腠理郁闭、湿热内蕴、蒸迫为汗所致。治疗当反其道行之,以化湿解郁、开宣腠理,发汗以止汗。方用荆防败毒散加减。

方药如下:

荆芥12g,防风12g,党参15g,茯苓15g,川芎15g,羌活12g,独活12g,柴胡 12g,前胡 12g,枳壳 12g,桔梗 12g,黄芩 12g,黄连 8g,藿香 15g,郁金 15g,炙甘草 6g。

4剂,水煎服,两日一剂。

6月 18日四诊:患者欣喜而来,诉服药仅 2日,自汗顿减,近 4日已未再自汗,3年所苦一时而愈。后以败毒散、参苏饮等方加减。

1个月后,患者因感冒来门诊求治,诉病情稳定,其间自汗未再发作。

按:

中医诊病,关键在于辨证论治,但临证病情却千变万化,纷繁复杂,诚如古人所说"此事难知"。若辨证准确,多年沉疴亦可一服而愈;若辨证偏差,虽服药 3年,亦无寸效。本案患者,自汗 3年,所服益气、养阴、温阳、补脾、补肺、敛汗等药,不知凡几,其所服桂枝汤、桂枝加龙骨牡蛎汤、玉屏风散、生脉散、归脾汤、黄芪建中汤等也都是中医治疗自汗的常用方,但却无效,自汗日日不止,可见病机非关气虚,日日敛汗而未曾搔着痒处。

初诊时,笔者亦受其纳差、乏力、舌淡、苔白腻、脉沉细等表现所惑,从虚从湿论治,虽用温阳化湿、益气止汗法,但较益气养阴止汗并无本质性变化,即使不是重蹈覆辙,亦是再落窠臼。二诊时,笔者虽已发现病机与湿邪郁热、蕴蒸汗出有关,但也未探及根本,且处方未离敛汗药,则腠理仍郁闭不解。

三诊时,笔者忽思"见痰休治痰,见血休治血,无汗不发汗,有热莫攻热;喘生毋耗气,精遗勿涩泄,明得个中趣,方是医中杰",进而引申为"见汗休止汗",突破屏障,方见光明。遂用反治,以荆防败毒散开宣腠理,黄芩、黄连、藿香、郁金解湿热之郁,无一味止汗药,反予发汗,开宣疏导,湿郁得去,气机宣通而 3年自汗顿愈。故中医治病,全在于对证,不在于对症。对症而不对证,枉用止汗药而汗不止;对证而不对症,反其道而行之,却随手而瘥。

荆防败毒散加减治疗恶寒 20 年

谢某,男,52岁,云南省盐津县人,2018年 6月 17日诊。

恶寒、自汗、身痛 20年。

20年前的夏季,患者因感冒后恶寒怕冷,就诊于当地中医,口服中药治疗,方中有鹿茸等温补类药物。服药后,恶寒怕冷非但不缓解,反而加重,迁延不愈,再服附子等方,病情愈加严重,以至夏季也要穿毛衣、秋裤。病情持续达 20 年之久,其间四处求医,在云南省盐津县、昆明市各大医院及四川大学华西医院、四川泸州医学院附属医院间断诊治 20 年,诊断不明,并无寸效。

20 年来,服用中药也几乎持续不断,所服附子无数,自述可以用卡车装载,但恶寒、怕冷症状从未缓解。虽暑月亦着厚衣,夏季也要借助取暖器,晒太阳却只会越晒越冷。伴有每日自汗,常湿透内衣;又伴身痛、身软、乏力、腹泻、胃胀等症状。近日听盐津县一名中医介绍笔者,内心激动,满怀期望,遂前往昆明找笔者诊治。

刻下症见消瘦,神差,夏季而身着毛衣、毛呢外套等厚衣,皮肤潮冷。舌淡紫,苔白厚腻微黄,脉弦滑。

辨证:湿邪郁阻化热,阳气不伸。

治法:化湿解郁清热,辛温透表。

处方:半夏泻心汤合麻杏苡甘汤加减。

方药如下:

法半夏 12g,黄芩 10g,黄连 8g,干姜 15g,炙甘草 6g,太子参 30g,柴胡 12g,郁金 15g,生白术 15g,茯苓 20g,生麻黄 8g,杏仁 12g,苡仁 30g,厚朴 15g,陈皮 12g,藿香 15g。

4 剂,水煎服,两日一剂。

因病情较重,且已迁延 20 年,故叮嘱患者暂时不要离开昆明,先服 4 剂中药投石问路,以观后效。

7 月 1 日二诊:患者诉服中药 4 剂后,病情并无好转,依然恶寒怕冷较重。因病情迁延不愈,20 年来求治各大名医名院无效,患者自知病情十分棘手,也并未抱服药数剂而效的幻想,故坚定信念,要求继续服药。诊其舌脉,仍为舌淡紫,苔白厚腻微黄,脉弦滑。虑前辨证方向不错,因风邪湿邪困阻阳气,阳气不伸而致怕冷,苔黄为湿邪郁热之征。虽有郁热,但本质非湿热,故黄连、黄芩、苡仁似过寒凉,此次摒弃不用。患者怕冷,属湿阻气郁,并非阳气虚,故干姜、太子参、白术等温补药虽然平和,但也没有必要使用,亦应摒弃。另麻黄透表力量稍强,恐疏泄太过。思虑再三,辨证总体方向不变,而方药进行调整。

辨证:湿邪郁阻,阳气不伸。

治法:化湿解郁,辛温透表。

处方:荆防败毒散加减。

方药如下：

荆芥 12g，防风 12g，炙甘草 6g，茯苓 20g，川芎 15g，羌活 12g，独活 15g，柴胡 12g，前胡 12g，枳壳 12g，桔梗 12g，藿香 15g，厚朴 15g，郁金 15g，佩兰 12g，党参 15g。

4 剂，水煎服，两日一剂。

7 月 8 日三诊：患者服药后恶寒顿减，怕冷症状好转大半，自汗、身痛、乏力等均好转，厚衣减半。20 年痼疾服药后忽然减退，患者激动不已。再予二诊方4 剂巩固。

7 月 15 日四诊：症状基本消失，予前方加减 7 剂，患者带药返回盐津巩固治疗。

1 个月后随访，病未复发，以六君子汤合藿香正气散调治痊愈。

2019 年 8 月，患者来门诊调理脾胃，诉 2018 年服中药后，病情已痊愈，1 年来只在冬季降温时需要添加厚衣，平素已正常着装，怕冷、自汗等症状已缓解。

按：

本案患者为温补所误，病情迁延 20 年之久，恶寒怕冷症状极重，暑月亦要着毛衣秋裤。病起于 20 年前，感冒后恶寒怕冷，若当时即予辛温解表，其病可痊，不至于此。但误服鹿茸，未分表里，认错病位，病本在表，却温其肾阳，所以引邪深入，表闭不解。其后若予透邪化湿，也未必会迁延如此之久，但多数医者一见怕冷，便以附子温阳，20 年来所服附子可用车载。表闭未解，服附子非但徒劳无益，且会加重邪气内陷，纠缠不解，故恶寒、自汗、身痛长达 20 年。邪气内闭，气机郁阻，气化不行，水湿内停，又会出现阳虚寒湿之象，导致医者更加迷惑，误判阳虚，附子等温补药所用不断。

初诊时，因伴有腹泻、胃胀、自汗、皮肤湿冷，苔白厚腻微黄，脉弦滑，故以调中化湿为先，先调脾胃，佐以辛散。盖邪气胶着日久，湿邪内生，先去内湿，方拟半夏泻心汤合麻杏苡甘汤加减。4 剂之后，湿邪松动，虽症状不减，但患者信心坚定，配合笔者，要求继续服药。考虑辨证方向不错，但黄芩、黄连虽有干姜佐制，仍然偏于寒凉，不利于导邪气外出。干姜、太子参虽补脾阳，但目前为祛邪松动之时，暂时不必使用，以免敛邪。治疗当一鼓作气，祛邪外出。虽有自汗，是为湿邪内郁，附子等温补药火毒郁阻于内，迫津外泄所致，故不可止汗，反而应当以祛邪为先。

综合以上考虑，故二诊之时，改用荆防败毒散辛温解表，宣散痼结邪气，加藿香、厚朴、郁金、佩兰理气化湿,稍加党参益气,即取小剂人参败毒散之义。诸药合用,邪气松动,表卫腠理疏通,自身阳气升起,20年痼疾得以消退。其后治以平调,健脾化湿为主,并嘱患者日后不得滥用温补,以防闭塞表腠气机,方可避免复发。

此证非阳虚,初乃表证,后邪闭表卫,故鹿茸、附子皆不可用,20年痼疾皆因误用鹿茸、附子之故。

荆防败毒散加减治疗产后高热乳汁不通

和某,女,26岁,云南省昆明市人,2018年5月29日诊。

产后高热、乳汁不通半个月余。

患者为云南中医药大学2011级中医学专业本科毕业生,在昆明市中医医院工作,产后33天。产后左侧乳汁不畅,产后半个月不明原因出现发热,病情持续半个多月,每日不定时发热。发热前先寒战不止,继而出现发热,体温高达39.5℃以上,最高可达40.5℃。多从凌晨五六点开始出现寒战,日出后便开始发热,直到下午两三点退热。有时从早上八九点开始发热,也持续到下午两三点。每次发热持续半日,热退后乳汁自行流出少许,如此反复,痛苦不堪。行血常规检查提示正常,乳腺彩超提示"左乳少量乳汁淤积",尚未达到乳腺炎诊断标准,不适宜使用抗生素,故西医无较好的治疗方法,所请通乳师亦束手无策。病情迁延半个月,服中西药、输液治疗均无好转,遂来笔者门诊求治。

刻下症见身穿厚衣,神差,发热、恶寒。舌淡紫,有瘀点,苔薄白腻,脉沉弦细,寸部浮滑。

辨证:产后风寒外感,少阳枢机不利。

治法:益气解表,辛温宣通。

处方:荆防败毒散加减。

方药如下:

党参15g,荆芥12g,防风12g,炙甘草6g,茯苓15g,川芎15g,羌活12g,独活12g,柴胡12g,前胡12g,枳壳12g,桔梗12g,郁金15g,香附15g,白芷12g,王不留行12g,黄芩10g。

3剂,水煎服,一日半一剂。

患者服中药后,第二天病情好转,第三天便未再出现发热。6月5日,患者发来微信说:"我这个星期没有发烧了,感觉回到了人间,谢谢汪老师让我对小柴胡汤有了新的认识。"

按：

本案患者为产后高热、乳汁不通，体温高达40℃以上，持续半个多月不退。其发热与乳汁不通关系密切。脉寸部尚浮滑，故知发病乃因风邪所致，因此尚需解表。乳房为肝经所过之处，乳房疾病多与肝经有关。足少阳经行于乳房外侧，胸胁、乳房等部位为少阳之分野。故辨证为少阳枢机不利，肝脉郁滞。

邪气阻于少阳一经，郁而化热，表里气机不通，故表现为寒热往来之半表半里证。每日从寅卯之时开始寒战，继而发热，持续到午后退热，是邪气纠缠于少阳一经，凌晨及上午，少阳春生之气升发，与邪气交争，故定时高热寒战。正气尚能与邪气相争，交争半日而少阳、肝脉略得疏利，故流出乳汁少许，通利后而热退。如此，邪气稽留，半表半里，周而复始。

治法当有三：一以辛温解表祛邪，二以和解少阳半表半里，三以宣通肝脉。方拟荆防败毒散加减。患者之所以将笔者所开荆防败毒散误认作小柴胡汤的原因在于：

一者，云南本地不少中医同仁流传笔者善用小柴胡汤，此观点于患者心中先入为主。

二者，笔者认为，败毒散方确实可视作小柴胡汤之衍生方，败毒散加黄芩一味，则小柴胡汤之法全；而败毒散辛温解表之力为小柴胡汤所不具，因此也可视败毒散为太阳、少阳两经之方，小柴胡汤加荆芥、防风、羌活、独活，不啻为小剂败毒散。

三者，笔者在败毒散基础上加黄芩、郁金、香附，除意在通达肝脉之外，更以败毒散中柴胡与黄芩、郁金、香附配伍，为小柴胡汤之变法变方。

四者，今之学者大多在方剂学、中医内科学等课程中接触过败毒散、荆防败毒散，大多只将此方视为辛温解表方，却不知此方亦为古代中医外科所常用，外科病证，若邪尚在表，此方加减有其良效。

故此，笔者以荆防败毒散加减，以辛温解表祛邪、宣通肝脉、疏利少阳。因患者病情已持续半个多月，虑其正气稍为衰减，故取人参败毒散之义，稍加党参以益气扶正，同时也是小柴胡汤中用人参之法。郁金、香附疏肝以通乳；白芷辛温解表而消肿，为外科常用之风药；加黄芩，乃合小柴胡汤和解之法；王不留行以通乳。诸药合用，重在祛邪、宣通、和解，故取良效。

安神定志丸合四妙丸治疗遗精

毕某,男,21岁,云南中医学院学生,2016年10月23日诊。

遗精反复发作4年。

患者从读高中时便患遗精,近来病情反复加重,每周梦中遗精2~3次,伴有多梦,手汗较多,神疲乏力。舌质淡,苔白腻,舌根部较厚,脉弦滑。

辨证:心脾两虚,痰扰心神,相火妄动。

治法:健脾化痰,宁心安神,清热利湿。

处方:安神定志丸合四妙丸加减。

方药如下:

黄芪20g,太子参30g,菖蒲12g,炙远志12g,生龙骨30g,茯神15g,法半夏12g,厚朴15g,苍术15g,炒黄柏8g,苡仁30g,川牛膝15g,砂仁10g,藿香12g,陈皮12g,炙甘草6g。

3剂,水煎服,两日一剂。

10月30日复诊:患者诉服中药期间只遗精1次,精神好转。后再投上方6剂,遗精基本缓解。

按:

本案患者为在校学生,读书辛苦,劳伤心脾,脾虚不能运化水液,聚湿生痰,痰湿扰动心神,心神不安,则多梦。年轻人相火易亢,与湿相夹,湿热相火扰动下焦,舌根部苔白厚腻与脉弦滑是其征象。相火妄动,又兼心神不安,精液妄泄,发为梦中遗精。故治以黄芪、太子参益气,菖蒲、炙远志、茯神、生龙骨宁心安神,藿朴二陈汤化湿和中、化痰宁心,四妙丸清热利湿,以制下元妄动之相火。

俗治遗精,动辄予补肾之法,患者也多自以为肾虚,往往以补肾为喜。殊不知年轻人若非先天不足及后天劳伤太过伤及根本,肾虚并不为多。一味补肾,湿热相火愈补愈盛,徒增病情,不如健脾化痰兼制相火为上。

枳实导滞丸治疗急性腹痛

王某,女,43岁,四川省攀枝花市人,2001年9月诊。

突发剧烈腹痛1天。

患者自攀枝花乘火车前往成都。上车后,吃自己携带的饼不久后,即感小腹疼痛,且逐渐加重。傍晚时分,火车行至德昌火车站时,已痛不可忍,于是提前在德昌站下车,呼叫救护车急送入德昌县中医医院住院部内科。

入院后,行 B 超、腹部平片检查均未见异常,当天值班医生予以消炎、解痉、补液治疗,肌注曲马多、阿托品也不能止痛。由于患者被收治到笔者当时所主管的病床上,因此第二天笔者上班后接诊患者。

次日查房:患者痛苦貌,腹痛一夜无缓解,小腹左侧压痛,拒按,无肌紧张。自诉已 3 日未解大便,且平素也常发作腹痛,曾于攀枝花市、西昌市多家医院检查,诊断不明。舌红,苔白腻,脉弦。笔者考虑患者为饮食后发作腹痛,痛则不通,肠中必有积滞。入院后经消炎、解痉、镇痛西药治疗无效,遂考虑予中药。

辨证:食滞肠道,不通则痛。

治法:通腑泄热,理气止痛。

处方:枳实导滞丸加减。

方药如下:

枳实 20g,大黄 15g,黄连 6g,黄芩 12g,神曲 20g,茯苓 15g,炒白术 15g,泽泻 15g,苏叶 15g,香附 15g,厚朴 15g,柴胡 12g,炙甘草 6g。

1 剂,水急煎服。

患者当日上午、中午共服用中药 2 次,下午即解大便 1 次,腹痛顿然消退,缓解如失。观察一夜,精神恢复。第三天出院,踏上前往成都的列车。

按:

古人云:痛则不通,通则不痛。确实之理也!本案患者乘坐火车,吃饼后出现剧烈腹痛,应为饮食积滞肠腑、腑气不通所致。食滞不去,腑气不通,病必不去。故用西药消炎解痉镇痛罔效。枳实导滞丸为东垣先生名方,方出《内外伤辨惑论》,功能消食导滞。本案方中枳实、大黄荡涤肠腑,神曲消食化滞,黄连、黄芩清解郁热,白术、茯苓、泽泻健脾利湿,苏叶、香附、厚朴、柴胡疏肝理气。本方还化裁有小承气汤、小柴胡汤、枳术汤之义。积滞去则腹痛消。

保和丸加减治疗食积发热

李某,女,3 岁 6 个月,云南省昆明市人,2012 年 6 月 26 日诊。

鼻塞流涕 1 周,发热 4 天。

患儿 1 周前感冒,鼻塞流涕,4 天前,正值端午节前夕,家长予食粽子 1 枚,夜间即出现发热。就诊于昆明市儿童医院,予输液治疗 2 天,病情无好转,发热不退。刻下症见发热,体温 38.2℃,流浊涕,口唇色深红,指纹紫滞,现于风关、气关,脉浮滑数。

辨证:食滞中焦,风热外感夹湿。

治法:消食导滞,疏风清热,芳化除湿。

处方:保和丸加味。

方药如下:

焦山楂 15g,神曲 10g,炒莱菔子 8g,炒麦芽 10g,法半夏 6g,茯苓 10g,陈皮 6g,连翘 5g,银花藤 12g,枇杷叶 8g,薄荷叶 6g,桑叶 6g,白蔻 6g,柴胡 8g,滑石 10g,佩兰叶 6g,黄芩 5g,藿香 8g,芦根 10g,生甘草 4g。

2 剂,水煎服,一日半一剂。

6 月 28 日复诊:家长来诉,患儿服中药 1 剂,发热即退,安静熟睡,唇色转为正常淡红色,鼻流浊涕亦好转。据家长以往经验,该患儿一旦出现唇色深红,便容易生病,近 1 个月以来,唇色一直深红,此次服药 1 剂,唇色即恢复正常,十分高兴。盖脾为后天之本也!

按:

本案患儿素体脾虚,脾胃运化能力差,脾其华在唇,故唇色一红,便容易生病,为脾虚不运积热之征象。此次先有感冒,脾胃因而受损,端午节前夕又食用粽子 1 枚,愈加不能消化。食积于内,郁而化热,外有风热夹湿,内有食积不化,故见发热。此种发热,必消食导滞,方能退热,静脉输注抗生素、肌注退热药均不能解决根本问题。方用保和丸加减消食导滞。因有外感风热夹湿,故加银花藤、柴胡、薄荷叶、桑叶清宣风热,藿香、佩兰叶、枇杷叶、白蔻化湿调中,柴胡、黄芩、芦根清解退热。因已夏至,暑湿较重,故加滑石、生甘草清暑利湿。

藿朴夏苓汤合理中汤治疗
自汗恶寒腰痛遗精

谢某,男,19 岁,云南中医学院学生,2018 年 4 月 29 日诊。

自汗、恶寒、腰痛、遗精 10 天。

患者为云南中医学院中西医临床专业大一学生,素体体虚,自小有高血压和胃食管反流病史。高中时又患长期咳嗽,迁延至其入大学不缓解,多方诊治,未发现肺器质性疾病。去年曾因咳嗽求治于笔者,处以四逆汤加减,服药后咳嗽缓解半年。

10 余天前,患者因腰痛求治于某中医师,处以附子剂。据患者诉,方中有附子、半夏、知母等,其余用药不详。服中药后,腰痛加重,并出现尿频,当时不以为意。时逢倒春寒,患者一天在学校教学楼自习,站在二楼走廊上背书,寒风一吹,腰痛大作。忽感剧烈腰痛,牵扯下肢疼痛,全身冒冷汗,发热,口干,头晕,全身乏力,面色苍白。

其同班同学与班主任急送患者到昆明市中医医院急诊科,翌日又转至昆明医科大学第一附属医院呈贡医院。住院治疗 5 天,诊断不明,病情无缓解。出院后仍感腰痛,乏力,头晕,且病情有加重趋势。恶寒重,手足冰冷,夜间睡觉须盖 4 床棉被,仍然怕冷不已,难以入睡。全身自汗、盗汗,打湿内衣、被褥。稍一吹风即发低热、干呕,体温 37~37.5℃。并在白天清醒状态下,不自主遗精滑泄 2 次,自感恐惧,难以忍受,遂于 4 月 29 日上午来笔者门诊求治。

就诊时,已近立夏,旁人皆着衬衣、T 恤衫,而患者怕冷较重,仍穿羽绒服。刻下症见腰痛,恶寒,低热,时时干呕,自汗不止,头发、额头不时有汗水滚落。诉大便 1 周未解,昨日终解但大便稀溏。舌淡,苔白厚腻,脉弦滑。

辨证:风邪夹湿外感,脾胃寒湿内蕴,相火湿热妄动。

治法:化湿,解表,和中。

处方:藿朴夏苓汤合理中汤加减。

方药如下:

藿香 15g,厚朴 15g,法半夏 12g,茯苓 20g,陈皮 12g,白蔻 12g,滑石 15g,干姜 15g,太子参 30g,炒白术 15g,柴胡 12g,黄芩 10g,荆芥 12g,防风 12g,郁金 15g,炙甘草 6g。

2 剂,水煎服,一日半一剂。

5 月 1 日复诊:患者病情大为好转,诉仅服药 1 剂,恶寒即减轻,已换下羽绒服,穿 T 恤和薄外套,自汗、盗汗止,发热退,干呕缓解,腰痛、头晕、乏力均减轻,精神好转,厚腻舌苔亦消退。再以上方加减 2 次,共服药 6 剂,病愈,未再遗精滑泄。

按：

本案患者素体体虚，脾胃阳气不足，初时腰痛实为风寒所致，治宜散寒除湿。但误服附子、知母、半夏等物，知母克制附子烈性，附子燥热之性无处宣泄。附子之性犹如一匹烈马，奈何以知母寒凉之性束缚之，若体内夹湿邪，则知母助长寒湿而郁闭附子火热出路，一团烈火煎煮寒湿，化生湿热，封堵气液出路，激引相火湿热，时发腰痛尿频。

又因暮春之节、春寒料峭之时，独立寒风，背书温课，风寒外感，闭郁腠理，玄府不通，气液内迫，更助生湿热相火，郁而化热。风寒在表，湿热在里，两相攻击，经隧不通，故而腰痛大作、头晕、乏力、冷汗。住院输液数日，湿上加湿，闭上加闭，湿邪郁热更盛。湿邪内蕴，脾胃不和，故时时干呕，大便1周不解，解则稀溏。风寒夹湿束表，湿热内困于里，阳气不能外达，故恶寒重、厚褥重裘。湿热蒸迫，故低热而自汗、盗汗不止，打湿衣被。相火湿热妄动，则遗精滑泄而出。

外闭内蒸，病因明确，故治以化湿、解表、和中，以宣通风、湿、寒、热诸邪郁闭。方中以藿香、厚朴、茯苓、滑石、白蔻化湿利湿，虽有遗精滑泄，仍以滑石、茯苓导相火湿热外出，是通因通用之法。再以柴胡、黄芩、郁金配伍滑石，除相火湿热之亢。干姜、太子参、炒白术、法半夏、陈皮、炙甘草温中益气、和中化湿。荆芥、防风合藿香、柴胡解表腠风、寒、湿邪气之闭，开宣玄府气液通道。诸药合用，邪气得去，内外通彻，湿热导出，相火潜伏，故病情虽重，服药后却能快速缓解，效如桴鼓，一服而应。

柴胡疏肝散合酒军白芥子汤治疗腰痛

李某，女，80岁，云南省昆明市人，2017年8月20日诊。

突发剧烈腰痛10天。

患者10天前不明原因出现腰痛，病情逐渐加重，近几日较为剧烈。疼痛部位以腰椎牵扯双肾区为主，睡卧及起身时即加重，直至腰部皮肤亦痛，不能触摸，疼痛于腰部呈游走性。4年前曾行胆囊切除术，1年前有股骨颈骨折病史。患者自服补肾中药与消炎止痛类西药无缓解，B超检查未查明腰痛突发原因。疼痛实难忍受，经他人介绍，遂来笔者门诊求治。

刻下症见体形稍胖，表情痛苦，家属扶入诊室，落座后呻吟不止。舌淡紫，苔薄白腻，有瘀斑，脉弦滑数而有力。

辨证:气滞痰阻血瘀,经络阻滞不通。

治法:理气逐痰,活血止痛。

处方:柴胡疏肝散合酒军白芥子汤加减。

方药如下:

柴胡12g,枳壳12g,白芍12g,炙甘草6g,川芎15g,香附15g,陈皮12g,郁金15g,白芥子8g,酒大黄12g,延胡索12g,炒川楝子12g,独活15g,炒蒲黄12g,五灵脂12g,黄芩8g。

2剂,水煎服,一日半一剂。

8月22日复诊:患者诉服上方2次,解大便1次后,腰痛若失。前次就诊时神色痛苦、呻吟不止,而今日疼痛缓解、神色自若,走路已不需家属搀扶。继予上方去酒大黄、炒蒲黄、五灵脂、独活,加法半夏12g、厚朴15g,善后调治。

半年余后随访,病情未复发。

按:

俗治腰痛,多用杜仲、川续断、菟丝子、桑寄生之类,甚至用六味地黄丸、肾气丸之类,纷然淆乱,诸药乱投,忘却辨证论治之宗旨。本案患者,症状急发,脉弦滑数有力,并无虚象,因气机不通而腰痛急发。剧烈腰痛而呈游走性,当为痰湿游走于经络之间。舌淡紫而有瘀斑,为瘀血阻滞之象。当从肝经论治,以疏导气机为主,理气、逐痰、活血而止痛。故用柴胡疏肝散疏肝理气,加黄芩与柴胡配伍,法小柴胡汤义,升降疏导,加郁金、失笑散疏肝而活血定痛,加金铃子散理气而止痛。白芥子通行经络而走逐化痰,合大黄而奏逐痰攻下祛邪之功。大黄酒制又能活血逐瘀。白芥子与酒大黄配伍,为笔者17年前总结的药对,命之曰"酒军白芥子汤",善活血化痰,攻逐深入经隧之痰瘀诸邪。

此医案对跟诊学生亦颇有启发。跟诊学生董元洪在门诊亲眼看到笔者治疗此例患者后,发表学习感言道:"一位突发腰痛10天、疼痛呈游走性的老奶奶(本人是退休医生,有胆囊切除术史),老师不以其年迈,诊脉弦滑数有力,舌淡紫苔薄白腻、有瘀斑,辨证为肝郁血瘀,用柴胡疏肝散加金铃子散、失笑散、白芥子、酒大黄(12g)、黄芩疏肝理气、活血化瘀、通络化痰,辨证精彩! 亮点在于不是所有腰痛都用补肾法,当辨虚实,肝郁气滞血瘀痰阻的也不少,不可一味用补肾药,越补越痛,疏理气机就好。"

笔者主编《脉诀汇辨校释》,曾亲作按语云:腰背痛而移易不定,渐渐扩大或走窜，或麻木不仁，或牵掣附着，常于阴天复发或加重，脉滑者，多为积痰停饮阻滞于经络之间。治当化痰，甚或逐痰攻下。2000年，笔者初治一病例，时逢阴雨连绵1周，患者自觉腰背胀痛，如有物附着压之。先予柴胡疏肝散加川断、杜仲、独活、台乌、苍术2剂，腰痛稍减，但觉腰背如物压痛处散开渐大，走窜满背。思有湿痰停滞，阻碍气机作痛，因行气而湿痰流注腰背经络间，即予柴胡疏肝散加禹功散(牵牛子、小茴香)、酒制大黄、白芥子、法半夏1剂，2服大便下而腰背痛立止，物压附着感如失。

下 编

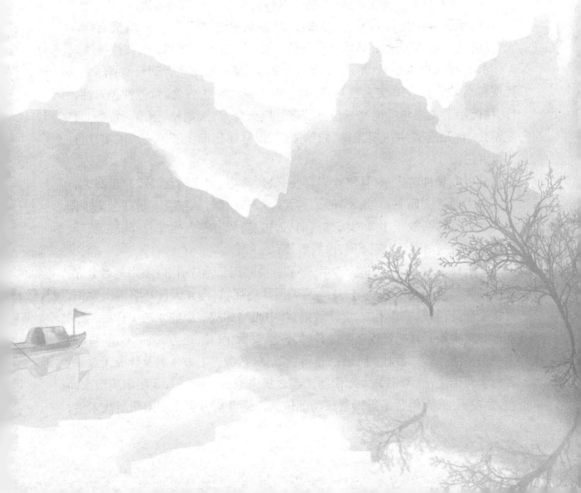

葛根汤合小柴胡汤治疗突发性耳聋伴耳鸣

赵某,女,53岁,昆明理工大学教师,2018年7月9日诊。

突发耳聋伴耳鸣1个月。

患者于6月8日突发耳聋,到昆明医科大学第一附属医院诊治,诊为突发性耳聋,予鼠神经生长因子、长春西汀、灯盏花素注射液等,门诊输液治疗14天,能听见一些,但仍然是耳鸣耳聋并见。耳鸣声音大,如轰鸣声,昼夜持续。

6月28日突发眩晕,不敢睁眼,耳鸣加重,家属急送患者到云南省第二人民医院,诊断为"左耳突发性耳聋,脑供血不足",予扩血管、营养神经对症治疗,住院用药主要包括地塞米松、长春西汀、天麻素、泼尼松、倍他司汀等。住院治疗10天,于7月8日出院,眩晕减轻,但耳鸣依旧无缓解。为求治疗,遂来笔者门诊。

刻下症见神情疲惫,耳鸣难以忍受,呈轰鸣声,如飞机起飞或汽车高速行驶。伴大便稀溏而黏,有解不净感。舌淡红,苔白腻,脉弦滑。辨证考虑少阳湿热,扰动清窍,故予小柴胡汤加菖蒲、远志、防风、川芎、生龙骨、陈皮、茯苓、蔓荆子、葛根、藿香、天麻,4剂,水煎服,两日一剂。

7月16日二诊:患者诉上诊后,即到针灸科门诊治疗,同时服用笔者上方,开始两天耳鸣症状突然缓解,持续两天无耳鸣症状,但4天前耳鸣再次发作,再接受针灸,并服笔者上方,已无效果,耳中轰鸣如故。服完4剂中药后,急来复诊。此次除诉耳鸣日夜轰响之外,另诉感头晕、眼花、乏力、颈项不适、胃胀,大便仍稀溏。诊其舌脉,舌淡红,苔薄白腻,脉弦滑。上方4剂及针灸无效,笔者思索对治之法,考虑其太阳阳明二经之病未愈,而入少阳,太阳阳明层次尚在,颈项不适、大便稀溏等即葛根汤证依据。笔者前方舍太阳阳明层次未治,而直入少阳,则邪气不去,稽留两经,故其证不解。

辨证:三阳合病,风邪扰动清窍。

治法:辛温宣散,和解少阳。

处方:葛根汤合小柴胡汤加减。

方药如下:

葛根30g,生麻黄8g,桂枝15g,白芍15g,大枣12g,炙甘草6g,生姜5片(自加),柴胡12g,黄芩10g,法半夏12g,党参15g,川芎15g,防风12g,厚朴15g,陈皮12g,苍术15g。

2剂,水煎服,两日一剂。

7月23日三诊:患者高兴而来,诉服上方1剂而效,耳鸣大减,2剂耳鸣完全消失。现已无耳鸣,其余症状大部分改善。续予上方加减4剂善后。

1个月后随访,诉耳鸣已经痊愈。2019年9月再随访,诉病情未再发作。

按:

突发性耳鸣耳聋为耳鼻喉科急症,治疗较为困难,常迁延不愈,患者痛苦不堪。耳鸣一症,不管是对西医,还是对中医而言,治疗都十分棘手。本案患者突然起病,耳聋、耳鸣、眩晕,治疗1个月无效,耳鸣声音较大,难以忍受。初诊之时,考虑为耳部突发症状,舌淡红,苔白腻,脉弦滑,辨证为少阳病,因少阳外感风邪湿热所致,故用小柴胡汤加减。但服小柴胡汤初有效,2天后耳鸣再作。

二诊时,患者除诉耳鸣严重外,另诉头晕、眼花、乏力、颈项不适、胃胀、大便稀溏。其中,颈项不适、大便稀溏两个症状提醒了笔者。颈项不适,让笔者联想到《伤寒论》第31条"太阳病,项背强几几,无汗,恶风,葛根汤主之。"大便稀溏,让笔者联想到《伤寒论》第32条:"太阳与阳明合病者,必自下利,葛根汤主之。"两个症状都指向葛根汤证。

葛根汤证为太阳阳明合病。笔者当机考虑患者为太阳、阳明两经证尚未解,又见少阳证所致。太阳阳明二经之病未愈,而入少阳,太阳阳明层次尚在,应三阳同治。故二诊以葛根汤合小柴胡汤加减,1剂大减,2剂痊愈。经方辨证用之,确实让人惊叹疗效神奇!

二诊方中除葛根汤、小柴胡汤之外,还配伍诸药。配伍川芎,上行头目,下行血海、活血、行气、祛风、除湿;配伍防风,加强疏风散邪之功;配伍苍术、厚朴、陈皮,因患者苔白腻、脉滑,考虑风邪夹湿,故配伍此三味合炙甘草取平胃散之义化湿和中。

葛根汤合小柴胡汤治疗突发性耳聋

郭某,女,55岁,云南省昆明市人,2018年9月3日诊。

耳闭20天。

患者20天前洗澡时,有水进入左耳,自用棉签擦拭后出现左侧耳闭、耳蒙,有回声。到云南省中医医院检查,鼓膜正常,左耳听力下降,考虑为突发性耳聋,予口服甲钴胺、泼尼松、灯盏细辛胶囊治疗。患者畏惧激素,故未服泼尼松,只服用了甲钴胺和灯盏细辛胶囊。服药1周,病情无好转,又到昆明医科大学第一附属医院输液治疗,亦无好转。逐渐出现双耳耳闭、耳蒙,听力下降渐重,并伴有左眼异物感。经他人介绍,来笔者门诊就诊。

刻下症见双侧耳闭、耳蒙、听力下降,伴左眼异物感,余无他症。舌淡紫,苔白腻,脉弦细滑,寸脉略有浮象。

辨证:邪闭清窍,三阳经气不利。

治法:辛温宣散,和解少阳。

处方:葛根汤合小柴胡汤加减。

方药如下:

葛根30g,麻黄8g,桂枝15g,白芍12g,大枣12g,生姜5片,炙甘草6g,柴胡12g,黄芩8g,党参10g,法半夏12g,郁金15g,菖蒲12g,炙远志12g,川芎15g,川牛膝15g,藿香15g,蝉蜕10g。

3剂,水煎服,一日半一剂。

9月7日复诊:患者欣喜告知仅服上方半剂,耳闭、耳蒙症状便突然消除,困扰其20天的症状不到半天便已解除。服中药后第二天,到昆明医科大学第一附属医院检查,听力已恢复正常。要求继服上方加减3剂善后。

按:

本案患者因洗澡水进左耳后,出现耳闭、耳蒙,并伴有左眼异物感。病位在左侧,从耳部到眼部,按金代名医张元素经验,症在两侧,病属少阳,故从少阳论治。其脉见弦象,亦为少阳证之征象。又起病急,寸脉见浮象,考虑太阳、阳明两经证未罢,故兼从三阳风邪论治,以小柴胡汤与葛根汤合方,从太阳、阳明、少阳层层剥离外邪。加用郁金、菖蒲、远志以开清窍;川芎、川牛膝活血;藿香芳香化湿,宣散湿邪;蝉蜕疏散风邪,蝉鸣高枝,震聋醒聩,笔者治疗耳鸣耳聋耳闭常配伍此药,以取象之意。诸药合用,半剂而愈。

五苓散合温胆汤治疗高血压眩晕

李某,女,49岁,四川省峨眉山市人,笔者母亲,2004年12月诊。

眩晕、呕吐1周余。

患者10余天前不慎受风感冒,咳嗽、咳痰、流涕,自服西药后,咳嗽、咳痰、流涕症状好转,但出现眩晕,逐渐加重,视物旋转,动转即晕。5天前眩晕加重,伴发呕吐,渐至不能进食,进食即吐。于外院就诊,测血压180/110 mm Hg,诊为高血压眩晕,予口服硝苯地平、卡托普利降压,静脉补液支持治疗。治疗数日血压不降,眩晕无缓解。同时又就诊于县城某中医,处以旋覆代赭汤,但服药即吐,眩晕呕吐反加重。遂电话联系笔者诊治。

刻下症见神情疲惫,动则眩晕呕吐,时时恶心,3天来不仅不能进食,喝水即吐,只能靠输液维持,眩晕呕吐痛苦难耐,甚至有“人生痛苦”之悲观念头。家人代查舌脉,舌淡紫,苔白腻,脉弦滑。

辨证:太阳蓄水,痰湿内蕴。

治法:化气利水,息风化痰。

处方:五苓散合温胆汤加减。

方药如下:

茯苓20g,泽泻20g,猪苓12g,桂枝10g,生白术15g,枳壳12g,竹茹10g,法半夏12g,陈皮12g,葛根30g,益母草20g,钩藤20g,白菊花12g,丹参15g,天麻10g,夏枯草20g,川牛膝12g,生甘草6g。

2剂,水煎服,一日一剂。

患者诉当天煎好药后,傍晚6点服第一次药,未呕吐,只感轻微恶心;晚8点过再服第二次,未吐,无恶心。晚10点突感眩晕症状消失大半,恶心呕吐症状顿时缓解,产生强烈饥饿感,因已几日未进食,当晚即将家中储存零食全部吃光。翌日,眩晕呕吐症状霍然消失,精神转佳,测血压140/100mmHg。

按:

本案患者系受风外感后出现眩晕,迁延1周余,渐至不能进食,饮水即吐。《伤寒论》第74条云:“中风发热,六七日不解而烦,有表里证,渴欲饮水,水入则吐者,名曰水逆,五苓散主之。”加之患者平素痰多,舌苔白腻,脉弦滑,当为水饮痰湿内阻、气化不利、太阳蓄水证无疑。笔者辨证以患者倾诉“喝水都全部吐光”而得思路,故以此为“水逆”矣,处方乃以五苓散为基础。

方中以五苓散化气行水,合温胆汤加天麻、夏枯草、钩藤、白菊花化痰息风,葛根升清,益母草、丹参、川牛膝活血利尿,川牛膝并有引血下行之功。诸药合用,散水气、化痰饮、息肝风,故迅速起效。

麻黄连轺赤小豆汤合防己黄芪汤
治疗急性肾炎蛋白尿

谢某,女,4岁半,云南省澄江县人,2017年7月9日诊。

面目浮肿伴蛋白尿2天。

患儿1周前不慎感冒,以发热、咳嗽为主要症状,自服风寒感冒颗粒、藿香正气颗粒,发热退,咳嗽好转。2天前不明原因出现水肿,以面目浮肿为主,小便次数增多。到当地医院就诊,行尿常规检查,见尿蛋白(2+),考虑急性肾炎,欲收入院,予西药激素治疗。患儿父母不愿使用激素,在患儿姑妈的建议下,带患儿到笔者门诊求治。刻下症见面目浮肿,眼睑尤甚。舌淡红,苔白厚腻,脉浮滑。

辨证:肺脾不足,外受风邪夹湿,风水泛滥。

治法:疏风解表,利水消肿。

处方:麻黄连轺赤小豆汤合防己黄芪汤加减。

方药如下:

柴胡8g,黄芩6g,藿香8g,佩兰8g,生麻黄5g,连翘6g,赤小豆15g,黄芪15g,生白术10g,汉防己6g,茯苓12g,泽泻12g,法半夏6g,陈皮8g,炙甘草5g。

2剂,水煎服,一日半一剂。

7月11日复诊:家长诉患儿服中药2次,翌日起床,面目浮肿即全部消退,今日到医院复查尿常规,尿蛋白已减为(±)。效不更方,再予上方加减3剂。后尿蛋白消退为阴性,遂告治愈。

按:

本案患儿以外感后急发水肿、蛋白尿为主要表现,加之其脉浮滑,可知为风邪所致,故治以疏风发表为主。麻黄连轺赤小豆汤出自《伤寒论》第262条:"伤寒瘀热在里,身必黄,麻黄连轺赤小豆汤主之。"本治瘀热在里、阳黄兼表之证,但因功能解表散邪、清热利湿,故亦常用于风水泛滥证。以此,方选麻黄连轺赤小豆汤加减。

方中麻黄既可疏风解表,又可利水消肿,是治疗风水之要药;赤小豆利水消肿,治疗湿热所致水肿最为适宜。防己黄芪汤则出自《金匮要略》:"风湿脉浮身重,汗出恶风者,防己黄芪汤主之。"考虑患儿年幼,脏腑娇嫩,多肺脾不足,虽无汗出之症,但麻黄发散力大,故配伍治疗风湿表虚之防己黄芪汤。因其舌苔白厚腻、脉浮,考虑湿邪较重,又正值暑月,故加藿香、佩兰清暑化湿解表。其中佩兰一味,治疗风邪兼夹湿热所致水肿极佳。柴胡、黄芩、法半夏、陈皮、茯苓、甘草等味,暗合小柴胡汤、二陈汤,以调和枢机、斡旋中气为治。泽泻、茯苓利水消肿。诸药配伍,一服立效,不必用西药激素矣。

小柴胡汤合升降散治疗咳嗽变异性哮喘

何某,女,45 岁,云南省昆明市人,2017 年 8 月 25 日诊。

咽痒、咳嗽、喘促 4 个月。

患者 4 个月前不慎感冒,其后出现咽痒、咳嗽,遇风、遇冷加重。咳嗽呈剧咳不止,乃至咽痒即咳,干咳无痰,4 个月不间断。后逐渐出现喘促,咳则兼喘。1 个多月前,到昆明市第一人民医院治疗,考虑咳嗽变异性哮喘,予激素吸入剂喷喉治疗。起初,咳喘时用吸入剂喷喉后可立时缓解,但用药 1 周后,激素喷喉亦开始无效。近来夜间咳喘最为严重,从凌晨 3 点发作咽痒、剧咳、喘促,一直持续到 7 点左右。每天凌晨 3 点后即因咳喘无法入睡,已有半个多月,痛苦不堪。

刻下症见精神差,乏力,咽痒、干咳、喘促。患者诉说病情时,多次因咳喘不止而中断,伴自汗、便秘。舌淡红,苔薄白腻,脉沉弦细。

辨证:肺气不宣,风痰闭阻,气失升降。

治法:宣降肺气,调和枢机,祛风止咳,化痰平喘。

处方:小柴胡汤合升降散加减。

方药如下:

柴胡 15g,黄芩 12g,法半夏 12g,党参 10g,炙甘草 6g,蝉蜕 12g,僵蚕 12g,姜黄 12g,桔梗 12g,射干 12g,葶苈子 12g,厚朴 15g,陈皮 12g,前胡 12g,杏仁 12g,炙款冬花 12g,生姜 5 片(自加)。

4 剂,水煎服,一日半一剂。

9 月 4 日复诊:患者一路小跑进入笔者诊室,与前判若两人,连称感谢。诉服药仅 1 剂,咳喘即停止,咽痒、咳喘等症状已 1 周未作,其病若失。目前只有轻微咽干、咽部刺痛,余无不适。继续以上方加减巩固后治愈。

按:

本案患者咳喘已有4个多月，以咽痒、咳嗽、喘促为主要表现。肺以宣发与肃降为职司，一宣一降，乃有呼吸，若肺宣降失司，则气津停聚，痰邪闭阻，干咳不止，痰不能咳出。一般医者，一见干咳，便容易简单辨证为风燥咳嗽，或肺燥咳嗽，或肺阴亏虚，往往起手便以养阴润燥止咳为治。殊不知不少干咳患者，从舌脉来看，毫无阴虚燥热征象，若不顾舌脉，则辨证偏差，错误予以养阴润燥，愈养阴，邪气愈为稽留，愈润燥，痰邪愈盛，肺气愈加不能开宣。而这种干咳，是肺气不能宣发，风邪、痰邪闭郁肺窍，不能咳痰而出所致，治疗只需开宣肺卫、升降肺气、化痰解郁即可，绝不可润燥，更不可养阴。

笔者处方以小柴胡汤为基础，因小柴胡汤能调和枢机、升降气机，其中柴胡主升，黄芩主降，半夏、生姜升降相宜，半夏降中有升，生姜升中有降，党参、炙甘草坐镇中焦斡旋脾胃升降枢纽。大枣滋腻，容易恋邪生痰，故弃而不用。其次用升降散去大黄。升降散原方见于明代名医龚廷贤《万病回春》，为治疫毒验方，后清代杨栗山《伤寒温疫条辨》引述，扩大了本方的应用范围。本方善升降气机，僵蚕、蝉蜕升其清阳，大黄、姜黄泄其浊阴。一升一降，宣降肺气。大黄苦寒泄下，而本案患者病位在上焦，故弃之不用，则升略重于降，有利于开宣肺气，祛除风痰邪气。另外，蝉蜕、僵蚕为虫药，善治咽痒咳嗽，并善于解痉平喘。

曾有前辈老师不解笔者治疗咳嗽为何用到姜黄，发微信来问。笔者答之所以用姜黄，考虑原因有二：一是出自升降散，用姜黄泄浊阴，与僵蚕、蝉蜕共用宣降肺气，开痰邪道路。二是笔者从2006年以来，多留心古印度医学、古阿拉伯医学、古希腊医学，常以古代南亚、中亚医学为参考。古印度医学、古阿拉伯医学常用姜黄治疗咳嗽。如19世纪末，在新疆出土的梵文残卷无名医书《鲍威尔写本》（因被英国军队中尉鲍威尔得到，故书名《鲍威尔写本》），反映了古印度医学的内容。书中记载妙善酥一方，主治咳嗽、哮喘等病，方中便用到姜黄等20多味药；又记载双马童的gulma散，可治肺病，也用到姜黄等7味药（以上两方参见陈明著、北京大学出版社2005年6月出版《殊方异药：出土文书与西域医学》）。笔者常用姜黄治疗咳嗽，确有良效，但笔者体会，虚证咳嗽不可用，寒性咳嗽不可用。笔者以此告诉前辈老师，老师称善。

处方中又加用前胡、杏仁、桔梗、炙款冬花，也着眼于升降肺气。其中前胡宣肺主升，杏仁主降；桔梗开宣主升，炙款冬花主降。四药合用，依于升降。因伴有喘促，故以葶苈子泻肺平喘，取葶苈大枣泻肺汤之义，去大枣，与党参配伍，泻肺不伤正。射干利咽化痰，与桔梗合用，开上焦痰郁；又有平喘之功，如射干麻黄汤治咽中如有水鸡声。厚朴、陈皮理气化痰和中。

以上诸药配伍，笔者之意在于升降，在于肺气之宣降。曾用于各种干咳，寒热不显、虚象不重、只有轻微郁热之证，多有良效。

 附记：

前胡、杏仁、桔梗三味，得自笔者的博士研究生导师和中浚恩师之经验。2007 年，笔者读研究生时，某日到老师门诊，老师正在诊治患者。时遇一咳嗽患者，老师忽然回头告诉我说，前胡、杏仁、桔梗这三味治疗咳嗽疗效很好。闻老师之言，恍然而悟。后来，笔者研究生毕业，到云南工作后，在老师前胡、杏仁、桔梗三味的基础上，再加炙款冬花一味，命名为"前胡四味散"。方中前胡宣、杏仁降、桔梗升、款冬花降，可升降肺气，顺应肺气宣降之生理功能。笔者将此四味广泛运用于各种外感咳嗽，灵活配伍，疗效极佳，故此分享给各位同仁。

小柴胡汤合升降散治疗慢性阻塞性肺疾病急性加重咳喘咯血

宋某，男，60 岁，云南省昆明市人，2017 年 11 月 29 日诊。

反复咳嗽、咯痰 10 余年，气喘 4 年，加重伴咯血半个月。

患者为本校同事父亲，反复咳嗽、咯痰已有 10 余年，近 4 年来伴发气喘、短气，上楼梯回家都感困难，外院诊断为"慢性阻塞性肺疾病"。半个多月前不慎感冒，病情加重，咳嗽、咯痰、气喘。11 月 14 日，由家属送往本市某三甲医院就诊，收入院。西医予以氧疗、抗感染、稀释痰液、促进排痰、解痉平喘、抑酸护胃等对症支持治疗，中医则予小青龙汤加附子。

不料患者经上述治疗后，病情急剧恶化，咳喘加剧，干咳不止，入院前痰液尚能咳出少许，入院服中药后痰一丝不能咳出。遂行纤维支气管镜检查，见其气管壁上糊满了干而浓稠的痰液，却不能咳出。上级医师查房后，急换药方，予麻杏石甘汤等加减，但病情加重，不能缓解。患者渐至咳喘不能平卧，整夜咳喘不止，因干咳无痰而剧烈咳喘，后竟因咳不出痰，而咳出大量鲜血，又用止血药，仍然咳血不止，并伴高热。医院早已告知病危，并疑诊"肺癌"，只是尚未有明确依据。主管医师见其病危，遂告知家属，准备将患者转入 ICU 病房。

病情陡转直下,家属仓皇无措。11 月 29 日,同事给笔者打电话,邀请笔者到医院为其父亲诊病。电话中,因其父亲病情危重,同事竟一时哽咽。笔者听闻患者病情如此危重,连声答应同事前往救治。当日下午,笔者在云南中医学院呈贡校区授课,课后,同事开车来学校接到笔者,遂驱车一同前往医院。下午 4 点半左右到达病房,为患者诊治。

刻下症见患者坐在病床之上,不能平卧,身体前倾,剧烈咳喘,不能停歇,猛烈咳嗽之后,咳出鲜血,稍缓片刻再剧烈咳喘咯血,鼻中插氧气管吸氧,大口喘气,无法言语,痛苦万分。床旁安装着监护仪,同病房病友皆时时侧目惊恐注视患者,告知同事说其父亲昨夜又端坐咳喘咯血整整一夜。病情危重,同事焦急万分。笔者急上前查舌按脉,见其舌紫黯,苔白厚腻,脉弦滑数而有力。

辨证:痰火郁闭上焦,燥伤肺窍血络,邪热迫血妄行。

治法:清解邪热,开宣肺气,斡旋气机。

处方:小柴胡汤合升降散加减。

方药如下:

柴胡 15g、黄芩 12g、法半夏 12g、党参 6g、炙甘草 6g、蝉蜕 12g、僵蚕 12g、姜黄 12g、厚朴 15g、陈皮 12g、茯苓 15g、射干 12g、荆芥 12g、前胡 12g、杏仁 12g、桔梗 12g、炙款冬花 12g。

3 剂,水煎服,一日半一剂。并嘱停服医院所开中药。

患者服上方 1 剂,咳喘减轻、咯血停止、发热退,服 2 剂药后便能平卧,服药 3 剂便迅速转危为安。12 月 16 日好转出院,直至出院,主管医师皆不知患者乃因服笔者方药才脱离险情。

按:

本案患者病情危重,日夜咳喘不止,痰不出则咯血。为何入院后病情急转直下,直至病危?实乃因误用辛温燥热之品所致。患者素有慢性阻塞性肺疾病病史,肺气不宣,痰湿内蕴乃其基础病机,此次发病乃因感冒诱发。

2017 年底,流感蔓延。2017 年 11 月—2018 年 1 月,笔者在门诊诊治了不少流感患者。究其病因,多因立冬之后,翌年木气渐为升发,但冬节寒邪尚重,寒性收引,郁闭木气而不得发,天地交通之气机不畅,郁生火热,故发为天行外感。此种治疗,切不可因于寒邪,过用温热燥火之品,否则火郁更甚,火毒蔓延而病情急重;亦不可过用寒凉,寒凉太过,亦郁闭火邪,病不得解。治疗只可清解,开宣肺气、斡旋气机为上。

患者入院后,便服小青龙汤加附子等,附子、干姜、细辛、麻黄、桂枝等辛燥之品煎熬痰液，而成干稠之痰，闭塞上焦，痰不能出，肺气闭郁加剧，郁生火热，火上浇油。火邪煎迫，损伤血络，迫血妄行，遂至日夜咳喘，不咳痰而咯血。其治亦不可过用寒凉，否则冰伏肺窍，肺气愈加不得宣，痰火胶固，愈清愈热，则至死候。医院后用麻杏石甘汤亦无效者，一因麻黄过燥，二因石膏过寒。当务之急，宜开宣清解，但不可过温，亦不可过凉，以开宣肺气为目的，故以小柴胡汤合升降散加减。

小柴胡汤为和解少阳之方，黄芩清肃肺气，柴胡、半夏斡旋气机，使肺气得开，胸中之气得转。大枣甘温，生姜辛温，助生痰火，故弃之不用，而合用射干、前胡、蝉蜕、桔梗等，变小柴胡汤为清解。升降散善升降气机，助小柴胡汤宣通上焦之气，蝉蜕、僵蚕升而姜黄降泄，因病在上焦，故大黄弃之不用。加射干祛上焦肺窍之痰，前胡、桔梗主宣，而杏仁、款冬花主降，宣降相宜，转胸中肺气。厚朴、陈皮、茯苓理气化湿和中。诸药合用，上焦肺窍郁闭得解，火邪得散，热毒得清，痰邪得出，故转危为安。故为何病情数日之间又迅速好转，是小柴胡汤合升降散转输上焦、开宣肺气之功。

 附记：

2018年11月，患者又因感冒致慢性阻塞性肺疾病急性加重，家属仍送其到该院，同样住该科，与1年前同一张病床。入院时，医生、护士都还记得患者，一护士说去年患者住院病情危急时，她当时就以为患者生存无望，不想竟万幸脱离危险，故该科医护人员均记忆深刻。此次，患者家属已有去年之经验，患者入院后，一概不服医院所开中药。2018年11月7日，同事开车到学校接笔者前往医院为其父亲诊治开中药。笔者诊查患者，见其此次病情不重，未误服药，应无大碍。

同事告诉笔者说，去年乃父之病，整整一年，在该院该科室仍属一个不解之谜团，各级主管医师至今不清楚为何患者入院之后病情急转直下，突至咯血病危；同样也不清楚，患者本已病情危重，为何在数日之间，病情又突然好转。故该院该科将此案例作为典型病例，一年来在本市、本省、全国学术会议上多次分享，与全国同行探讨原因，却不知是因中药之故。同事说，今年入院时，主管医师问她，患者去年出院后是否继续服用中药。同事答曰，未也。主管医师又问："听患者说不是服过中药吗？"同事回答说："只是在去年住院期间，服用过我们学院老师开的方药，仅当时服用3剂，立时就病情好转。"主管医师一时语塞，一年谜团方才解开。

小柴胡汤加减治疗尿血

茹某,女,30岁,云南省昆明市人,2018年3月9日诊。

尿血1个半月。

患者为云南省第一人民医院ICU医生。1个半月前,不明原因出现血尿,为全程肉眼血尿,持续1个半月,每小便必尿血。在其工作医院行尿常规、肾功能、膀胱镜等检查,诊断不清,治疗无效。患者本欲做肾穿刺活检,但所在医院肾病科同事告知没有必要。病情迁延不愈,影响工作,以致解小便前即感焦虑畏惧。患者大学同学为笔者本校同事,经介绍,遂找笔者诊治。

刻下症见面白少华,精神略差。舌淡红,苔白腻,脉弦数有力。细问患者,得知其发病之前曾有感冒,感冒虽愈,而血尿不断。

辨证:气虚风邪外感,少阳枢机不利,郁而化热,损伤血络。

治法:调和枢机,祛风止血。

处方:小柴胡汤加减。

方药如下:

柴胡12g,黄芩10g,法半夏12g,党参10g,炙甘草6g,杏仁12g,前胡12g,陈皮12g,茯苓15g,麻黄8g,桔梗12g,厚朴15g,荆芥12g,防风12g,仙鹤草30g,炒地榆12g。

2剂,水煎服,一日半一剂。

3月12日二诊:患者诉服药不到2天,昨日早上尿血即停止,小便开始变清。今日来诊之前,在本院查尿常规完全正常。再以前方加减,以图巩固。

方药如下:

柴胡12g,黄芩10g,法半夏12g,党参10g,炙甘草6g,瞿麦15g,前胡12g,陈皮12g,茯苓15g,苏叶12g,桔梗12g,藿香15g,荆芥12g,防风12g,仙鹤草30g,炒地榆12g。

3剂,水煎服,一日半一剂。

3月16日三诊:患者病情稳定,血尿未复发,脉已经平和,未有浮象,以补中益气汤加减善后。

方药如下:

黄芪30g,太子参30g,炒白术15g,炙甘草6g,柴胡12g,升麻6g,陈皮12g,荆芥12g,防风12g,仙鹤草30g,炒地榆12g,瞿麦15g,黄芩10g,桔梗

12g,藿香15g,法半夏12g。

3剂,水煎服,两日一剂。

并嘱患者不可过于劳累,工作繁忙可服补中益气丸。后随访1年,患者病情稳定,未复发。

按:

本案患者为省级三甲医院ICU医生,工作之繁忙劳累,压力之大,可想而知。又为女性,气血怯弱,焉能经得起高强度工作?饮食不节、情志所伤、劳役过度,乃李东垣先生所论脾胃内伤三大病因。患者高强度工作,日久则耗伤脾胃中气,中气不足,不能抵御外邪,故受邪则病。

此次于春节前不慎感冒后,而发生尿血。其病虽经历1个半月,而脉仍见弦数之象,中气虽虚,而外邪未去,风邪纠缠于少阳一经,郁而化热,迫血妄行。治疗上先以祛邪、清解、解郁为主,本有气虚,小柴胡汤中用党参正堪其用。故以小柴胡汤去大枣清解少阳以解郁,党参固护中气。麻黄、荆芥、防风、前胡、杏仁、苏叶以祛散风邪而解郁,以风药止血。仙鹤草止血,又能补虚;炒地榆善治下焦出血,又能清热除湿。邪郁而生湿热,苔白腻,以藿香、陈皮理气化湿,茯苓、瞿麦利湿。诸药合用,邪郁得解,故服中药不到两日,1个半月尿血即止。

外邪祛后,以补中益气汤固护中气,益气摄血,脾胃元气充足则不受邪。但患者此症,西医诊断未明,从西医角度来讲,属疑难病,病愈之后,应养气而防止复发。

小柴胡汤加减治疗颈椎手术后耳鸣

鲁某,女,45岁,云南省昆明市人,2018年3月19日诊。

耳鸣3个月。

患者既往有颈椎病病史,3个多月前在某医院治疗,接受"颈椎微创手术"。术后即发生耳鸣,如蝉声持续不断,昼夜皆鸣,多方求治于中西医,有诊为"神经性耳鸣"者,有诊为"脑供血不足"者,服中西药治疗,而耳鸣无好转。经他人介绍,来笔者门诊求治。

就诊时,患者诉耳鸣不断已有3个月,伴有颈项酸胀,手足麻木,胸闷,气短,失眠,入睡困难,入睡后易醒。舌淡,苔白腻,脉沉弦细。

辨证:气虚血瘀痰阻,少阳气机郁闭。

治法:疏利少阳,益气活血,化痰开窍。

处方:小柴胡汤加减。

方药如下:

柴胡 12g,黄芩 10g,法半夏 12g,党参 15g,炙甘草 6g,黄芪 20g,葛根 30g,川芎 15g,菖蒲 12g,炙远志 12g,生龙骨 30g,补骨脂 15g,陈皮 12g,茯苓 15g,枳壳 12g,蔓荆子 12g。

4 剂,水煎服,两日一剂。

3 月 30 日二诊:患者诉耳鸣已大为好转,颈项酸胀、手足麻木、胸闷、气短、失眠诸症均有减轻。舌根部苔厚腻微黄,虑其下焦有湿热,再以前方合三妙丸加减。

方药如下:

柴胡 15g,黄芩 10g,法半夏 12g,党参 10g,炙甘草 6g,苍术 15g,炒黄柏 6g,川牛膝 15g,蔓荆子 12g,补骨脂 15g,菖蒲 12g,炙远志 12g,生龙骨 30g,黄芪 30g,川芎 15g,葛根 30g。

4 剂,水煎服,两日一剂。

4 月 8 日三诊:患者诉耳鸣已完全消失,尚有轻微颈项酸胀、失眠、手足麻木等症状,续以前方加减。

方药如下:

柴胡 12g,黄芩 10g,法半夏 12g,党参 10g,炙甘草 6g,伸筋草 20g,川芎 15g,夜交藤 30g,秦艽 15g,防风 12g,川牛膝 15g,黄芪 20g,补骨脂 15g,菖蒲 12g,炙远志 12g,茯苓 15g。

4 剂,水煎服,两日一剂。

6 月 29 日,患者因他病到门诊,诉耳鸣已痊愈,至今已有 3 个月未发作,其他症状也都大为好转。

按:

耳鸣为临证常见病症,中医西医治疗都较为困难,堪称医学难题。笔者临证治疗耳鸣常从少阳经及痰瘀着手,多可取得不错的疗效。本案患者为行"颈椎微创手术"后出现耳鸣,结合其舌象、脉象,以及颈项酸胀、手足麻木、胸闷、气短等症状,考虑病机为气虚夹痰瘀、少阳气机不利。

耳鸣病位为少阳部位,耳为胆之寄窍,故以小柴胡汤加减以疏利少阳经,因苔白腻,考虑夹痰湿,故去大枣。另加枳壳、陈皮、茯苓,合方中法半夏、炙甘草,而有导痰汤之义。加菖蒲、炙远志化痰开窍安神,宣通耳窍。肾开窍于耳,故用生龙骨、补骨脂、川牛膝等补肾纳气,镇肝胆上逆之气,导肾气以归下元,则清窍空灵,耳无所扰。黄芪、川芎益气活血。颈项酸胀,从《伤寒论》桂枝加葛根汤、葛根汤"项背强几几"之义,加用葛根。后二诊加蔓荆子、葛根,三诊加防风,与黄芪、党参合用,以升脾胃清阳之气,从《黄帝内经》"清阳出上窍"之理,法李东垣先生益气聪明汤心要。

小柴胡汤加减治疗频发房性早搏

张某,女,72岁,河南人,2018年6月10日诊。

反复心悸10余年,复发3个月,加重2天。

患者既往有冠心病、心律失常病史10余年,反复发作心慌、心悸。3个月前不明原因病情发作,近几个月来心悸频发,西医诊断为"频发房性早搏"。2天前,病情加重,心悸一日即可发作10多次,每次持续1分钟左右,稍微走动即发。自服稳心颗粒、肠溶阿司匹林、银杏叶片等,病情不缓解,遂来笔者门诊求治。

刻下症见神差疲乏,面色晦暗。自诉早搏、心悸复发已有3个月,曾服补中益气汤、归脾汤等益气养血中药诸方无好转,此次加重2天。加之家务繁忙,年事已高还要照看孙子,晚上休息不好,导致近几个月来心悸频发。除心悸、心慌外,尚伴有头晕、气短、胸闷、眠差、频频呃逆,稍动则心累心悸。舌淡,苔白腻,脉弦滑,寸脉浮滑。

辨证:湿邪外感,少阳气机不利,心神不宁。

治法:化湿疏表,宁心安神。

处方:小柴胡汤加减。

方药如下:

柴胡12g,黄芩8g,法半夏12g,党参10g,炙甘草6g,藿香12g,佩兰12g,厚朴15g,茯苓20g,防风12g,炙远志12g,苏叶12g,生白术15g,枳壳12g,陈皮12g,郁金15g。

3剂,水煎服,两日一剂。

6月29日复诊:患者高兴而来,诉服用上方3剂后,数月心悸即缓解,又自行照原方抓药3剂服用。半个多月来,心悸已不发作,精神好转,面色渐转明润,头晕、气短、胸闷、眠差、呃逆等症状均已缓解。此次来诊要求将上方加工成丸药服用一段时间。笔者依照上方,稍作增损,加黄芪15g,3剂加工为丸药。

按：

按《中医内科学》教材，内科疾病按五脏系统病证分类，其中心悸归属心系疾病，辨证分为心虚胆怯、心脾两虚、阴虚火旺、心阳不振、水饮凌心、心血瘀阻、痰火扰心等，容易让学者错误地以为心悸皆属于内伤病，治疗则多以补益气血、养心安神为主。但临证实际中，心悸亦可因外感诱发，当用表散祛邪之法，不可忽视。

本案患者素体气虚夹湿，但此次心悸大发作，根据舌象与脉象来看，是风邪夹湿引发。其脉弦滑，是少阳受邪而郁，其寸脉浮滑，是有外感风邪夹湿征象。笔者诊治时告诉患者说，其实她这是"感冒"了，不得再服补益类中药，而应以宣散湿邪为主。患者闻笔者之言，大惑不解，说自觉并无一丝一毫"感冒"症状，心悸、心累、短气、疲乏不就是气虚吗？怎么会是感冒？此非通常所谓"感冒"一病，但病因病机同理，亦为外感所致，类似气虚感冒。

故治疗以小柴胡汤加防风、苏叶、郁金、枳壳疏散少阳经邪气，藿香、佩兰合防风、苏叶、陈皮解表化湿，内含导痰汤化痰之功，稍佐党参、生白术、茯苓益气化湿，炙远志化痰宁心安神。诸药合用，并未用过多补益药，以疏散化湿为主，而取良效。可见，中医疗病，即使是内科杂病，也要思索疾病之源，不可忽视受病之初及外邪诱发之因，百病皆有表证，非独"感冒"。风为百病之长，诚非虚言！

小柴胡汤合温胆汤治疗心律失常

柳某，女，58岁，云南省昆明市人，2018年7月1日诊。

心慌、怔忡4个月。

患者于4个月前不明原因发作心慌不适，症状每天发作，逐渐加重。2个月前，心慌、怔忡、心悸症状愈发严重，每天发作，每次发作一二分钟到五六分钟，最重时可达一整夜，心慌、心跳，不能入睡。曾经2次因病情严重，夜间到昆明市延安医院急诊诊治。6月11日于昆明市延安医院查心电图显示：T波异常（下壁心肌缺血可能），轻度ST段压低；24小时动态心电图提示：室上性异常3次，室性异常37次。6月13日超声心动图提示：①升主动脉内径增宽；②二尖瓣、三尖瓣轻度关闭不全；③左心室舒张功能降低。于昆明市延安医院住院治疗8天，予美托洛尔、曲美他嗪、血塞通注射液等药物治疗，病情无缓解。现已出院,为求诊治,遂来笔者门诊就诊。

刻下症见神差,气短乏力,胸闷,心慌怔忡频频发作,睡眠差,入睡困难且易醒。舌淡红,苔薄白腻,脉弦滑。

辨证:心气不足,痰扰心神,少阳不利。

治法:益气养心,化痰宁心,调和枢机。

处方:小柴胡汤合温胆汤加减。

方药如下:

柴胡 12g,黄芩 10g,法半夏 12g,太子参 30g,炙甘草 6g,枳壳 12g,竹茹 12g,陈皮 12g,茯苓 15g,黄芪 30g,郁金 15g,生龙骨 30g,炙远志 12g,茯神 15g,川芎 15g,厚朴 15g。

4 剂,水煎服,两日一剂。

7 月 12 日复诊:患者诉服中药后,第二天病情即好转,心慌、心悸、怔忡症状基本消失,近期仅轻微发作过 1 次。再以前方加减 4 剂巩固善后。

其后以益气化痰养心间断调治,随访半年,病情一直较为稳定。

按:

本案患者以心慌、怔忡为主要临床表现,两次急诊入院治疗。从舌脉来看,考虑为痰邪作祟,痰扰心神所致。痰邪内阻,气机不利,阻碍少阳转输枢机,阴阳不交,故频频发作,经久不愈,入睡困难,其脉弦滑。患者神差、气短乏力,确实为虚证,故加用太子参、黄芪两味益气。但因痰邪阻碍少阳气机,若单纯以补益,则痰邪不去,愈补而痰愈纠缠于内;若单以活血化痰,亦不能治痰,于病无益。治疗应以化痰为主,借此疏导气机,斡旋少阳枢机,痰邪去则心神安,辅以益气养心。

方拟小柴胡汤合温胆汤加减,两方均为和法之方。小柴胡汤和解少阳,转输气机,气机疏利而痰邪易去,元代名医朱丹溪先生有云:"善治痰者,不治痰而治气,气顺则一身之津液随气而顺矣。"因此笔者拟方以小柴胡汤为主,辅以陈皮、厚朴、枳壳等,理气化痰。

温胆汤在明代名医张景岳先生《景岳全书·古方八阵》中被列入"和阵",作为和法代表之方,注明云:"(温胆汤)治气郁生涎,梦寐不宁,怔忡惊悸,心虚胆怯,变生诸证。"笔者将温胆汤中枳实以枳壳代之,削减其破气耗气之弊端,行气之力柔和,以防其耗伤正气。

在两方基础之上,加黄芪、太子参益气养心,黄芪益心气力强,太子参药力柔和,以代小柴胡汤中人参。生龙骨、炙远志、茯神三味宁心安神,生龙骨重镇神魂、潜纳心气,远志兼有祛痰之功,茯苓、茯神同用健脾化痰安神。川芎、郁金活血理气,川芎为血中气药,郁金活血而能行气解郁。厚朴理气和中化痰,与半夏、茯苓同为七气汤中主药,主治气郁、痰郁。诸药合用,气机转输,痰邪消除,郁结得开,心神得安,故而取效。

小柴胡汤合三仁汤治疗甲状腺炎发热

谢某,男,63 岁,吉林省长春市人,2017 年 4 月 20 日诊。

咽痛、咽干、发热 1 个月。

患者于 1 个多月前不明原因出现咽喉疼痛,伴发热。到吉林大学白求恩第一医院诊治,诊断为"甲状腺炎",予以门诊输液治疗半个月,咽痛好转,但发热不退,伴有咽干。其子女在昆明工作,遂将患者从长春接来昆明照顾,经他人介绍,到笔者门诊求治。

刻下症见神差,发热持续 1 个月不退,体温 38.5℃,咽干,咽部充血。伴有自汗,头面部皮肤油腻。舌淡红,苔白厚腻,部分呈剥脱苔,脉弦滑。

辨证:少阳湿热郁阻,表里枢机不利。

治法:清解少阳,化湿解郁。

处方:小柴胡汤合三仁汤加减。

方药如下:

柴胡 15g,黄芩 10g,法半夏 12g,陈皮 12g,茯苓 15g,炙甘草 6g,白蔻 12g,杏仁 12g,薏苡仁 30g,厚朴 15g,郁金 15g,桔梗 12g,藿香 15g,升麻 12g,牛蒡子 12g,僵蚕 12g。

3 剂,水煎服,一日半一剂。

4 月 25 日二诊:患者发热已退,诉咽痒、干咳。诊其舌脉,舌淡红,厚腻苔已经退去近半,为薄白腻苔,脉沉细。考虑湿邪已去,发热已退,正虚已现,故渐转为治其本证。

辨证:阳虚夹湿。

治法:温阳除湿。

处方:四逆汤合胃苓汤加减。

方药如下:

制附片 15g(另包,先煎 45 分钟),干姜 15g,炙甘草 6g,苍术 15g,厚朴 15g,陈皮 12g,茯苓 20g,猪苓 10g,泽泻 20g,生白术 15g,桂枝 15g,川牛膝 15g,桔梗 12g,郁金 15g,炙紫菀 15g,藿香 15g,防风 12g。

3剂,水煎服,一日半一剂。

5月2日三诊:患者诉咽干、咽痒、干咳均已减轻,继续以前方四逆汤方加减3剂。

5月14日、6月1日两次复诊,病已痊愈,再以前方四逆汤加减巩固善后。

2018年8月26日,患者因感冒来门诊求治,诉甲状腺炎在笔者门诊处治愈后,1年多来未曾复发,身体情况良好。

按:

本案患者在吉林大学白求恩第一医院诊为"甲状腺炎",咽痛、发热1个月不退。初诊时症状仍较重,精神差,发热,体温38.5℃,咽痛。笔者临床观察,甲状腺疾病多与肝、胆、少阳等脏腑经络有关。本案患者脉弦滑,苔白厚腻,辨证为"少阳湿热郁阻,表里枢机不利",故发热、咽痛、咽干1个月不解,是邪气纠缠于少阳一经,湿热相混,湿郁化热,湿不去则热不退,因此初诊以化湿疏导气机为主。方用小柴胡汤为基础和解少阳,疏利气机,斡旋稽留邪气,导邪外出。合三仁汤以化湿,三仁汤所治在三焦湿热,宣上、畅中、渗下,本案患者因邪在中、上二焦,又虑过于寒凉,故去滑石、竹叶、通草,留"三仁"与半夏、厚朴。再加藿香配伍"三仁"、半夏、厚朴,则有藿朴夏苓汤之义,化湿解表。郁金行气、解郁、透湿,开上焦郁滞;桔梗利咽而开宣上窍。与前化湿利湿药同用,仿上焦宣痹汤之义。牛蒡子、升麻、僵蚕筛选自普济消毒饮,清热解毒利咽,为三味解毒开宣通利之品。诸药合用,重在开宣清解、行气化湿解郁,故一服热退,咽痛止。

二诊时,患者发热咽痛已缓解,厚腻苔退去近半,脉转沉细,故知邪气已去,正虚显露,当以治本。辨证考虑外邪已去,阳虚夹湿,方以四逆汤合胃苓汤加减。四逆汤温阳,胃苓汤配伍和中理气、化湿利湿、气化水液。加川牛膝引火下行,防止郁火上炎。加桔梗、郁金利咽开宣,防止郁火再生。干咳,故加紫菀温肺利肺止咳,又能开喉痹、散结降气。藿香、防风以除未尽之邪。调治1个月以善后,病情痊愈。

本案分两步走。先以治标,扣中湿邪郁热为治;后以治本,以阳虚水湿内生为治。皆以治湿为中心,行气解郁为辅,唯初有郁热,后郁热已解,郁热解则恢复真阳气化,化湿温通疏导。

小柴胡汤合桂枝加葛根汤治疗
血管神经性头痛

吴某,女,86岁,云南省昆明市人,2018年5月25日诊。

头痛2年,加重2个月。

患者反复头痛已有2年,2个多月前病情加重,头痛每日发作,呈持续性,渐至整日头痛不止。头痛部位以头后枕部、头部两侧、额部为主,伴颈部、肩部酸痛。头痛伴头晕,服西药止痛药不能缓解。2个月前到云南省第三人民医院住院诊治,西医诊断为"血管神经性头痛,双侧颈动脉硬化",住院治疗半个月,病情无缓解。近期头痛剧烈,难以忍受,服布洛芬等止痛药、氟桂利嗪等扩血管药及中药活血药、天麻粉无效,痛苦不堪。经笔者同事介绍,患者在家属陪同下,到笔者门诊求治。

刻下症见痛苦面容,一进诊室便倚靠在诊桌上,呻吟不止,诉头痛剧烈,不知如何是好,头痛难忍甚至想要撞墙。断续诉说病情时,几乎哭泣落泪。既往有帕金森病病史多年,双手震颤。舌淡红,有裂纹,苔薄腻微黄,脉弦滑数,重按有力。

辨证:寒湿阻滞,风痰上扰,三阳头痛。

治法:祛风化痰止痛。

处方:小柴胡汤合桂枝加葛根汤加减。

方药如下:

柴胡12g,黄芩10g,法半夏12g,党参12g,炙甘草6g,川芎15g,羌活12g,防风12g,白芷12g,天麻12g,葛根30g,秦艽20g,伸筋草20g,桂枝15g,白芍15g,大枣12g,生姜5片(自加)。

3剂,水煎服,两日一剂。

6月1日复诊:患者服中药后头痛减轻,病情大为好转,精神转佳,诉现只有轻微头痛。感慨说前两个月头痛时,常常悲叹日子怎么过,没有想到3剂中药便如脱胎换骨般轻松,头痛症状几近消失。再以上方加减6剂善后,头痛若失。

按:

本案患者头痛迁延日久,症状重,服止痛药亦无法止痛。笔者按头痛部位,分经论治。中医历代名家中,金代名医张元素最为重视分经论治,他在《伤寒论》诸方之基础上,提出分经辨证治疗头痛。本案患者头痛以头后枕部、头部两侧、额部为主,并伴颈部、肩部酸痛,为寒湿阻滞、风痰上扰、三阳头痛。

头部两侧疼痛,故以小柴胡汤为基础,治少阳之头痛。头后枕部疼痛,故以羌活、防风治太阳之头痛。额部疼痛,故以白芷、葛根治疗阳明之头痛。头痛必用川芎,故伍以川芎。天麻平肝息风,与法半夏配伍以定风痰。另加秦艽祛风止痛,伸筋草舒筋止痛。伴颈部、肩部酸痛,故合治疗"项背强几几"之桂枝加葛根汤。《伤寒论》中,"项背强几几"见于桂枝加葛根汤证与葛根汤证,本案患者已 86 岁高龄,元气不足,不耐攻伐,故不用葛根汤,而去麻黄,用桂枝加葛根汤与羌活、防风等药同用。诸药对证,又对其症,故起效极快。

笔者曾治疗过不少慢性头痛患者,有病程长达 20 多年者,参以张元素分经论治心法,大多能取得良效、速效。

柴胡桂枝汤加减治疗小儿荨麻疹

鲁某,女,11 岁,四川省德昌县人,2001 年 12 月诊。

皮疹瘙痒 1 个月。

患儿 1 个月前出现全身皮疹瘙痒,于当地门诊治疗无好转,后到德昌县人民医院住院 1 周余,诊断为荨麻疹,予抗过敏治疗无效,遂转至德昌县中医医院儿科住院治疗。予肌注赛庚啶、口服西替利嗪、特非那定,静滴葡萄糖酸钙、氢化可的松等治疗 1 周余亦无效,遂请笔者中医会诊。

刻下症见皮肤苍白,全身满布皮疹,颜色淡红,伴剧烈瘙痒。家长诉患儿荨麻疹病程已近 1 个月,有一显著的特点,即每日清晨 6 点左右开始全身发皮疹瘙痒,越发越多,至上午达高峰,全身密密麻麻皮疹满布,到上午 11 点以后则皮疹慢慢消退,到下午越来越少,稀稀疏疏,第二日清晨再发,如此循环往复 1 个月。舌淡,苔薄白,脉弦细。

辨证:风寒外袭,营卫不和,枢机不利,太阳少阳合病。

治法:辛温宣解,调和枢机。

处方:柴胡桂枝汤加减。

方药如下:

桂枝 10g,白芍 10g,柴胡 10g,黄芩 6g,法半夏 8g,党参 10g,大枣 10g,防风 8g,生姜 5 片(自加),炙甘草 4g。

3 剂,水煎服,一日一剂。

当日处方煎好,即服 1 剂。第二日便未再发荨麻疹,又住院观察 5 日,始终未再发作,遂带药 4 剂出院。

出院 1 周后,家长带患儿续开 3 剂以图巩固,诉出院后亦一直未复发。遂告治愈。

按:

本案辨证要点:其一,患儿冬月发病,所发荨麻疹疹色淡红,故考虑病邪性质为风寒,皮疹外发,为营卫不和,与桂枝汤证风邪在表、营阴外泄之"汗出"病机一致,桂枝汤条文为出汗,本案则为出疹。其二,患儿有"皮疹往来"的特点,会诊之时,笔者忽生灵感,此与小柴胡汤邪在表里枢机所致"寒热往来"莫非一致乎?寒邪外感,胶着少阳一经,反复往来,发为皮疹。故而再合以小柴胡汤。古人云:"医者意也。"临证诊病,辨证思路非常重要,若不能捅破那一层隔膜,则不得其方,若灵性忽感,文思喷涌,则可一击即中。笔者诊治之时,启发于"出疹"与"出汗","皮疹往来"与"寒热往来",顿时灵光乍现,突破认知,再参以辨证论治,遂有上方。

《灵枢》以太阳为开,阳明为阖,少阳为枢,太阴为开,少阴为枢,厥阴为阖。少阳一经居于阴经与阳经之间,是三阴三阳间的出路。正常情况下,人体气机由此出入阴分阳分,病理状态下,邪气由此出入表里,故少阳为阴阳之道路、表里之枢机。患儿外受风邪不解,邪气纠缠于少阳一经,清晨肝气升发,犹如春生木长,则邪气顺势出表,发为皮疹,午后阳气衰,邪气入里,则皮疹消退,如此邪气往来,皮疹则反复出表入里。方以桂枝汤和解营卫,以小柴胡汤和解少阳,枢机得利,气机得以转动,邪气消灭于无形。

柴胡桂枝汤治疗荨麻疹伴发热

李某,男,2 岁,云南省昆明市人,2017 年 7 月 3 日诊。

皮肤起皮疹 4 天,伴高热 1 天。

患儿既往有地中海贫血病史 1 年,2 个月前曾在笔者门诊治疗地中海贫血,疗效较好。此次于 4 天前,不明原因出现皮肤红色皮疹,伴瘙痒搔抓,当时未就诊治疗。1 天前,突发高热,体温达 39.2℃,伴有喷嚏。就诊于儿童医院,诊断为"荨麻疹",输液治疗后,皮疹瘙痒无好转,高热不退。遂来笔者门诊求治。

刻下症见皮肤数处散在皮疹,高热貌,面色红,无汗。舌质淡,苔白腻,脉浮滑数。查咽部,见扁桃体肿大,有 3 个较大脓点。考虑患儿发热为化脓性扁桃体炎所致。现高热与荨麻疹同时出现,先退其高热,下一步再治疗荨麻疹。

辨证:外感风热夹湿。

治法:清热解毒,化湿宣解。

处方:普济消毒饮加减。

方药如下:

牛蒡子 6g,黄芩 5g,桔梗 5g,板蓝根 6g,连翘 5g,玄参 6g,升麻 8g,柴胡 8g,陈皮 6g,薄荷 5g,僵蚕 6g,藿香 6g,厚朴 6g,荆芥 6g,白蔻 6g,炙甘草 4g。

2 剂,水煎服,一日半一剂。

7 月 7 日复诊:患儿服中药 1 日后,高热即退,目前已无发热,扁桃体脓点也基本消失,病情较为稳定。但全身散在荨麻疹较多,呈风团状,颜色粉红。患儿母亲较为担忧,深虑治不好,以后反复过敏。查其舌,舌苔较之前,已退不少;察其脉,其脉浮滑。

辨证:少阳风邪郁热,营卫不和。

治法:疏风清热,和解营卫。

处方:柴胡桂枝汤加减。

方药如下:

桂枝 8g,白芍 6g,大枣 6g,炙甘草 4g,生姜 3 片(自加),柴胡 6g,黄芩 5g,丹皮 6g,防风 6g,蝉蜕 6g,桑叶 5g,紫草 6g,赤芍 6g,陈皮 6g,白鲜皮 6g,板蓝根 6g。

3 剂,水煎服,一日半一剂。

患儿仅服药 1 剂后,荨麻疹消失。1 周后复诊,高热、荨麻疹皆痊愈。随访 1 年,荨麻疹未复发。

按:

本案患儿既往有地中海贫血病史,荨麻疹与高热又同时兼见,扁桃体肿大化脓,治疗稍显棘手。但病因病机总体而言,乃因风热夹湿所致,故荨麻疹与高热治疗虽殊,而其实相通,前后皆以疏风化湿为主线贯穿。因高热较重,故选择先退其热,再消其疹。初诊方以普济消毒饮加减,清热解毒、化湿宣解。普济消毒饮为李东垣先生所创良方,虽然原为大头瘟所设,但用于一切风毒热毒在上在表,均有良效,尤其若为天行,更见神速。因患儿舌苔白腻,又逢雨季,故考虑夹湿因素,加用藿香、厚朴、白蔻等化湿之品。诸药配伍,以风、热、湿、毒为治,1 剂而退高热。

高热退后,再着手治疗荨麻疹。患儿荨麻疹为急性发作,同时伴高热、喷嚏,考虑为风热所致。桂枝一方,能调和营卫,善治风邪郁于卫表,桂枝麻黄各半汤治疗身痒,机理在此。故本案笔者选用桂枝汤为基础疏解营卫,以消风邪。但桂枝本为辛温,患儿为风热,故于桂枝汤加柴胡、黄芩、蝉蜕、桑叶、防风,转桂枝汤为辛凉,宣解风热。皮疹粉红,卫分有风,营分有热,故加紫草、赤芍、丹皮以清营分,与柴芩桂枝合用调和营卫。白鲜皮、陈皮以皮治皮,化湿止痒。小剂量板蓝根最妙,清热、凉血、解毒为治。诸药合用,营卫得解,亦很快见效。

📄 **附记:**

　　四川省德昌县中医医院已故老中医罗昭煜先生便善用桂枝汤治疗荨麻疹。2003年笔者在德昌县中医医院工作时,曾师从罗昭煜老中医,习得辨证论治治疗结石病、十八反要义、辛凉疏表法、各种针法及蜀南医林掌故,罗老先生有恩于吾辈后学也。罗老先生医术精湛,擅长炼丹药、治疗结石病及各种辨证要义,又爱兰花,淡泊名利,大有仙风。2017年6月,笔者于昆明惊闻罗老先生去世,当时作诗悼恩师罗昭煜老先生,诗云:

> 独对医书枉自伤,先生已返白云乡。
>
> 堪怜梦境犹空幻,何幸师传逐石方。
>
> 紫炉烧丹祛病苦,仙山移药入兰房。
>
> 如今唯有安宁水,渡尽金针不肯忘。

　　追忆往昔,感先生音容笑貌,宛在仙乡!

柴芩温胆汤治疗妊娠痒疹

刘某,女,37岁,云南中医学院教师,2016年1月24日诊。

妊娠早期皮肤瘙痒5天。

患者体形偏胖,早孕4周余,5天前忽然出现全身皮肤大片皮疹红斑,瘙痒不止,夜间加重,因剧烈瘙痒致彻夜难眠,局部皮肤抓破。由其家属从老家玉溪驱车载患者来笔者门诊诊治。刻下症见全身分布皮疹,颜色深红,四肢、躯干满布,可见抓痕。患者之前曾多次流产,此次早孕4周余,即发痒疹难以忍受,彻夜不眠,心中担忧,焦虑不安。舌红,苔白腻,脉弦滑。

辨证:少阳风热,痰湿内蕴,郁而化热。

治法:疏解少阳,调和枢机,清热化痰。

处方:柴芩温胆汤加减。

方药如下:

柴胡 12g,黄芩 10g,枳壳 8g,竹茹 12g,法半夏 12g,陈皮 12g,茯苓 10g,炙甘草 6g,防风 10g,丹皮 10g,赤芍 10g,蝉蜕 10g,银花藤 15g,苏叶 8g,香附 6g,桑叶 8g。

2 剂,水煎服,一日半一剂。

患者服用上方 2 剂后,皮疹、皮肤红斑渐渐消退,瘙痒明显减轻。再以上方加减 2 剂服后,病情痊愈。

按:

妊娠痒疹为临床西医治疗较为棘手的一个病种。本案患者发病急骤,早孕 4 周余即发痒疹,之前又曾多次流产,自然心中担忧而焦虑。时值冬末春初,云南气候渐渐暖和,风热渐起,因此辨证考虑外受风热,内有肝胆郁火,患者体形偏胖,又夹痰湿,郁阻化热,发于皮肤,而见痒疹瘙痒。

方拟柴芩温胆汤清其郁热、调和枢机、清解少阳。其中柴胡、黄芩裁自小柴胡汤,黄芩有清热安胎之功;温胆汤清热化痰,竹茹清凉、除烦、止痒。香附、苏叶疏肝理气,以解肝胆之郁,同时又可安胎。皮肤红斑、皮疹深红,为血分有热,故加丹皮、赤芍凉血止痒。防风、蝉蜕、银花藤、桑叶清热疏风止痒,以解风热。诸药合用,清凉而不伤正气,郁热得解,故 2 剂缓解,再 2 剂痊愈。

理中汤合三仁汤治疗肺炎

李某,女,72 岁,家居北京市,2012 年 7 月 22 日诊。

发热、咳嗽不止 2 周。

患者为昆明人,年轻时到北京工作,定居北京已数十年,半个月前从北京回昆明探亲访友。在北京时已有感冒,乘飞机抵达昆明,下飞机后即感病情加重,发热且咳嗽不止,到昆明市某三甲医院诊治,诊断为"肺炎",收入院。住院治疗 1 周,发热退,然咳嗽仍然十分严重。由于医院床位紧张,患者无奈出院,但咳嗽严重,自述一分钟都难以停止。又住在亲戚家,整夜咳嗽不止,给亲戚家人带来不便,自觉十分过意不去。想回北京,而病情又重,担心路途遥远无法坚持。

正值病重苦恼之时,7 月 22 日上午经过尚义街云南中医学院门诊部,见就诊患者甚众,于是抱定试一试念头,寻求中医治疗。见笔者门诊求治者甚多,又见简介栏中介绍笔者系成都中医药大学毕业,于是向笔者求治。患者进入诊室,除向笔者倾诉自身病情与苦恼外,并说:"我并不认识你,但看你毕业于成都中医药大学,我对四川的印象是人才很多,因为这个原因,我才找你看病。"笔者宽慰患者,为其四诊。

刻下症见精神衰惫,咳嗽频作,多为干咳无痰,时呛咳震动气管,咳嗽极深,又不思饮食。舌淡胖,苔白厚腻,脉细滑。

辨证:气虚外感,风邪夹湿,痰湿闭阻,肺气不宣。

治法:益气温中,祛风化湿,宣肺止咳。

处方:理中汤合三仁汤加减。

方药如下:

干姜15g,党参15g,炒白术15g,茯苓15g,白蔻12g(打破),杏仁12g,苡仁20g,法半夏12g,厚朴15g,滑石15g,前胡12g,桔梗12g,荆芥12g,陈皮12g,炙款冬花12g,炙甘草6g。

3剂,水煎服,一日半一剂。

7月26日二诊:患者病情好转,咳嗽减轻大半。患者十分激动,感谢不已。再以前方加减3剂,一日半一剂。

7月29日三诊:患者咳嗽已经基本痊愈,要求再抓方3剂,准备回转北京。当晚复诊,患者依依不舍,感谢笔者为她治好肺炎。但忧虑地说,再生病,应该去哪里找中医看病。笔者默然无对,给了患者电子邮箱联系方式,叮嘱患者注意保护脾胃,慎吃寒凉。患者感谢而去。

按:

本案患者素体脾阳不足,此次为风邪夹湿外感,湿邪郁闭上焦,肺气不宣,痰湿郁阻,发为肺炎咳嗽。此时治疗本应宣透,化湿透邪,但在住院治疗时使用了大量抗生素,虽然退烧,但阳气受损,脾胃受伤,将痰湿浊邪闭在上焦,咳嗽痰不能出,呛咳不止,病情加重。故以温中健脾、祛风化湿、宣肺透邪为治。

方中理中汤治本,干姜、党参、炒白术、炙甘草温中健脾;三仁汤去竹叶、通草,减轻方中寒凉之性,以杏仁、白蔻、苡仁、法半夏、厚朴、滑石6味,宣上、畅中、渗下;前胡、桔梗、荆芥、炙款冬花宣透肺窍,利肺止咳;又暗合二陈汤化痰和中。故湿邪去、肺窍开、咳嗽自止。临证诊病,全在辨证论治,7月天气,雨季来临,湿邪较重,本案肺炎咳嗽,治疗着眼点不在止咳,而在化湿宣透。

附记：

　　此事一去半年之久。2013年1月，一日上网，硕士同窗一刘姓同学用QQ呼我，于是网上闲聊近来情况。刘同学说他去年已到解放军第306医院中医科工作，闲聊之际忽然告诉我他前几天还遇到了一位我的老病人。北京城人海茫茫，同学竟然能遇到我看过的病人！笔者惊愕之余，听同学细说。

　　原来他所遇的老病人就是7月份我诊治过的这位老太太。老太太回北京后，身体状况一直很好，12月底一次乘坐公交车，因空调忽冷忽热，感冒发热，先在社区医院治疗不能退热，于是满北京城寻找成都中医药大学毕业的中医。路过解放军第306医院，看医生简介栏中有一位医生是成都中医药大学毕业的，于是直奔住院部找到刘医生。老太太开口便告诉刘医生道："我找你看病并非我认识你，而是半年前我在昆明得了肺炎，就是成都中医药大学毕业的汪医生给我治好的，看你也是成都中医药大学毕业，才上来找你看病。"刘同学细问才知，原来昆明的汪医生就是他的同学。刘同学开玩笑说："小弟幸不辱命，还好没有砸了你树立的招牌。"此为后话，堪为一段奇妙之事，北京城人海茫茫，老太太竟然一下找到了笔者硕士时的同学。

理中汤合败毒散治疗慢性化脓性扁桃体炎

　　向某，男，5岁，云南省昆明市人，2014年10月14日诊。

　　扁桃体反复化脓9个月。

　　患儿春节前感冒后罹患扁桃体炎，扁桃体化脓，服中西药治疗好转后，不过数日扁桃体再次化脓，如此反复，迁延9个月不愈。其间，扁桃体几乎一直化脓不断，每次服中西药最多能好转四五天。为求诊治，由其母亲携来就诊。

　　刻下症见面色青灰无华，探查咽喉，见双侧扁桃体满布脓点。舌淡，苔薄白腻，脉沉细无力。患儿5岁，正处生机蓬勃之时，面色应红润光泽，脉象应流畅有力，但其面色却似六七十岁老年重病患者，其脉象亦有如"未老先衰"。顾其母亲手持一玻璃大茶杯，杯中泡有中药，一边代患儿诉说病情，一边给患儿喂服杯里中药茶水。细看其杯中所泡中药有两种，一种为金银花，另一种碎切难辨，因此问患儿母亲另一种中药为何。患儿母亲答曰："是蒲公英与金银花。"

又问给患儿服了多久。答曰："一直在喝。"笔者大惊,连忙告诉患儿母亲说:"不可再服,你家孩子不是火重。"

患儿母亲说,自患儿得化脓性扁桃体炎以来,四处求医,中西医不断,西药多用抗生素,中药多清热解毒,而且就诊的所有中医均一致说患儿是"火重",故一直清火不断。大力清火之后,扁桃体化脓可好转数日,数日之后再次化脓,如此反复。家长无法,故用蒲公英、金银花泡水,让患儿代茶饮。笔者严肃告诫家长说:"患儿非火重,乃是脾胃受损。才5岁大的小孩子,面色青灰,便如六七十岁患者,脉如此沉细无力,岂可再清火?而且小儿脏腑娇嫩,有多少火能清?清到最后,清掉的便是小儿的阳气!清掉的便是小儿的脾胃!会影响小儿生长,白白害了孩子!"

患儿母亲似有所悟说:"难怪啊!原来是这样!我就说我们家小孩火怎么这么重!清了大半年火也清不下来,扁桃化脓不断。到处看医生,都说是火重!就说怎么如此奇怪。而且我们发现小孩已经半年多不长个子了,之前在幼儿园同班小朋友中个子不算矮,但是现在已经是同班小朋友中个子最矮的了。"显然,患儿乃为误用清火药所害,反复苦寒泻火,伤及脾胃,脾阳亏虚,不能升清降浊,郁而化火。

辨证:脾阳不足,浊阴内停。

治法:温脾和中,理气开宣。

处方:理中汤合败毒散加减。

方药如下:

干姜8g,党参12g,炒白术10g,茯苓10g,炙甘草5g,防风6g,白芷6g,升麻8g,柴胡8g,前胡8g,桔梗8g,薄荷5g,川芎6g,厚朴8g,陈皮8g,法半夏6g。

3剂,水煎服,两日一剂。

10月21日二诊:查患儿咽喉,扁桃体脓点已大部分消退,仅存两处脓点,且已快愈合。再以理中汤合保和丸加味,温脾运脾为治。

方药如下:

干姜8g,党参12g,炒白术10g,茯苓10g,炙甘草5g,厚朴8g,陈皮8g,法半夏6g,白芷6g,黄芪15g,防风6g,焦山楂15g,神曲15g,炒麦芽15g,桔梗8g。

3剂,水煎服,两日一剂。

10月28日三诊:查患儿咽喉,扁桃体脓点已全部消失,双侧扁桃体上遗留一些针尖大小的小窝。面色也转为红润,精神转好。后以七味白术散合玉屏风散 6 剂巩固善后。遂告治愈。

2 个多月后,患儿母亲因感冒来门诊求治。患儿陪同其母就诊,蹦蹦跳跳走进诊断室。其母高兴地说,患儿这段时间饭量增加,个子也长高了,在班上已到中等个头。

按:

西医所云化脓性扁桃体炎相当于中医所云"乳蛾",乳蛾之治,本须辨证论治。但当代医者因时代环境使然,多受西医思维影响,往往在惯性思维中,错误地把西医所说的"炎"当作中医的"火",不加辨证,一见炎症,便一味清热解毒。不仅如此,现代多有医者,一见咽痛,便辨为"风热""火热"等等,甚至错误地把"有无咽痛"作为区分风寒风热的"标准",甚至一见咽喉疾病,首先想到的便是清热利咽。因此,常有被伤及脾阳的患者。

本案患儿,扁桃体反复化脓 9 个月,求治过不少中医,皆异口同声指为"上火",施以清热解毒。若说是"火",本也不完全错,但"火"需分实火、虚火、郁火。实火可泻,虚火可补,郁火当散。患儿服清热药过度,脾胃受损,运化失职,食、痰、浊、药毒邪气内阻,堆积越来越多,郁而化火,熏灼咽喉,故稍有饮食、调摄、服药不慎,便反复化脓。脾阳受损,清阳不升,故患儿生长发育也受到损害,半年多不长个子。实为药毒所害! 故此"火"乃脾虚所致郁生之火,治疗当调脾胃而解郁火。

方中以理中汤温补脾阳,败毒散为中医临证常用方,有宣散火郁之功;加白芷合党参、桔梗等,又可托里排脓;加厚朴化湿和中,法半夏、陈皮化痰导滞散结,升麻辛凉宣散解毒。后方以保和丸、七味白术散、玉屏风散等,主要以健脾胃为治,脾运恢复,食、痰、浊消散,扁桃体化脓遂愈。

理中汤合小柴胡汤治疗胰腺炎

李某,女,23 岁,云南省景东彝族自治县人,2018 年 6 月 19 日诊。

腹痛、胃痛、呕吐、腹泻、头晕、短气半年余。

患者半年前在深圳打工,一次吃海鲜后,出现腹痛、胃痛、呕吐、腹泻,初时到当地门诊治疗,病情无好转,迁延半年不愈,逐渐加重,伴发头晕,有时为眩晕视物旋转,短气乏力。腹痛、胃痛、呕吐、腹泻频发不止。每日均感腹痛、胃痛,牵扯后背疼痛;呕吐、腹泻每周至少发作 1 次,严重时一周每日吐泻。在深圳各门诊与医院四处求治已有半年,病情无好转。

2018 年 6 月 2 日,到深圳厚德医院检查,发现尿淀粉酶升高,为 604U/L;白细胞减少,为 2.99×10^9/L;腹部 B 超提示:胆囊壁稍厚。诊断为"胰腺炎""白细胞减少"。门诊输液治疗 1 周无效。

患者生病半年不愈,身体羸弱,已无法坚持上班,经故乡朋友介绍,于 6 月中旬从深圳回云南昆明找笔者求治。刻下症见面色青黄少华,脘腹、左右上腹部、脐周压痛,精神差,少气懒言。诉前一日呕吐腹泻 1 次,很担心疾病难以治愈。舌淡,苔薄白腻,脉弦紧而细。

辨证: 脾阳虚夹湿,肝脾不调,寒湿郁阻。

治法: 温中,散寒,调脾,疏肝,理气。

处方: 理中汤合小柴胡汤加减。

方药如下:

干姜 15g,太子参 30g,炒白术 15g,茯苓 15g,炙甘草 6g,柴胡 12g,黄芩 10g,郁金 15g,法半夏 12g,陈皮 12g,枳壳 12g,防风 12g,黄芪 30g,厚朴 15g,苏叶 12g,香附 15g。

3 剂,水煎服,两日一剂。

嘱患者暂时不要离开昆明,先服上方 3 剂,观察病情变化。

6 月 25 日复诊:患者诉服上方 3 剂后,诸症减轻,腹痛、胃痛、头晕均缓解,这一周没有再出现呕吐、腹泻。再以上方加木香 15g,7 剂,患者带回老家景东,继续服中药调治,巩固善后。

7 月 14 日,患者发来微信感谢,告知病情已经痊愈,症状消失。7 月 12 日到景东彝族自治县人民医院复查,尿淀粉酶、白细胞均恢复正常。尿淀粉酶降至 345.1U/L,白细胞升至 5.2×10^9/L。2019 年 4 月随访,患者病情未复发。

按:

本案患者在深圳打工,工作辛苦,饮食不节,劳役过度,伤及脾胃,脾胃受伤,不能消化饮食,故罹患重病。发病前因食海鲜,海鲜性寒,又为肥甘厚味,故伤脾阳,脾阳受损而腹痛、胃痛、呕吐、腹泻。病情迁延半年,每周均有吐泻,甚至连日发作,日久伤及中气,故头晕、乏力、短气。

西医诊断为胰腺炎、白细胞减少,中医虽无此病名,但查其舌脉,结合病史,其胰腺炎当为脾阳虚夹湿、肝脾不调所致,其白细胞减少则为中气不足所致,故治疗以理中汤合小柴胡汤温补脾阳、调和肝脾。西医所云胰腺解剖位置在左侧胁肋部,于中医升降定位上属"左肝右肺"中肝的"升降"部位,肝左升而肺右降;功能上则属于脾胃系统。故配伍小柴胡汤和解少阳、调和肝脾、斡旋气机。

方中干姜、太子参、炒白术、炙甘草为理中汤之义，温中益气。加茯苓，合入四君子汤之义，健脾化湿。柴胡、黄芩、法半夏、太子参、炙甘草取自小柴胡汤，用意如上段所论。郁金、苏叶、香附疏肝理气止痛，合柴胡、黄芩斡旋胁肋部气机。厚朴、枳壳行气止痛，和理中汤、四君子汤同用，健脾益气和中。防风调和肝脾，疏肝、化湿而止泻，故痛泻要方用之。配伍黄芪，加重益气之功，合方中四君子汤、理中汤、柴胡等方药有补中益气汤之意，合防风、炒白术有玉屏风散之意，与诸药配伍，功能温补脾阳、补益中气。

以上方药，着眼点在调肝脾两脏，肝脾得调，故胰腺炎消退，呕吐、腹泻、腹痛、胃痛症状消失；又再温脾阳、补中气，中气足故西医所云白细胞减少诸症痊愈。

理中汤合五苓散治疗食物中毒

李某，女，19 岁，云南省昆明市人，2018 年 8 月 24 日诊。

食用豇豆后恶心呕吐、腹泻 1 天。

患者于 1 天前在外食用豇豆，饭后即感恶心不适，到晚上症状加重，自服"藿香正气液"后症状无好转，第二天早晨起床后，连续呕吐 3 次，腹泻水样便 1 次，伴头晕眼花、全身出冷汗，自忖"食物中毒"，遂由家属送到笔者门诊就诊。

刻下症见神形憔悴，精神差，面色苍白，自汗，皮肤潮冷。诉早晨虽已呕吐 3 次，此时仍恶心不已，时时欲吐，腹胀，口淡无味，饮食不进。舌质淡，苔白腻微黄，脉细滑数。

辨证：食毒寒湿内蕴，脾胃中气不和。

治法：温阳化湿，和中止呕，利湿排浊。

处方：理中汤合五苓散加减。

方药如下：

干姜 15g，太子参 30g，炒白术 15g，炙甘草 6g，茯苓 20g，桂枝 15g，泽泻 20g，猪苓 10g，陈皮 12g，法半夏 12g，厚朴 15g，广木香 15g，苏叶 12g，藿香 15g，防风 12g，吴茱萸 3g。

2 剂，水煎服，一日一剂。

8 月 26 日复诊：患者病情已经痊愈，诉初诊当日上午抓中药后，中午回家熬好中药，仅服中药 1 次，症状便开始逐渐减轻，下午恶心症状渐渐消失，其后未再腹泻,昨日精神已转佳,饮食恢复正常。今日来门诊,一为巩固,二欲服中药调月经。遂告治愈。

按:

21世纪初笔者在四川省德昌县中医医院及德昌县热河乡卫生院下乡工作,曾运用中西医治疗过不少中毒患者,运用中医药诊治过的中毒包括落地金钱中毒、乌头蜜中毒、野生菌中毒、水银中毒、急性酒精中毒等。笔者的体会是,中医药治疗中毒,重点在于辨证论治,根据患者中毒后的病证反应进行辨证,随证治之,一般便能收效,而不在于寻找特殊解毒中药。

本案患者因食用豇豆致食物中毒,中毒症状为连续呕吐、恶心、腹泻、腹胀、自汗等。通过其中毒症状,以及舌质淡、苔白腻微黄、脉细滑数的舌象脉象,辨证考虑食毒伤及脾阳,导致寒湿内蕴、脾胃中气不和。故治疗以理中汤合五苓散加减。

方中以理中汤温补脾阳,散寒除湿,和其中气,温中止呕。五苓散气化水液,合理中汤温脾利水,并可通过利水排出食毒。加陈皮、法半夏,与茯苓、炙甘草配伍,暗含二陈汤之义,理气和中止呕。加广木香、苏叶、藿香、防风,均以理气和中、散寒除湿为用。加吴茱萸,合理中汤温中降逆止呕。本方并未使用特殊解毒中药,一凭辨证论治,调和中焦、扶正祛邪,而收良效。

附子理中汤加减治疗小儿病毒性肠炎

2002年9月,笔者在四川省德昌县热河乡卫生院下乡。9月底到11月时,遇当地小儿秋泻(病毒性肠炎)流行,西医抗病毒、抗炎、促消化、蒙脱石散止泻等治疗无效,大多只能予以补液维持。周边棉花村、田村、联合村、田湾村、青山村,甚至附近乡镇,患儿越来越多,皆以腹泻清水或伴腹痛、呕吐、发热为主要症状。笔者门诊所治第一例患儿,察其指纹淡,考虑脾虚湿胜泄泻,处以参苓白术散合胃苓汤加味淡渗利湿止泻,但却全然无效。

第二例为大山乡联合村松林坪患儿,2岁多,泄泻2天,笔者仍考虑脾虚泄泻,改予钱乙《小儿药证直诀》七味白术散。患儿当天服药后,白天病情略有缓解,泄泻减轻,但后半夜3点过,家长又来敲门,诉患儿哭闹不止,腹痛泻下数次。笔者无法,只得予西医补液维持。后家长带患儿至乡下、县城四处求治,中西医各种方法用遍,甚至用石榴皮煎汤,泄泻近1个月未见好转,最后还是转回笔者门诊治愈,此为后话。

此后,又接诊秋泻患儿数例,用中医、西医众多方法治疗皆无效,所处又为乡下,家长没有耐心每天带患儿补液。连续两例中西医治疗无效,笔者以此甚为苦恼。所幸当时下乡,随身带有几部中医古籍作为临证参考,如《先醒斋医学广笔记》《万病回春》《医宗必读》《医灯续焰》《本经逢原》等。是晚,门诊结束之后,于窗前打挑灯夜读,翻查古籍,向古人请教疑难。灯下,读至《医宗必读》,一行字忽映入眼帘:"鹜泄,中寒,糟粕不化,色如鸭粪,澄澈清冷,小便清白,附子理中汤。"一时豁然开朗,如醍醐灌顶,欣喜万分,窗前灯下脱口而出:得矣!

翌日,开门迎诊,第一位为热河乡集镇附近棉花村女性患儿,陈姓,1岁半,泄泻数日,伴呕吐,间断哭闹。笔者问家属:"患儿腹泻大便是不是就像鸭子屎,水是水,渣是渣,并且也不冒什么热气(澄澈清冷)呢?"家属回答称是。笔者亲观患儿腹泻物,果如《医宗必读》所言。

辨证:脾胃虚寒,寒湿内蕴。

治法:温中止泻,健脾化湿。

处方:附子理中汤加减。

方药如下:

制附片6g(另包,先煎半小时),干姜8g,肉桂4g,红参8g,炒白术8g,茯苓10g,丁香4g,葛根8g,白蔻6g,炙甘草4g。

1剂,水煎服,一日半一剂。

疗效出奇,患儿当天下午、晚上共服中药仅2次,腹痛腹泻立止,一夜安然入睡,1剂中药,即告痊愈。后笔者全以此方加减,2个月间治好近百例秋泻患儿,均一两剂治愈,收到了极好的效果。

按:

《素问·至真要大论》病机十九条中说:"诸病水液,澄澈清冷,皆属于寒。"本病便符合此段经文旨义。《医宗必读》则说:"鹜泄,中寒,糟粕不化,色如鸭粪,澄澈清冷,小便清白,附子理中汤。"架构了从经典到临床的桥梁。可见,读经典,只读经典本身远远不够,还需要向古代先贤学习,古代先贤留下的著作,便是将经典运用于实践的思考与经验,值得我辈后学认真研读学习,并付诸临床。

笔者先予参苓白术散、胃苓汤、七味白术散,因一重于湿,一重于脾虚,而未顾及寒,因此未收寸功。所谓春生、夏长、秋收、冬藏,当时深秋渐浓,秋气肃杀,伤及小儿脾胃阳气,而为秋泻,故附子理中汤加味而效。醍醐之功,全赖于

《医宗必读》架构了从经典到临床的桥梁。因此,行中医者若想治多良效,学经典者能付诸实践,当多读历代中医古籍,学习中医各家学说,承古人之教,见闻博则左右逢源。本方以附子理中汤温中祛寒、益气健脾,葛根升举中阳,丁香、白蔻、肉桂行气化湿止呕。后读《景岳全书》中张景岳治疗其第三子吐泻医案,亦可与此相参。

附子理中汤合葛花解醒汤五苓散治疗 急性酒精中毒昏迷

陈某,男,23 岁,四川省德昌县人,2004 年 12 月诊。

醉酒昏迷 1 夜。

2004 年 12 月,笔者在四川省德昌县热河乡卫生院下乡期间,此时夜间气温可降至 0℃左右。一日清晨 6 点过,镇上一百货店老板忽急送一患者求治。患者为 23 岁陈姓年轻人,为百货店老板娘表弟,家住热河镇后松林坪,前一夜邀约 3 位朋友在镇上饭店饮酒作乐,4 人当晚便饮下啤酒 1 箱、葡萄酒 2 瓶,患者所饮最多。半夜,各自回家,患者骑自行车才到集镇街口,便醉倒沟中躺了一夜,到天亮才被扫街人发现,告知其表姐,于是急送卫生院找笔者救治。

患者被送来时,神志不清,深昏迷,面色苍白,四肢厥冷,呼吸微弱,已测不到血压。患者表姐忧虑万分,告知笔者 3 年前患者的父亲就是因为大量饮酒导致急性酒精中毒过世的,担心患者步其父后尘,希望笔者能尽力抢救。笔者急予西医抢救措施,予补液、升压、抗休克治疗,2 小时后患者血压升到 80/50mmHg。但此后,血压不再上升,也一直处于昏迷状态,直到上午 11 点,仍然昏迷不醒,四肢厥冷。

患者表姐夫忽来问,患者酒醉在沟中冻了一夜,是否可以熬些姜汤灌服。笔者灵机一动,告诉他:"不必了,我给患者开中药救治,中药里就用'姜'。"

辨证:酒毒内蕴,寒伤中阳。

治法:温阳祛寒,化气行水。

处方:附子理中汤合葛花解醒汤、五苓散加减。

方药如下:

制附片20g(另包,先煎45分钟),干姜20g,桂枝15g,红参20g,炒白术15g,茯苓20g,泽泻20g,猪苓12g,葛根15g,菖蒲12g,砂仁10g,白蔻12g,木香 15g,陈皮 12g,苏叶 12g,炙甘草 6g。

1 剂,急煎,分三次灌服。

中午 12 点通过胃管灌下第一次中药,不多时,患者脸色渐渐泛红,四肢回暖,血压上升,膀胱充盈,经尿管导出大量尿液。至下午 2 点过,神志渐渐清醒过来,后痊愈出院。

按:

古代本草书皆说酒性大辛大热有毒,但酒之一物,早酒伤胃,宿酒伤脾,饮之过久则又伤脾败胃,又能助生湿邪,耗损中阳。本案患者为大量饮酒,酒湿伤及中阳,又醉倒街头受冻一夜,元阳受损,故予以附子理中汤温中回阳,五苓散气化水饮酒湿,葛花解醒汤温中和胃、化酒祛湿,木香、陈皮、苏叶、砂仁、白蔻、菖蒲温脾养胃,行气开窍而愈。

附子理中汤合平胃散左金丸治疗
慢性糜烂性胃炎

李某,男,53 岁,家住云南省昆明市交三桥,2017 年 5 月 8 日诊。

反复胃痛反酸 2 年余,复发加重 3 天。

患者患胃病已有 2 年余,常感胃痛、胃胀、反酸,饭后胃胀痛加重。在医院行胃镜检查,提示慢性糜烂性胃炎。3 天前无明显诱因,病情复发加重,感胃痛、反酸较重,口中亦酸,遂来笔者门诊求治。诊其舌脉,舌质淡红,苔薄白腻,脉沉弦滑。

辨证:脾阳虚夹湿,肝胃不和。

治法:温脾益气,理气化湿,调和肝脾。

处方:附子理中汤合平胃散、左金丸加减。

方药如下:

制附片 15g(另包,先煎 45 分钟),干姜 15g,炙甘草 6g,太子参 30g,黄芪 30g,苍术 15g,厚朴 15g,陈皮 12g,炒白术 15g,茯苓 15g,枳壳 12g,黄连 6g,吴茱萸 3g,防风 10g,郁金 15g,广木香 15g,神曲 15g,炒麦芽 15g。

3 剂,水煎服,两日一剂。

患者服药后病情缓解。2 个月后因他病就诊,诉服中药 3 剂后,胃痛、胃胀、反酸等症状均消失,其间未再发作。

按:

本案患者胃胀、胃痛、反酸已有2年余，此次复发加重3天。笔者处方以脉诊为主要依据，其脉沉弦滑。沉者，气虚、脾阳不足也；弦者，肝木克土、肝胃不和、脾虚气滞也；滑者，脾胃不和、湿邪停聚中焦也。故治以温脾、理气、化湿、和胃。

方中以附子理中汤温脾益气，加黄芪增强益气补脾之功。再以左金丸加减，黄连合吴茱萸清肝泻火、和胃降逆，善治胃痛反酸。另加郁金、防风、广木香疏肝理气。平胃散化湿和胃。炒白术合枳壳，取枳术丸之义，健脾消痞。神曲、炒麦芽和胃消食。全方乃法仲景、东垣心法，数服见效。

麻黄细辛附子汤合补中益气汤治疗角膜溃疡

王某，女，69岁，云南省昆明市人，2015年7月13日诊。

双目畏光、流泪、涩痛1个月余。

患者于1个多月前出现双眼畏光、流泪、涩痛、结膜充血，到某私立医院就诊，诊断为"结膜炎"，予外滴抗生素眼药水、输液消炎、外敷药治疗半个多月无好转，病情反而加重。遂于7月13日早晨到本市一家省级西医院眼科就诊，求治于该院一名退休的眼科老专家。经检查，诊断为角膜炎，已有角膜溃疡，认为可能与年龄较大有关。眼科医生严肃地告诉患者一定要予以重视，若再来晚一些可能会引起角膜穿孔，并开眼药水嘱患者滴眼，且此后1个月内必须每周到眼科复诊。

患者在眼科就诊后，并未取眼药水。因之前已在私立医院输液、滴眼药水、外敷药半个多月也不好转，已对滴眼药水失去信心。于是直接乘出租车到云南中医学院门诊部找笔者，希望用中医药进行调治。

刻下症见双眼畏光、流泪、涩痛、结膜充血，双眼睑轻微浮肿，皮肤不红。舌淡胖，有齿痕，苔白腻，脉沉细涩。

辨证:肝肾不足，脾肾阳虚，外感风邪，郁而化火，灼伤黑睛。

治法:温阳益气，疏散风邪。

处方:麻黄细辛附子汤合补中益气汤加减。

方药如下:

制附片15g(另包，先煎45分钟)，北细辛6g，生麻黄8g，黄芪30g，党参20g，炒白术15g，茯苓20g，炙甘草6g，升麻12g，柴胡12g，陈皮12g，蔓荆子

15g,防风 12g,白芷 12g,川牛膝 15g,黄芩 10g,郁金 15g。

3 剂,水煎服,两日一剂。

患者服药 1 周,流泪、涩痛、畏光等症状均消退。第二周周日,仍然是早晨,先去医院眼科复查。眼科老专家为患者检查后,惊讶不已,说角膜溃疡已基本愈合,只剩下一点点未愈,惊叹说"怎么会好得这么快!"并自言自语说"是不是先前诊断错了"。患者更加增强了信心,仍然未取西药,乘车来笔者门诊继续服中药。笔者以上方加减,去防风,加川芎 15g,3 剂,两日一剂。

再 1 周后患者至眼科复查,角膜溃疡已经痊愈。以补中益气汤去当归,加蔓荆子、白芷、茯苓、川芎、郁金、川牛膝等善后。

按:

本案患者为老年人,正气虚弱,肝肾不足,脾肾阳虚,外受风邪而生畏光、流泪、涩痛、结膜充血等症。虽用西药抗生素治疗半个多月,但因正气不足,不能驱邪外出,因此病情迁延不愈,逐渐加重,酿生角膜溃疡。治疗当标本同治,扶正气而驱邪外出。

故用补中益气汤益气扶正,合白芷、防风、蔓荆子、麻黄细辛附子汤等托邪外出,乃中医外科之托法。柴胡、黄芩一升一降,清解少阳,疏散火邪。升麻升举清气、清热解毒,川牛膝清热利湿、引火下行、活血凉血,升麻与川牛膝一升一降。郁金活血凉血解郁。蔓荆子祛风明目。诸药合用,数剂而取良效。

麻黄细辛附子汤合葛根汤治疗
腰椎间盘膨出急发

李某,女,63 岁,四川省峨眉山市人,2018 年 11 月 5 日诊。

反复腰腿疼痛 10 余年,复发加重 1 天。

患者为笔者母亲,患腰椎病已 10 余年,2009 年急发时,曾到云南省中医医院行腰椎 CT 检查,诊断为"腰椎间盘膨出"。后病情反复发作,发作时腰痛牵扯双腿,行走、坐卧、下蹲、起立困难。近 10 年来,多在长时间行走、背或搬运重物后发作,每次发作均以内服中药合以艾灸缓解。近半年来,因服用笔者所配制补肾丸药,病情未发。

此次因气温突降,室外大风,连续几日接送小孙女上幼儿园,于 1 天前病情发作。当日下午,患者门诊结束回家,母亲病情已十分严重,诉腰痛,站立、行走、坐卧、转侧均困难,缓缓而行、缓缓起身,不时牵扯,剧烈疼痛,有腰部无法支撑感,起床困难,睡卧于床。前一日与当日白天笔者未回家时,母亲已自行服用布洛芬、对乙酰氨基酚等解热镇痛药,又服中成药壮腰健肾丸、金匮肾气丸、跌打丸和中药药酒,父亲又为母亲做了艾灸治疗,均不能缓解,眼看不起于床。

傍晚6点,笔者为母亲诊查,舌淡紫,苔薄白腻,脉弦紧,寸脉浮。

辨证:风寒外袭,太少两感。

治法:辛温宣散,温阳散寒,通利经气。

处方:麻黄细辛附子汤合葛根汤加减。

方药如下:

制附片15g(另包,先煎45分钟),桂枝15g,生麻黄8g,北细辛6g,白芍15g,大枣15g,炙甘草6g,葛根30g,党参12g,独活15g,生白术20g,茯苓20g,生姜7片(自加)。

2剂,水煎服,一日半一剂。

当晚笔者到云南中医学院呈贡校区给学生上选修课,遂打电话给在校医院坐诊的研究生,烦请她到校医院按方抓药2剂。课后9点,研究生带抓好的中药到教室交给笔者,但告诉笔者,因校医院中药不齐,故少白芍一味。已近深夜,又地处呈贡新区,无处抓药,虽少白芍一味,也只能如此。

晚上9点40分到家开始为母亲熬中药,10点40分熬好,母亲服中药1次,当晚安睡。

翌日晨起,疼痛霍然减轻,已能自如起身、行走、下蹲,还有轻微腰痛。服完此方2剂,再以麻黄细辛附子汤加淫羊藿、杜仲、巴戟天、川续断、威灵仙、路路通、秦艽、川芎、补骨脂、白芍、黄芪、木瓜、川牛膝、炙甘草,2剂而安。

按:

考虑冬节将至,天气转寒,而脉弦紧,为寒邪外袭所致。

本案患者已有腰椎间盘膨出病史10余年,此次急性发作。病情迁延10多年,本有肾气不足,不任外邪,但急发并非以虚证为主,而与外邪有关。治疗本"急则治其标",先祛外邪,不得见腰痛便立即施以各种补肾药。若缓急未分,于邪气羁留之时,过早使用补肾药,必然引邪深入,非但腰痛不能缓解,反而可能迁延不愈,导致腰椎疾病长期治疗无效。故治疗腰痛,定要先分清虚实,不得一见腰痛便补肾。

此次急发,乃因外出接送小孩,又遇气温突降,由此考虑风寒外袭所致。

腰部为足太阳膀胱经所过之处，又急发在表，先从太阳论治。《伤寒论》第31条说："太阳病，项背强几几，无汗恶风，葛根汤主之。"虽然在条文中，葛根汤证的病位在项背，但经脉连属，腰背强痛属太阳者亦可以用此方。因此，先用葛根汤，祛太阳之邪。

病程日久，肾气已虚，太阳受邪，下至少阴。为鼓舞正气，加附子温太阳底面少阴之寒，温阳而祛寒湿；同时，附子与葛根汤中所含桂枝汤相合，有桂枝附子汤之义，以治"风湿相搏，身体疼烦，不能自转侧"。另加党参益气，又防辛温发散太过。

因舌苔薄白而稍腻，考虑夹湿邪，加白术、茯苓利湿除湿，又取肾着汤之义。《金匮要略·五脏风寒积聚病脉证并治第十一》云："肾着之病，其人身体重，腰中冷，如坐水中，形如水状，反不渴，小便自利，饮食如故，病属下焦，身劳汗出，衣里冷湿，久久得之。腰以下冷痛，腹重如带五千钱，甘姜苓术汤主之。"甘姜苓术汤即肾着汤。本方除腰部寒湿，为治疗寒湿腰痛代表方。笔者方中虽无干姜，但有生姜辛温发散寒湿。加独活，以祛风湿止痛，善治下半身痹痛。

以上诸药合用，急则治其标，风寒得散，故一服见效，当晚服药后，第二天就可起身走动，可见经方辨证运用之速效。外邪解散后，再以补肾祛风湿之法善后。

麻黄细辛附子汤及清胃散治疗急性牙髓炎

聂某，男，23岁，云南中医学院学生，2018年9月2日诊。

牙痛1周余。

患者于1周余前不明原因出现剧烈牙痛，服抗生素、止痛药无好转。经口腔科诊断为"牙髓炎"，建议先消炎止痛，再行根管治疗。因仅根管治疗就要花费3 000多元，患者不愿接受，遂来笔者门诊就诊。

刻下症见牙痛，以夜间为甚，呈跳痛，难以忍受，每晚因牙痛醒来，难以入睡。舌淡紫，苔白腻，脉弦滑数。

辨证：风邪外袭，阳明火热上冲，风火牙痛。

治法：疏风清热降火。

处方：麻黄细辛附子汤加减。

方药如下：

制附片15g（另包，先煎45分钟），麻黄8g，北细辛6g，生石膏60g，川牛膝15g，代赭石30g，升麻15g，白芷12g，羌活12g，防风12g，黄连8g，柴胡12g，黄芩 12g,炙甘草 6g,泽泻 20g。

因病情急、症状重,先予 2 剂,水煎服,一日一剂。并嘱患者清淡饮食,忌食肉。

9 月 4 日二诊:患者服上方 2 剂后,牙痛有所减轻,尚有夜间牙痛。再诊其舌脉,舌淡红,苔薄白腻,脉弦滑数。辨证、治法同前,考虑目前郁热较重,方用清胃散加减。

方药如下:

当归 12g,黄连 10g,生地 12g,丹皮 12g,升麻 15g,生石膏 80g,防风 12g,白芷 12g,川牛膝 15g,代赭石 30g,北细辛 6g,玄胡索 12g,炒川楝子 12g,黄芩 12g,柴胡 12g,羌活 12g。

3 剂,水煎服,一日半一剂。

9 月 11 日三诊:患者诉服二诊方 1 天后,牙痛即已消失,近 1 周来已无牙痛。再以上方加减 3 剂善后,并嘱其继续清淡饮食 1 周,暂时忌食肉。

随访 3 个月未复发。

按:

急性牙髓炎发病急,疼痛剧烈,难以忍受,一般认为服用抗生素、止痛药无效,须开髓引流,行根管治疗才能有效。2006 年下半年,笔者因做科研课题到北京居住 3 个月,其间罹患急性牙髓炎,身处他乡,诸多不便,疼痛剧烈,往往夜间加重,服中成药无效,遂到中日友好医院口腔科诊治,行根管治疗后方缓解。因于此病之亲身体会,故知其疼痛之急重,遂此后凡遇牙髓炎患者均劝往口腔科治疗。

但自 2012 年以来,笔者门诊以纯中医为业,渐渐发现不少为西医所定论之疾病,中医只要辨证用药得当,也能收到意想不到的效果。本案患者为本校学生,患病 1 周余就诊,放弃根管治疗,信任老师,故到笔者门诊试请中医治疗。

初诊时,考虑其起病急,当属风火为患,故附子、生石膏同用,以麻黄细辛附子汤加石膏等。方中制附片、麻黄、北细辛疏风止痛。齿为肾之标、骨之余,麻黄细辛附子汤入少阴,疏利少阴肾经之邪。生石膏、黄连清热泻阳明胃火;川牛膝、代赭石、泽泻引火下行,其中泽泻泻肾经之火;阳明经入下齿中,升麻、白芷宣阳明之邪;羌活、防风疏风止痛;痛在偏侧,以柴胡、黄芩清解少阳。全方以疏风清热为主,寒热并用,2 剂而疼痛减轻。

二诊时,考虑风邪大势已去,为残余而已,此时以火热为主,故减辛温药,增泻火药,改方清胃散加减。清胃散善清降胃火,笔者此方中石膏用至 80g,清降力强。疏风药已去麻黄,留防风、白芷、北细辛、羌活以祛残留风邪。加玄胡索、炒川楝子(金铃子散)以理气止痛,气顺则火散。

方药疗效颇佳,二诊方服药1天,疼痛消失。故知如急性牙髓炎一类疾患,中医药并非毫无所为。

四逆汤加减治疗类风湿关节炎

李某,女,50岁,云南省曲靖市人,2016年7月24日诊。

关节冷痛伴双手指间关节变形3年。

患者于3年前不明原因出现关节冷痛,主要涉及双手各关节、双肘关节、双膝关节,早晚加重,白天呈间歇性,晨僵,屈伸不利,双手指间关节变形。在昆明医科大学第一附属医院检查,诊断为"类风湿关节炎"。近两三年来,主要在疼痛时临时服用消炎止痛类西药,因畏惧激素,所以一直未服用糖皮质激素类西药。近期关节疼痛等症状加重,为求诊治,经他人介绍,遂来笔者门诊就诊。

刻下症见神差,略露痛苦焦虑面容,手足关节疼痛难忍,并伴腰痛。舌质淡,苔薄白腻,脉沉弦细涩。2015年7月13日在昆明医科大学第一附属医院检查示:类风湿 Ig 124.5U/ml,类风湿 IgG 33.6U/ml,类风湿 IgM 121.0U/ml,抗环瓜氨酸抗体 879.2U/ml,抗角蛋白抗体(1:10)阳性,抗角蛋白抗体(1:20)阳性。

辨证:脾肾阳虚,寒湿痹阻。

治法:温补脾肾,祛风除湿,活血通络。

处方:四逆汤加减。

方药如下:

制附片15g(另包,先煎45分钟),干姜15g,炙甘草6g,川芎15g,独活15g,苍术15g,秦艽15g,徐长卿15g,茯苓15g,炒白术15g,路路通15g,桂枝15g,淫羊藿20g,巴戟天20g,羌活12g,黄芪30g。

10剂,水煎服,两日一剂。

2017年1月8日二诊:患者诉上方10剂服完后,又在当地按原方取药服用10余剂,现关节疼痛症状有所减轻,希望继续调治。继续予四逆汤加减。

方药如下:

制附片15g(另包,先煎45分钟),干姜15g,炙甘草6g,羌活12g,独活15g,川芎15g,秦艽15g,徐长卿15g,茯苓15g,炒白术15g,桂枝15g,肉桂

10g,淫羊藿 20g,夜交藤 30g,巴戟天 20g,黄芪 30g。

10 剂,水煎服,两日一剂。

3 月 19 日三诊:考虑患者病情日久,关节变形,瘀血内阻,拟加强活血之力,变方为补阳还五汤加桂附等。

方药如下:

制附片 15g(另包,先煎 45 分钟),桂枝 15g,黄芪 120g,桃仁 12g,红花 12g,川芎 15g,赤芍 12g,当归尾 12g,地龙 12g,独活 15g,羌活 12g,淫羊藿 20g,巴戟天 15g,伸筋草 15g,威灵仙 20g。

10 剂,水煎服,两日一剂。

患者服完上方后,在当地亦自取 20 剂左右服用。

8 月 20 日四诊:患者诉腿脚疼痛已经缓解,双手指变形关节竟然也有好转,变形已经不明显。舌淡紫,苔薄白腻,脉沉细。方拟四逆汤加减。

方药如下:

制附片 15g(另包,先煎 45 分钟),干姜 15g,炙甘草 6g,川续断 15g,菟丝子 15g,枸杞 10g,黄芪 40g,淫羊藿 15g,桂枝 15g,茯苓 20g,炒白术 15g,秦艽 15g,泽泻 15g,防风 12g,威灵仙 30g,徐长卿 15g。

10 剂,水煎服,两日一剂。

患者服完四诊方药后,于 9 月 21 日在昆明医科大学第一附属医院复查类风湿相关指标,发现病情大为好转:原先明显升高的类风湿 Ig、IgG、IgM 等都已经恢复正常,抗环瓜氨酸抗体也降到 511.10U/ml。

其后,2017 年 11 月 19 日、2017 年 12 月 10 日、2018 年 3 月 4 日、2018 年 4 月 15 日、2018 年 6 月 17 日 5 次复诊,均以四逆汤、麻黄细辛附子汤等随证加减,合以温阳补肾、活血通络、祛风除湿等品。手脚疼痛、晨僵、腰痛等症状均渐渐消退,唯偶有右手第 1 掌指关节轻微疼痛。

2018 年 8 月 29 日,患者到昆明医科大学第一附属医院复查类风湿相关指标:抗环瓜氨酸抗体降到 153.45U/ml,其余各项均正常(类风湿 Ig 13.24U/ml,类风湿 IgA 2.48U/ml,类风湿 IgG 3.14U/ml,类风湿 IgM 9.52U/ml,超敏 C 反应蛋白 2.5mg/L)。9 月 2 日到笔者门诊以前方汤剂改做丸剂,巩固治疗。

按:

类风湿关节炎在临床上属于疑难病症,不少患者需要长期服用糖皮质激素、消炎止痛类西药,且很难阻止病情的进展。笔者初至临床工作时,目睹过不少类风湿关节炎重症患者,有的虽然长期服用糖皮质激素,但病情进展很快，不仅关节变形，成为中医所说的"尪痹"，甚至四肢肌肉萎缩、瘫痪、累及脏器。初时临床，笔者未曾深入思考过中医是否能治愈此病，却如仲景所言"伤横夭之莫救"，故心念此病，相信中医药一定有办法治疗此病。

2015 年，笔者在云南中医学院翰墨楼学术报告厅做讲座，主讲李东垣先生学术思想与临证经验。讲座提问环节时，有一名学生提问，说他有亲人身患类风湿关节炎，病情较重，故问中医药能否有办法治疗此病。笔者当时回答，中医药一定会有治疗类风湿关节炎的办法，据笔者临证观察，类风湿关节炎患者大多标证为风寒湿证，而本证为命门火衰、元气不足，如能早期治疗，温补命火、缓补元气，长期坚持，即便西医检查指标没有恢复正常，控制病情发展、让患者回归正常生活，是完全办得到的！只是需要坚持服用一段时间中药，如缓补命火、元阳，患者元气充足，病情多能得到控制。

本案患者有类风湿关节炎病史 3 年，以多处关节冷痛、指间关节变形、晨僵、屈伸不利为主要表现。舌质淡，苔薄白腻，脉沉弦细涩。辨证考虑本证与标证两大方面，本证乃元阳不足、阳气亏虚，标证乃寒湿痹阻、寒瘀阻滞。因阳虚夹寒湿，阳虚不耐寒邪，故为关节冷痛、晨僵；寒湿阻滞，寒主收引，气血不利，瘀血内生，故关节冷痛变形、屈伸不利。与脾肾两脏有关，肾阳不足，命门火衰为根；火不暖土，故脾阳亦虚，脾主四肢，中阳不能达于四末，阳气不能宣行流通，故四肢冷痛不耐寒邪。

治疗上以温补脾肾阳气为主，固其根本；兼以治标，兼治寒、湿、瘀血。方以四逆汤为基础，温补元阳，元阳足而正气复。其次以巴戟天、淫羊藿、菟丝子、枸杞等补肾之品辅助附子、干姜，温补肾阳命火根本。其中巴戟天、淫羊藿既能补肾阳，又能祛风湿治疗寒湿麻木痹痛；菟丝子又名火焰草，古人称之为"阳草"，功能温阳滋补，宋代名医钱乙曾掘菟丝下所生茯苓治疗自身所患周痹拘挛瘘废之证。枸杞缓补肾阴肾阳，补肝益肾，久服强筋壮骨。唐代诗人刘禹锡《枸杞井》中咏枸杞云：

> 僧房药树依寒井，井有清泉药有灵。
> 翠黛叶生笼石甃，殷红子熟照铜瓶。
> 枝繁本是仙人杖，根老能成瑞犬形。
> 上品功能甘露味，还知一勺可延龄。

诗中盛赞枸杞滋补之功，誉之为仙人杖，可见补肝肾之功。枸杞与附子、巴戟天、淫羊藿、菟丝子等温阳之品同用，温补元阳力佳。羌活、独活、防风、秦艽、徐长卿、威灵仙、伸筋草等祛风湿止痛，以祛寒湿之标。并多次配伍补阳还五汤益气活血，针对关节变形，故其后关节变形也大为好转。

诸药合用,标本兼治,紧扣命火元阳不足之本,兼治寒、湿、瘀血邪气,取得了不错的疗效,病情得到了有效控制。因此,中医药的优势之一是"治病求本",在本案之中也能体现出来。温补元阳可提升人身之正气,正气如能充盛,不仅病情可获得缓解,还能强壮身体,减少疾病复发,延长寿命,提高生活质量。

四逆汤合五苓散治疗糖尿病燥热

杨某,男,73 岁,家居云南省昆明市安宁太平新区,2017 年 3 月 24 日诊。糖尿病 20 余年,全身燥热 7 年。

患者有糖尿病病史 20 余年,一直服西药降糖药控制。近 7 年来,出现全身燥热,症状极为严重,以致燥热难当。几年来,遍访中西名医,自述凡能打听到的名医均已求治,中医多言阴虚火旺,但予滋阴降火除热却无效。因燥热难以忍受,曾两次到北京大学第三医院住院治疗,但亦罔效。

后来患者病情逐渐加重,全身燥热而夜间尤甚,彻夜不能入睡。夜间须用冷水浸透毛巾,将湿冷毛巾披在身上,才能稍稍躺下入睡 1 小时左右。每天半夜起床在家中四处走动,冬夜亦要打开空调吹冷风,家人也常因此感冒,全家睡眠、健康均受其影响,苦不堪言。经他人介绍,患者到笔者门诊求治。

刻下症见情绪低落,浑身燥热,坐卧不安,痛苦难耐,但手指脚趾冰凉。患者坐于笔者诊桌对面,因发燥热,几乎坐不住,有燥热欲晕倒之感。神情悲哀,告诉笔者,希望寄此一诊之间,如若不效,准备再到北京住院治疗,但亦自知西医无法解决如此疑难杂症,遂生悲观之念,感到绝望,甚至悲叹人生为何如此痛苦。笔者以言语宽慰患者之余,见其面色潮红、形体肥胖,体重 110kg。舌淡紫,舌体胖大,苔白厚腻,脉沉细。

辨证:真阳衰惫,虚阳浮越,阴火上腾。

治法:温阳潜阳,引火归原,迎阳归舍,利水通阳。

处方:四逆汤合五苓散加减。

方药如下:

制附片 15g(另包,先煎 45 分钟),干姜 15g,炙甘草 6g,桂枝 15g,茯苓 20g,泽泻 20g,猪苓 10g,炒白术 15g,苍术 15g,厚朴 15g,陈皮 12g,炒黄柏 8g,郁金 15g,川牛膝 15g,肉桂 6g。

6 剂,水煎服,两日一剂。

4 月 7 日复诊:患者满面春风而来,诉服此中药数剂后燥热大为减轻,整整 7 年,终于可以睡一个安稳觉,高兴地说终于看到了希望。后连服上方加减 12

剂,病情缓解,燥热基本消除。

此后随访2年,病情稳定,未复发。

按:

消渴一证,古人曾云"三消当从火断",故现代中医内科学著作中多明确指出消渴核心病机乃阴虚为本、燥热为标,临床医生治疗糖尿病囿于定见,多以滋阴降火为治,难以跳出樊笼。本案患者,患糖尿病20余年,全身燥热多年,燥热难当,坐卧不安,彻夜难眠,容易错误断为阴虚火旺,故前医大多言阴虚,多予滋阴降火。辨证不明,未分清火的性质,非但不能降火,反加重病情。患者消渴日久,燥热当为真阳衰惫、虚阳外越所致,且气化不利,水饮停聚,郁而化热,不得以阴虚论之。

患者阳虚兼夹水饮,虽知温阳补肾,但却不知利水通阳解郁,一旦药过滋腻,填补肾阳,投之而阳郁湿阻,郁热顿生,也反而加重燥热病情,造成医者于温阳一途犹疑不定。有此二难,故患者遍访名医数年而不效。

笔者此方,以附子、干姜、桂枝温阳;五苓散利水通阳;苍术、厚朴、陈皮(平胃散)化湿运脾,行气解郁;炒黄柏、川牛膝、肉桂引火归原。如此,阳气得温,水饮得以气化,浮越之阳归于正位,多年沉疴,数剂而安。临病识证,要抱定辨证论治,不得囿于定见,用药更要灵活,不可呆板。

四逆汤合五苓散治疗口腔溃疡

肖某,女,51岁,四川人,现居云南省昆明市,2013年12月3日诊。

反复口腔溃疡3年,加重2个月。

患者3年来反复口腔溃疡,近2个月来症状加重,口腔溃疡此起彼伏,服"清火"中成药、西药及门诊输液治疗均无效。疼痛严重,影响说话、吃饭、饮水,说话溃疡疼痛即加重。经他人介绍,遂来笔者门诊求治。

刻下症见眉头紧蹙,焦虑痛苦貌,说话费力,口内清口水多。检查见患者口腔内3处溃疡,分别位于下唇口腔内侧、右侧口腔壁、舌尖,溃疡都较大较深,呈白色,下唇口腔内侧溃疡面比绿豆稍大。舌质淡,舌体胖大,有齿痕,苔白腻水滑,脉沉弦细。

辨证:脾肾阳虚夹湿,湿郁虚火上炎。

治法:健脾化湿,温阳利水,行气解郁。

处方:四逆汤合五苓散加减。

方药如下:

制附片 15g(另包,先煎 45 分钟),干姜 15g,炙甘草 6g,茯苓 20g,桂枝 15g,泽泻 20g,猪苓 10g,炒白术 15g,党参 20g,苍术 15g,厚朴 15g,陈皮 12g,防风 12g,郁金 15g,藿香 15g,川牛膝 15g,广木香 15g。

3 剂,水煎服,两日一剂。

诊时告知患者,此为阳虚,不可再服清火药和抗生素,忌食生冷,此次应该用附片等药才可痊愈。患者疑惑不解,回答说其他医生都告诉她是火重所致。笔者答曰,非火重,舌苔白厚腻水滑,脉沉细无力,乃阳虚寒水内聚,何来之火? 患者仍然半信半疑,抓药疑虑而去。

12 月 10 日复诊:患者服药 3 剂后,口腔溃疡已经完全愈合,高兴不已,此时才相信笔者告诉她此溃疡为阳虚寒水所致的说法,连连称善。再予上方 3 剂巩固善后。再次叮嘱患者,此为阳虚所致,以后不可食用生冷。

本以为患者病情应该稳定无虞,不料 2014 年 1 月 7 日,患者忽至,口腔溃疡复发,掩面而来。诉元旦期间全家到昆明郊县安宁市吃当地名菜"草乌炖狗肉",吃后溃疡再发,疼痛较重,满口清涎。笔者问患者:"怎会去吃'草乌炖狗肉'?"患者答曰:"汪医生不是说我阳虚寒重吗,故去吃草乌、狗肉补阳。"笔者回答说:"是要补阳,但不是这般补法,像狗肉、牛肉、羊肉这一类虽然温补但不易消化的食物一概不可多吃,食物不化阻塞中焦气机,郁积便生虚火,溃疡即发。"再以上方加减,3 剂而愈,再予 3 剂善后。

其后整整 3 年,患者谨记笔者叮嘱,口腔溃疡未再发作。2017 年春节后某日,患者因口腔溃疡复发 3 天前来就诊。乃因数天前,全家到石林游玩,回来时路过一家羊肉馆,全家人决定在此吃晚饭,患者心知可能不妙,但不好扫家人之兴,因此与家人进食羊肉,食后第二天口腔溃疡果发。笔者亦以四逆汤、平胃散、五苓散加减,3 剂而愈。其后至今未发。

按:

口腔溃疡的诊治,一般医者或患者多以"上火"视之,多用清火之法。但"火"一证,尚分实火、虚火、郁火,实火可泻,虚火可补,火郁发之。治火热证当辨识清楚火之来源、火之虚实、火之真假,引发火热征象的病因病机,以辨证为凭据。大忌一见火热征象,即以清泻。若病情因虚所致,或因郁所致,多可能会加重病情,犯虚虚实实之戒,使虚证更虚,阴火上腾,使郁证更郁,郁火更盛。

本案为慢性口腔溃疡,患者病情反复发作已有 3 年,加重 2 个月。服"清火"中成药、西药及门诊输液治疗均无效,病情迁延,疼痛严重,且舌质淡、舌体胖大、有齿痕、苔白腻水滑,脉沉弦细。由此来看,并非实火。阳虚证候较为明显,但因舌苔白腻水滑,故又夹有水湿,水湿郁阻化生郁火。故治疗一以温阳,引火归原;二以气化水湿,温阳利水,去水湿之郁。

方拟四逆汤合五苓散加减。方中四逆汤温其阳气,五苓散化气行水,合党参为理中汤温阳健脾,合平胃散、藿香、广木香健脾化湿,川牛膝引虚火下行,防风与郁金辛能宣散、行气解郁,以除郁火。

虽为寒证、阴证、阳虚之证,但因兼有水湿之邪,因此治疗若只是温阳,而不治水,辛温药力为水湿所困,反而化生郁火。其后患者食用草乌炖狗肉、羊肉,以为温补,但病情复发,便能说明笔者以上所说之理。狗肉、羊肉虽然性偏温,但不易为脾胃消化,患者本有水湿聚于体内,必然肉食不化,阻滞脾胃,化生火毒上炎。

虽然都是温阳,却有各种温法,夹有水湿、痰饮、瘀血者,温中不可滋腻,稍有滋腻,阻碍气机,气机不行,温热药力便郁生火热。如果在温阳的基础上,加用健脾、行气、化湿、祛痰、活血、解郁之品,温热药力便随气机而走,流行全身,发挥温阳药效。这也就是有些学者不敢用附子、干姜等温热之品的原因,配伍不当,一用便出现"上火"假象,从此犹豫,不敢再用附子、干姜,畏之如虎。有学者问:"辨证明明是阳虚证,为何你用附子、干姜不上火,而我一用就出现上火?"问题关键即在于此。

四逆汤合补中益气汤治疗口腔溃疡

董某,女,36岁,云南省昆明市人,2015年5月诊。

反复发作口腔溃疡2年,复发1个月余。

患者反复发作口腔溃疡2年,1个月前口腔溃疡复发加重。当时患者在昆明北市区某医馆任馆长(现为云南工商学院教师),因口腔溃疡十分严重,请一位研究经方的中医为其诊治,处以麻黄细辛附子汤等方,无效。再请馆中另外一位精于临证的医生诊治,该医者当时正在刻苦研读某部《伤寒论》研究著作,该书中盛赞甘草泻心汤治疗口腔溃疡,故处以甘草泻心汤,但亦不效。患者病情逐渐加重,疼痛难忍,说话困难。

因当时北市区医馆请笔者坐诊,笔者在半年多前曾治愈患者口腔溃疡一次,故第一日到馆中,馆中医生便与患者一同向笔者请教,为之诊治。

刻下症见口腔中数处溃疡,疼痛难忍,说话已然困难,脸庞浮肿,口腔中清涎较多。舌淡胖,苔白腻水滑,脉沉细无力。

辨证:脾阳虚,中气不足,阴火上炎。

治法:温补脾阳,补中益气,升阳散火。

处方:四逆汤合补中益气汤加减。

方药如下:

制附片15g(另包,先煎45分钟),干姜15g,炙甘草6g,黄芪30g,炒白术15g,陈皮12g,升麻12g,柴胡12g,党参20g,防风12g,吴茱萸8g,川牛膝15g,枳壳12g,茯苓20g,白芷12g,郁金15g。

3剂,水煎服,两日一剂。

患者服上方后1剂诸症即开始减轻,3剂基本痊愈。再3剂巩固善后,其后1年多未再发口腔溃疡。

按:

本案患者反复发作口腔溃疡2年,此次复发1个多月。症状较重,说话困难,口流清水,面肿疼痛难忍。从舌脉来看,舌淡胖、苔白腻水滑、脉沉细无力,辨证不难,为阳气虚夹水湿之证。病因病机根本为脾阳虚、中气不足,水湿为标,郁久化热,化生阴火。阴火不可清,只可以从虚火、郁火论治,虚火可补,火郁发之。故治疗从李东垣先生理路。

故以四逆汤温阳,补中益气汤补中益气,合防风、白芷升阳散火。方中党参、黄芪补脾,脾气足方能升清,阴火乃散。补中益气汤去当归,乃虑其滋腻碍湿,而另加茯苓以利水湿。吴茱萸、川牛膝、枳壳引火下行,制上腾之阴火。郁金解除火郁,其性不温,善治疗郁火。口腔溃疡日久不愈,中气不升之象,以补中益气汤升举,故愈合快。

患者此前曾服麻黄细辛附子汤、甘草泻心汤等不愈。主要原因如下:

第一,麻黄细辛附子汤不愈者,乃因其虽温热而过于辛散,不能补脾土中气,则阴火虚亢不降,而因温散太过,阴火上腾更盛,反有加重病情之虞。若本方减辛散之味,另增升清之品、降火之剂,则可对治。

第二,甘草泻心汤不愈者,乃因本方不能对证。当今经方"方证对应",不少学者误入歧途而成"方症对应",忽略了"病因病机"。乃因"方症对应"简易,只需记住某方治某症即可,著书者也信誓旦旦说遇某病便用某经方一定获效,容易激发读者信心与激情,甚至导致读者深信不疑,忽略了辨证论治。按病处方,导致或有效或无效,无效反而加重病情。

半夏泻心汤、甘草泻心汤、生姜泻心汤类方确实为治疗口腔溃疡常用方剂,但其对治病因病机为虚实夹杂、寒热错杂,不适合以虚证为主的患者。从脉象来看,三首泻心汤证,其脉象一定不以虚脉为主要表象,因寒热错杂,气、水、寒、热等停聚,脉象一定程度上还偏向于实证。本案患者脉沉细无力,故非泻心汤证,其脉沉无力、中气不足,更无从泻起,而当升清阳、降阴火。

 附记:

　　此后,患者告诉笔者说,之前馆中医生为她诊治时,也曾多次用附子,但却不效,而笔者一用附子则起效,她观察到两者的不同在于笔者用党参、黄芪配伍附子,故而起效。患者善于观察学习思考,真是令人赞叹。2017年10月,昆明圣爱中医馆为笔者建立名医工作室,成立典礼上,患者作为代表上台讲话,即提到两年多前笔者为其诊治口腔溃疡的旧事,并再次致谢。笔者与患者及其家人遂结识为朋友。

四逆汤合五苓散治疗肺癌晚期水肿腹水

雷某,女,75岁,云南省昆明市人,2017年5月1日诊。

发现肺癌8个月余,伴水肿、腹水1个月。

患者于8个多月前体检时发现肺部占位,2016年8月24日到本市某省级医院行CT检查提示:①右肺门占位,多考虑为中央型肺癌并中叶阻塞性不张,右肺门、纵隔、右侧心膈区淋巴结转移;②右侧胸膜散在多发小结节影,转移可能性大;③右侧胸腔积液。胸水细胞学诊断检出少许腺癌细胞。后确诊为中央型肺癌晚期。

在医院接受几次化疗后,病情加重,2017年4月初以来,出现大量腹水,双下肢凹陷性水肿,予利尿药、抽腹水治疗,但服利尿药后下肢水肿不退,抽腹水后腹水又涨。西医考虑预后较差,生存期不过3个月。遂求治于笔者。

刻下症见形体消瘦,神疲乏力,行动气喘,轻微咳嗽,咳吐清痰,食欲不振,腹部膨隆,中度腹水,双下肢重度凹陷性水肿,已从足背部、足踝部、小腿一直肿到膝盖以上。舌淡红,舌边有瘀点,苔厚腻微黄,前半部有裂纹,脉沉弦细。

辨证:脾肾两虚,肺肾不足,癌毒结滞,瘀水互结,水气不行。

治法:温阳化湿,扶正化气行水。

处方:四逆汤合五苓散加减。

方药如下:

制附片15g(另包,先煎45分钟),干姜15g,炙甘草6g,黄芪80g,太子参

30g,桂枝15g,茯苓20g,泽泻20g,猪苓10g,炒白术15g,苍术15g,厚朴15g,陈皮12g,熟地30g,白蔻12g(打破),藿香12g,广木香15g,葶苈子15g。

3剂,水煎服,两日一剂。

患者服完上方3剂,水肿即大为好转,家属惊喜,便又照原方再抓9剂予服,共服上方12剂。

7月14日,家属来门诊找笔者处方带药,告知患者服中药后,下肢水肿已完全消退,腹水亦消,要求继续调治。遂予上方加白花蛇舌草30g数剂继续治疗。

按：

本案患者年老体弱,又罹患癌症晚期,脾肾阳虚,肺肾不足,癌毒内生。阳气失于气化,水液不行则成水肿、腹水。下肢水肿过膝,已为危象,又伴腹水、胸腔积液,神疲乏力,行动即喘,形体消瘦。水瘀互结,肾气衰惫,故西医虽用利尿药、抽腹水,但源头不解决,水肿、腹水难退,即便抽去腹水,旋即又涨。

治疗最重要的一方面要恢复脾阳、肾阳气化功能,扶其正气;其次一方面则应健脾化湿、利水消肿。故拟方四逆汤温其阳气;合黄芪、太子参扶其脾胃中阳,大剂黄芪以扶正;合熟地以复其肾阳,补坎中之阳以行水。五苓散以行水令,温阳化气利水。葶苈子泻肺利水平喘,以治胸水。平胃散加白蔻、广木香、苍术,化湿和中健脾,合方中四君子汤安奠后天。诸药合用,而水气尽退。

笔者体会,癌症患者,脾土不败,则有一分生机;脾土已败,则其速死。即古人云:安谷者昌,绝谷者亡。所以治疗癌症,不可以过用现代中药药理学所谓清热解毒抗癌之品,需在中医辨证论治基础上注意分寸选择用之。否则,脾胃受伤,将因小失大,癌细胞没有杀灭,反损伤脾胃与元气,而致不救,临床上这样的教训比比皆是,医者须时时警醒。

📄 附记：

2017年诊此患者后,时光荏苒,两年未见。2019年6月,患者家属忽来笔者门诊为患者开中药,诉患者两年来一直在吃两年前笔者为其所开处方,已服近200剂。2年来只服笔者两年前的中药方,未用西药,目前病情尚稳定。家属予以肯定地说,两年前西医预言患者活不过3个月,服中药后,现已活过了2年,就是最大的成功。

四逆汤合五苓散玉屏风散治疗声带水肿

孙某,女,50岁,云南省曲靖市人,2017年5月4日诊。

咽痛、喑哑、短气1个月余。

患者于1个多月前不慎感冒,感冒好转后而咽痛、喑哑不愈,在当地医院诊治,诊断为"声带水肿",予以输液消炎、中成药含片、雾化治疗后,病情无好转,渐感短气、胸闷、提气困难。为求诊治,遂来笔者门诊就诊。

刻下症见精神稍差,声音嘶哑,发声难出,叙述病情多需要家属代诉。咽痛,咽喉有痰阻感,恶风,自汗,乏力,短气,头痛,伴恶心欲吐。舌淡胖,苔白腻,脉弦细滑。

辨证:肺脾气虚,痰湿阻滞。

治法:健脾补肺,温阳利水,化痰除湿。

处方:四逆汤合五苓散、玉屏风散加减。

方药如下:

制附片15g(另包,先煎45分钟),黄芪80g,干姜15g,桂枝15g,茯苓20g,猪苓10g,泽泻20g,炒白术15g,桔梗12g,防风12g,白芷12g,柴胡12g,黄芩8g,菖蒲12g,炙远志12g,炙甘草6g。

9剂,水煎服,两日一剂。

8月27日,患者因他病就诊,告知上次9服中药还未服完,声带水肿、短气、乏力等已经痊愈。

按:

本案患者为喑哑,因感冒引发,西医诊断为"声带水肿",病情迁延1个多月,伴短气、胸闷、提气困难、恶风、自汗。结合其舌淡胖、苔白腻、脉弦细滑之征象,一则为气虚,中气不足,清阳不升,故喑哑而见短气、胸闷、恶风、自汗等肺脾气虚、阳气不足之症;二则兼有痰湿,痰湿闭阻咽喉上窍,故喑哑、咽痛、咽喉有痰阻感,水湿停聚于内,故恶心欲吐。

治疗一则温阳益气、健脾补肺、补中益气,故予制附片、干姜、黄芪、白术、防风、炙甘草,乃四逆汤与玉屏风散合方。二则温阳利水、化痰除湿,以五苓散温化水湿,以菖蒲、远志合用化痰开窍,桔梗利咽化痰。另配伍防风、白芷辛温宣通,以利上窍;柴胡、黄芩和解少阳、转输气机。诸药合用,中阳得充,中气得升,痰湿郁阻得除,故病痊愈。

中医论喑哑,分"金实不鸣"与"金破不鸣",前者多实证,后者多虚证。本案患者属虚中夹实,以虚为主。

四逆汤合四妙丸五苓散治疗慢性前列腺炎

何某,男,47岁,四川省会理县人,2016年12月25日诊。

尿频、尿痛、会阴部坠胀、耳鸣2年余。

患者尿频、尿痛已有2年多,每解小便即感尿道灼热疼痛不适,自感会阴部、腹股沟、睾丸、阴茎坠胀隐痛,腹股沟瘙痒不适。并伴大便稀溏,排便次数多,每日3次左右;睡眠差,口干口苦,耳鸣。先后在成都多家医院就诊,诊断为"慢性前列腺炎",治疗1年多无效。

半年前在成都一中医处诊治,辨证为"阴虚火旺",予服六味地黄丸后病情加重,尿频尿痛、阴部坠痛,坐立不安。从成都回到会理,找当地中医诊治,考虑阳虚,嘱停服六味地黄丸,予服金匮肾气丸,方有缓解,又恢复到之前尚能忍受的状态,但症状依然较重,难以解决苦恼。经会理中医介绍,遂来昆明找笔者诊治。刻诊查其舌脉,舌淡红,苔白腻,脉沉细滑。

辨证:脾肾阳虚,湿邪下注,郁而化热。

治法:温阳化气,清热除湿,益气活血。

处方:四逆汤合四妙丸、五苓散加减。

方药如下:

制附片15g(另包,先煎45分钟),干姜15g,炙甘草6g,苍术15g,炒黄柏10g,川牛膝15g,薏苡仁30g,桂枝15g,茯苓20g,猪苓10g,泽泻20g,炒白术15g,川芎15g,黄芪30g,郁金15g,红花12g,桃仁12g。

2剂,水煎服,两日一剂。

患者曾为六味地黄丸所误,心存疑虑,故暂住昆明数日,先服药2剂试探疗效,疗效好再复诊带药回会理。

12月29日二诊:患者服药后尿频、尿痛症状减轻,耳鸣好转,信心大增。遂带上方10剂回会理继续服用。

2017年1月23日三诊:患者诉尿频、尿痛、尿道灼热、耳鸣等症状已基本缓解,睡眠改善,大便已成形,每日1次。目前感会阴部坠胀隐痛尚未好转,欲进一步治疗。考虑患者脾虚、中气不固、湿气下注致会阴部坠胀隐痛,故调整处方为补中益气汤合四妙丸加减。

方药如下:

制附片15g(另包,先煎45分钟),黄芪30g,炒白术15g,陈皮12g,升麻

6g,柴胡 12g,太子参 30g,炙甘草 6g,苍术 15g,炒黄柏 8g,川牛膝 15g,薏苡仁 30g,郁金 15g,桃仁 12g,香附 15g,小茴香 12g,独活 15g。

10 剂,水煎服,两日一剂。

患者服药后,病情进一步好转,会阴部坠胀隐痛症状消退。后以此方加减,间断服药到 5 月,病情缓解。

按:

前列腺炎以尿频、尿痛、尿道灼痛、会阴部坠胀隐痛、耳鸣、失眠、便溏、口干、口苦为主要症状,如不仔细辨证,容易误诊为"阴虚火旺"。故本案患者服用六味地黄丸后症状加重。殊不知尿痛、尿道灼热疼痛、耳鸣、失眠,看似肾阴虚火旺,其实是郁热所致。当为脾肾两虚为本,湿热下注为标。中气不足,湿邪下注,阻滞下焦气机,郁而化热,灼伤尿道,而见诸症。前医误予滋阴降火,六味地黄丸本为补肾滋阴,胶固湿邪,而郁热更甚。

故笔者以四逆汤加黄芪补中温阳,五苓散化气行水利湿,四妙丸清热除湿,郁金解郁。郁热日久,伤及血络,瘀热阻滞,而成慢性前列腺炎,故用郁金、川牛膝、桃仁、红花活血化瘀。三诊患者诉会阴部坠胀,一则因中气虚而不举,二则因湿热下注所致,故变方为补中益气汤合四妙丸加减,渐渐调治而瘥。

四逆汤合五苓散急救尿毒症期并发心包积液

崔某,男,37 岁,四川省德昌县人,2014 年 7 月 3 日诊。

慢性肾功能不全 16 年,尿毒症期 2 年半,病危 1 周。

患者为笔者小学同学,自 1998 年罹患慢性肾功能不全已有 16 年。长期服用西药治疗。2012 年春节后因劳累、重感冒 1 个月,病情加重至病危,在西昌市凉山彝族自治州第一人民医院抢救,当时虽抢救成功,但已至尿毒症期。此后开始在德昌、西昌等地透析治疗,每周透析 3 次。

透析治疗 1 年多后,病情渐重,2013 年底突发咳嗽,在德昌县人民医院就诊,起初考虑感冒引发支气管炎,给予抗炎、止咳、化痰治疗,但长达半年不缓解,咳嗽加剧,整夜咳嗽不止,自述有内脏都要咳出来的感觉。

至 2014 年 5 月,咳嗽已无法忍受,德昌当地医院建议患者到邻近西昌市或攀枝花市的上一级医院进一步诊治。患者因此南下到攀枝花市中心医院就诊。经诊查,发现心包大量积液,咳嗽不止是因大量心包积液压迫肺脏所致。攀枝花市地处金沙江河谷,天气炎热,患者到攀枝花市后不久便中暑,又因医生嘱尿毒症需控水,故口渴难耐,渐至神志恍惚。某日恍惚中走到医院门口超市,打开冰柜,大量饮水,又避开医生,到医院洗漱间大量饮用自来水,后直至神志昏迷,几至撒手尘寰。患者病情危重,医生经过奋力抢救,加强透析,暂时将其救转,建议回本地继续治疗,劝说患者尿毒症的治疗不管到哪里也就是加强透析。

患者回德昌后,因加强透析,咳嗽较之前暂时有所减轻,但一直持续不止,不久又有加重趋势。遂又北上,辗转至西昌市租房看病,到凉山彝族自治州第一人民医院门诊挂床治疗。时至 2014 年 6 月底,一日半夜患者忽然晕倒,由前来看望的同学于凌晨急送医院抢救。送医院途中,患者于神志恍惚间,出现神经精神症状,半夜在空无一人的大街上与医院里看见鬼市、鬼魂、黄包车、出租车、回头微笑男子、电梯间白衣女子、黑衣枯瘦老人等各种"鬼物",旁人却不能见,皆为幻觉。在医院抢救期间,每日白昼有一丝清明神志,夜间则神志昏乱,幻象丛生,夜夜见鬼魂诸物。病情危笃,弥留 1 周,时与亲朋生死道别。

7 月 3 日,患者已入院 1 周,正值其生离死别之际,忽然想起笔者,给远在昆明的笔者通了电话。因于白天,其神志稍有一丝清明,与其姐姐在电话中向笔者哭诉,当悲痛之际,患者忽问中医可有办法,他想吃中药。西医肾病科医生一般严格控制肾衰竭患者服中药,多以中药毒性及控水之辞以诚,故肾衰竭患者愿服中药者不多。但此时患者开口,笔者见有转机,趁此劝其可尝试服中药。电话中向患者及其姐姐详细询问了病情。患者姐姐虽然电话中泣不成声,亦强忍悲痛,向笔者描述了患者病情及相关检查。

远隔千里,舌脉皆无法采集,但根据患者病情,大量心包积液、肾衰竭尿毒症、饮水直至昏迷等线索,又想到患者所描述的夜间"见鬼"症状,忽思《难经》所云"脱阳者见鬼"经文,立时悟得,考虑其元阳将脱、阴水泛滥,遂辨证施治如下:

辨证:脾肾两虚,元阳将脱,阴水泛滥,水气凌心射肺。

治法:回阳救逆,化气行水。

处方:四逆汤合五苓散加减。

方药如下:

制附片 20g(另包,先煎 45 分钟),干姜 15g,炙甘草 6g,桂枝 15g,茯苓 20g,猪苓 10g,炒白术 15g,泽泻 20g,黄芪 40g,党参 20g,炙紫菀 15g,百部 12g,白前 12g,桔梗 12g,厚朴 15g,陈皮 12g。

3 剂,水煎服,一日半一剂。

患者服上方仅 1 剂,隔一日后,夜间"见鬼"症状霍然消失。服药 3 剂后,咳嗽症状大为减轻。服药 6 剂后,折磨患者近 1 年的剧烈咳嗽完全消失,病情转危为安,办理出院。

咳嗽停止后,笔者将前方略为加减。

方药如下:

制附片15g(另包,先煎45分钟),干姜15g,炙甘草6g,桂枝15g,茯苓20g,猪苓10g,炒白术15g,泽泻20g,黄芪40g,党参20g,苍术15g,厚朴15g,陈皮12g,藿香15g,木香15g,桔梗12g。

水煎服,两日一剂。

嘱其长期服用。

患者服药不辍,边透析边服中药。至2014年11月,服中药4个月,约60剂,复查超声心动,心包积液已经消失得干干净净,病情好转。

其后,患者长期透析配合中药治疗,服笔者所开方药已有5年,至今病情稳定,再未出现危象。

按:

本案患者西医诊断为慢性肾功能不全尿毒症期,其病情已迁延10余年,自2012年至2014年,病情转危重,多次挣扎于死亡线上,险至不救。病前为长达半年的咳嗽,经西医检查系心包积液所致。此次于病危之际,出现各种"见鬼"幻觉。患者为笔者同学好友,电话问诊,虽无舌脉之诊,但从其病史、病情特点,可推知系元阳将脱、水气凌心射肺之候。《难经》云:"脱阳者见鬼。"故"见鬼症"多见于阳气虚衰之人,阳虚则阴盛,阴盛则见此幻象。又系夜半发病,可见阳虚阴盛已然沉疴。治疗应以温阳为主。

慢性肾功能不全患者,多为肾阳亏虚,阳不化气,不能气化水液,津液不行,小便不出。日久水饮停聚,凌心射肺,故见心包积液。而古人所云"心肾相交",实乃"水火相交"。肾为坎卦,肾中元阳为坎中一阳,蒸腾水液,则肾水上腾,上交于心,以充心阴,以制上炎之心火;心火上炎有度,则心火下降而温肾阳,心阴下降而济肾水。肾中一阳又名龙火、雷火、龙雷之火,龙火飞腾,行云布雨以治水。此为水火升降、坎离既济之理。故治疗上,以阳治水之法,温阳以利水饮。

方以四逆汤为基础,下温少阴,以补元阳,回阳救逆。合黄芪、党参,以回阳气;黄芪合附子,取芪附汤之义;党参合附子、干姜,取参附汤、四逆加人参汤之义;党参合五苓散,取春泽汤之义。元阳得温,再合以五苓散温阳利水、气化水饮,四逆汤与五苓散共成治寒水之方。咳嗽半年之久,在四逆汤、五苓散基础上撷取止嗽散中紫菀、百部、白前、桔梗几味,以温肺润肺。厚朴、陈皮理气和中化湿。

诸药合用,温阳行水。元阳得充则阴邪退,故服 1 剂而夜间"见鬼"症状消失;服药 6 剂,水饮化则咳嗽止;服药 4 个月心包积液亦消退。后一直服用中药,至 2019 年本书完稿,患者距上次险情已近 5 年,虽然无法脱离透析,但自用中药以来,未再出现过凶险病情。透析中出现的电解质紊乱、腿不安、身痛关节痛、便秘、失眠、并发肺炎,及时运用中药,均转危为安,且近 2 年来身体状况大有好转迹象。

📄 **附记:**

既已历经 3 次生死,患者已有明悟。2014 年底,"豆瓣网"举办第二届豆瓣阅读征文大赛,患者感悟之下,写下纪实文学作品《主宰生死的我们》参赛,文中有"选择中医"等两节详细描述了惊心动魄的抢救过程。此次文学大赛全国有 4 600 多篇作品参赛,患者所撰《主宰生死的我们》因感人至深、催人泪下,感动了德昌一座县城,获粉丝无数,遂从全国众多作品中脱颖而出,成为大赛 12 篇获奖作品之一。2015 年上半年,患者到北京领奖,其感人事迹,在小县城德昌轰动一时。

此后,患者坚持边透析边长期服用中药,一直病情稳定,至今年,已服中药数百剂,透析亦有近 7 年矣。自 2014 年 7 月服用中药之后,再未出现过危象,再未进过抢救室,今年更有精力恢复病情好转迹象。与患者同时期透析的病友,多已不在人世,唯患者至今坚持中西医治疗,坚强地与病魔、命运抗争,在德昌小城已成为一桩感人事迹。

2015 年 8 月,患者到峨眉山朝圣,笔者从昆明到峨眉山与之同行,陪同其攀登上海拔 3 000 多米的峨眉金顶,于舍身崖上亲睹日出、佛光、普贤圣像等奇观。峨眉之行后,吾作《灵陵太妙之天》诗云:

蜀中自古出神仙,尽在吾家七洞天。

曾见白猿传越剑,又闻黄帝写灵篇。

花开崖上为般若,行遍人间即普贤。

何日峨眉登绝顶,坐看龙象起云烟。

那日,从金顶下山,患者坚持步行,从雷洞坪、洗象池、仙峰寺、洪椿坪、清音阁下至报国寺,一路三天三夜山间步行,虽一周未做透析,但以四逆汤、附子理中丸一路相与护持,其间虽千难万险,但却顺利下山。峨眉山洪椿坪夜话,共话坎坷,同学顿悟人生苦难,遂以坚持。笔者亦感叹人生千般疾难,医者应"于诸病苦,为作良医"。医者有能力帮助亲友,救济疾厄,亦为毕生之幸哉!

四逆汤合五苓散葛根汤治疗青光眼

吕某,女,55岁,内蒙古自治区呼伦贝尔市人,2013年2月12日诊。

发现青光眼,头痛、目痛1个月余。

2013年春节期间,成都中医药大学一位皮肤科专业的硕士师弟突然在QQ上呼我。该师弟是内蒙古呼伦贝尔人,读硕士之前是呼伦贝尔市某医院皮肤科医生。他在QQ上告诉我说他的姑妈得了青光眼,头痛、目痛1个多月,元旦前后到成都探视侄儿,在四川省中医院诊断为"闭角型青光眼",建议手术治疗。

患者回到呼伦贝尔市后,由于还身患脑梗死、哮喘、肺心病,当地医院不敢为其做青光眼手术,仅予静滴甘露醇、糖皮质激素等降眼压。但治疗20天,病情仍无缓解。

于是,师弟在网上找到我,请求为其姑妈开方。他初步提供了症状、舌苔脉象等辨证资料,诉患者主要症状为头顶及眉棱骨痛,目痛,视力下降,眼压高,体形较胖,血压偏低,舌苔大致为白色,但左脉较有力。相隔万里之遥,药方本难开。但师弟描述病情较为详细,又考虑患者是内蒙古呼伦贝尔人,冬季发病,东北严寒,推测应是受寒所致。

辨证:风寒夹湿,水饮上泛,病在太阳、阳明两经。

治法:温阳利水,散寒止痛。

处方:四逆汤合五苓散、葛根汤加减。

方药如下:

制附片15g(另包,先煎45分钟),干姜15g,炙甘草6g,葛根20g,麻黄8g,桂枝15g,杏仁12g,白芍12g,大枣12g,茯苓20g,猪苓10g,炒白术15g,泽泻20g,白芷12g,羌活12g,肉桂6g,川牛膝15g,生姜5片(自加)。

5剂,水煎服,两日一剂。

此事一晃就是3个月。5月底,我从昆明回成都,见到了这位师弟。师弟说:"汪老师,你还记得我姑妈的青光眼吗?"我一下想起来,问他患者后来如何了。师弟说他姑妈服药5剂便好了,头痛消失,眼压也降了下来。2年后,患者曾有1次小发作,同样以上方加减治疗好转。

按:

本案患者远在内蒙古呼伦贝尔,无法面诊,但通过其家人所提供的症状表现和舌苔脉象,加之发病时值冬季,东北严寒,故辨证考虑为风寒外袭。患者既往有哮喘、肺心病,体形较胖,平素应为脾肾阳虚、肺肾两虚夹痰饮之证。风寒外袭,伤及阳气,不能气化,水饮内停,上泛于目而发病。其症状见头痛、目痛、眉棱骨痛,当为太阳、阳明两经中风寒所致。故方选四逆汤温阳气,葛根汤散风寒,五苓散利水饮。加白芷、羌活辛散太阳阳明两经风寒,散寒止痛。加肉桂、川牛膝引火归原、潜阳归肾。中医眼科本有独到之处,但临证之时,也当准确辨证,才能收到良好的疗效。

四逆汤合五苓散小柴胡汤加减治疗葡萄膜炎

虞某,女,42 岁,云南省昆明市人,2018 年 6 月 29 日诊。

目眶牵扯额部、耳部疼痛 1 个半月。

患者于 1 个半月前不明原因出现视物模糊,视物如牛奶状白色,并视见无数黑点。急到云南省中医医院眼科诊治,查眼压升高,诊断为"葡萄膜炎"。予以糖皮质激素治疗后,视物模糊症状好转,眼压下降。

但此后出现左侧眼眶牵扯左侧额部、左侧耳部酸胀疼痛,在光线强烈的地方,眼前会视见黑线闪过,并伴有自汗汗多、左腿不时抽筋、口苦等症状。在医院输液、服西药及外用眼药水治疗 1 个半月无缓解,遂到笔者门诊寻求中医治疗。

刻下症见体形肥胖,精神较差,左侧目眶、额部、耳部酸胀疼痛,自汗,皮肤潮湿。舌淡红,苔白腻,脉沉细。

辨证:阳虚水饮犯目,少阳风邪外感。

治法:温阳化饮,和解少阳,祛风止痛。

处方:四逆汤合五苓散、小柴胡汤加减。

方药如下:

制附片 15g(另包,先煎 45 分钟),茯苓 20g,泽泻 20g,桂枝 15g,生白术 15g,猪苓 10g,防风 12g,柴胡 12g,黄芩 10g,白芷 12g,黄芪 30g,川牛膝 15g,淫羊藿 20g,蔓荆子 12g,川芎 15g,炙甘草 6g。

3 剂,水煎服,两日一剂。

7 月 8 日二诊:患者诉服上方 3 剂后,目眶、额部、耳部酸胀疼痛明显缓解,眼前视见黑线消失,目前只在劳累时略感眼部酸胀。续以上方加减,因患者自汗明显,故于前方去白芷、川芎、蔓荆子,加太子参 30g、浮小麦 30g、糯稻根 30g,4 剂,水煎服,两日一剂。

7月15日三诊：患者病情已经基本痊愈，症状消失，以二诊方5剂加减善后。

9月7日，患者来门诊欲调经，诉8月底到云南省第二人民医院检查，眼压正常，葡萄膜炎已痊愈。

按：

本案患者忽然出现视物模糊，视物如牛奶状白色，并见黑点，此后出现左侧眼眶牵扯左侧额部、左侧耳部酸胀疼痛，强光下眼前黑线闪过。西医眼科诊断为"葡萄膜炎"。体形较为肥胖，脉沉细，疾病根源在肾，肾阳不足，失于气化，水饮停聚，上犯于目，故见黑点、黑线、视物如牛奶状白色等。所见黑点、黑线，色黑，五行属水，为肾水上泛；视物如牛奶状白色，白色五行属金，为肾水上泛凌肺。

故方以制附片温肾，加淫羊藿温补肾阳，五苓散气化肾水，真阳足、水气散，而目视清明。加川牛膝亦有导水之意，仿济生肾气丸。因起病急，左侧眼眶、额部、耳部疼痛，考虑为外感风邪激引肾水所致，风生而水起，风水相搏，侵凌头目，故加防风、白芷、蔓荆子、川芎、柴胡等风药。疼痛在目眶、额部，属阳明，故用白芷；疼痛在耳部，又属少阳，故用柴胡、黄芩；头痛必用川芎，川芎止头痛又可疏风；蔓荆子明目祛风止痛，清利头目。脉沉细而自汗，中气已虚，故初诊加黄芪益气。

二诊头目耳部疼痛缓解，外证已解，自汗明显，故减少风药用量，加重益气止汗之力，合以太子参、浮小麦、糯稻根。10余剂而病情痊愈。

四逆汤合补中益气汤治疗甲状腺功能亢进

钟某，女，15岁，云南省曲靖市人，2016年8月30日诊。

发现甲状腺功能亢进1年半。

患者于1年半前不明原因出现消瘦，体重降至35kg，时时黑蒙眩晕，出冷汗，到当地医院检查发现甲状腺功能亢进、甲状腺肿大，予甲巯咪唑口服，后因对甲巯咪唑过敏，换为丙硫氧嘧啶，每日6片（300mg）。每日坚持服用西药1年多，仍感心慌、心悸、烦躁、自汗、手不自主颤抖。经他人介绍，来笔者门诊诊治。7月11日甲状腺功能检查示：TSH 0.006mIU/L↓，TT_3 4.22nmol/L↑，TT_4 201.56nmol/L↑，FT_3 11.39pmol/L↑，FT_4 30.54pmol/L↑。诊其舌脉，舌淡，苔白厚腻，脉弦滑数。

辨证:脾肾阳虚,中气不足,肝郁化火。

治法:温阳益气化湿,疏肝解郁。

处方:四逆汤合补中益气汤加减。

方药如下:

制附片 15g(另包,先煎 45 分钟),干姜 12g,炙甘草 6g,黄芪 30g,党参 20g,炒白术 12g,茯苓 15g,柴胡 12g,升麻 6g,陈皮 12g,苍术 15g,厚朴 15g,川芎 12g,香附 12g,郁金 12g,红花 10g。

12 剂,水煎服,两日一剂。

10 月 2 日二诊:患者诉心慌、心悸症状已明显好转。予上方去红花,加广木香 12g、苏叶 10g,继服 20 剂。

12 月 29 日三诊:患者病情稳定,稍调整处方。

方药如下:

制附片 15g(另包,先煎 45 分钟),干姜 15g,炙甘草 6g,黄芪 30g,党参 20g,炒白术 12g,陈皮 12g,升麻 6g,柴胡 12g,郁金 12g,苍术 15g,苏叶 12g,香附 12g,合欢皮,红花 12g,茯苓 15g。

水煎服,两日一剂。

患者一直服用三诊方至 2017 年 4 月 3 日,共 20 余剂。病情继续好转,心慌心悸、自汗均已缓解。复查甲状腺功能示:TSH 0.023mIU/L↓,TT_3 2.39nmol/L(正常),TT_4 172.33nmol/L↑,FT_3 6.45pmol/L↑,FT_4 26.23pmol/L↑。丙硫氧嘧啶已减为每日 2 片(100mg)。继续服三诊方治疗。

2017 年 7 月 3 日复查甲状腺功能又有好转:TSH 0.010mIU/L↓,TT_3 2.25nmol/L(正常),TT_4 119.68nmol/L(正常),FT_3 6.07pmol/L↑,FT_4 17.60pmol/L(正常)。丙硫氧嘧啶已减为每日 1 片(50mg)。诸症好转,继续以四逆汤合补中益气汤加减调治。

按:

俗治甲亢,因受西医理论影响,不少临床中医已摒弃辨证论治。一遇甲亢,见其机体代谢亢进、心慌出汗、脉数有力,便判断为阴虚火旺、肝郁化火、胃火旺、痰火气郁等证型,甚至指其基本病机是"阴虚为本,气火痰瘀为标"。由此,临床医生不加辨证,治甲亢脱离不了"滋阴降火""清肝泄火"等藩篱,以致疗效有限,甲亢未治好转而脾胃受损者甚多。

笔者临床观察,甲亢患者其实多见阳虚证,因阳虚不运,气血津液内停,郁而化火,而出现"亢进"的假象,实际应为一种"虚性之亢进",治疗当温阳补虚、疏肝解郁。笔者拟方四逆汤合补中益气汤温补阳气,中气得复,而心慌、心悸、自汗诸症好转,配伍柴胡、郁金、香附、苏叶、合欢皮等疏肝解郁,引入肝经,大多数甲亢患者均能取得较好效果。

四逆汤合玉屏风散治疗银屑病

郑某,女,32岁,四川省德昌县人,2018年3月9日诊。

银屑病10余年,复发加重2个月。

患者10余年前在成都上大学时便罹患银屑病,当时只局限于头皮部位,病情迁延10多年。2个多月前,患者不明原因突发高热,伴咽痛,持续1周。高热退后全身开始发红斑,伴瘙痒、脱屑,到德昌县中医医院、西昌市凉山彝族自治州第二人民医院皮肤科诊治,诊断为银屑病,经治疗后,有所消退。1个半月前,因食用野生菌鸡枞后,病情暴发加重,又到德昌、西昌两地医院治疗1个多月,病情无好转,逐渐加重。

患者有一朋友为德昌个体中医诊所医生,某日到诊所向朋友诉说病情痛苦,朋友鼓励其不要放弃,并建议患者南下昆明找笔者诊治,告知或有希望。患者遂从四川德昌赶到昆明找笔者求治。

刻下症见双手臂、双腿、腹部、腰部、胸背部、头皮等处遍布红斑,多如铜钱大小,或融合成片,颜色红,红斑上覆盖鳞屑及半透明薄膜,有几处抓破处有小出血点。伴瘙痒、轻微关节疼痛。舌淡红,苔薄白腻,脉沉细。

辨证:脾肾阳虚,湿热血毒内蕴。

治法:温补阳气,凉血解毒,清热燥湿,祛风止痒。

处方:四逆汤合玉屏风散加减。

方药如下:

制附片15g(另包,先煎45分钟),干姜15g,炙甘草6g,黄芪80g,炒白术15g,防风12g,丹皮15g,紫草15g,水牛角30g,玄参15g,赤芍15g,柴胡12g,黄芩10g,蝉蜕12g,白鲜皮12g,地肤子12g,陈皮12g。

9剂,水煎服,两日一剂。

3月30日二诊:患者从德昌来昆明复诊,病情已大为好转,症状明显减轻,红斑消退,颜色变淡。再予上方加减。

方药如下:

制附片15g(另包,先煎45分钟),干姜15g,炙甘草6g,黄芪90g,炒白术15g,防风12g,丹皮12g,紫草15g,水牛角30g,玄参12g,赤芍15g,柴胡12g,

黄芩 8g,蝉蜕 12g,白鲜皮 12g,地肤子 12g,土茯苓 30g,苍耳子 8g。

9 剂,水煎服,两日一剂。

4 月 22 日三诊:患者症状明显减轻,续予上方加减。

方药如下:

制附片 15g(另包,先煎 45 分钟),干姜 15g,炙甘草 6g,地龙 15g,黄芪 90g,炒白术 15g,防风 12g,丹皮 12g,紫草 15g,水牛角 30g,玄参 12g,赤芍 15g,柴胡 12g,黄芩 8g,蝉蜕 12g,白鲜皮 12g,地肤子 12g,土茯苓 30g,苍耳子 8g。

9 剂,水煎服,两日一剂。

5 月 18 日四诊:患者手臂、腹部等部位皮肤红斑及鳞屑已消退大半,诸症减轻,病情稳定。改汤剂为丸剂治疗。

方药如下:

制附片 90g,黄芪 480g,生白术 90g,防风 90g,泽泻 90g,桂枝 90g,茯苓 120g,猪苓 60g,蝉蜕 90g,地龙 90g,水牛角 240g,紫草 90g,白鲜皮 90g,地肤子 90g,丹皮 90g,赤芍 90g,苍耳子 60g,柴胡 90g,黄芩 90g,干姜 90g,玄参 90g,炙甘草 60g,炒苍术 90g,炒黄柏 60g,川牛膝 90g,苡仁 120g。

以上为末,加工成小水丸,每次 6g,每日 3 次。

9 月 19 日,患者微信发来照片,四肢、胸腹部等处红斑均已消失,皮肤光滑,背部、头皮部位还有少许,病情已好转。

2019 年 2 月 26 日,笔者到德昌县中医医院义诊,患者前来道谢,见其皮肤红斑皮损已退尽,病情向愈。

按:

银屑病为临床疑难病证,多迁延不愈,症状难以忍受,不少患者四处求治不愈,痛苦万分。中医治疗皮肤病有独到优势,若能谨守病机,辨证论治,临床疗效之佳有时令人意料不到。

本案患者有银屑病病史长达 10 余年,2 个多月前复发加重。复发时,有外感症状,不明原因突发高热、咽痛,其后病情暴发,全身红斑、瘙痒、脱屑,后又因食用野生菌鸡枞,更为加重。初诊时其脉沉细无力,辨证考虑病情久远,正气不足,脾肾两虚,病邪伏藏体内不出,于营分血分郁而化生热毒、血毒。因外感诱发,再加食用野生菌,野生菌生于阴湿之处,故多带湿毒,郁而化热,湿邪蒸迫,热毒、血毒发于外,而病情暴发。

皮肤红斑颜色鲜红,血热毋庸置疑,但其脉沉细,脉与症状不相合,故知血热只是标证,为郁热所致,正虚才是本证。病程日久,当服过无数治标之品,因此不当再从标治,当从本治。舌淡红,苔薄白腻,脉沉细,阳气不足而夹湿也。

方拟四逆汤合玉屏风散温补阳气。黄芪用量独重,走肺脾,益气力大,肺脾气足,正气抗邪;肺合皮毛,肺气足则生皮毛,去腐生新。水牛角、紫草、玄参、赤芍、丹皮凉血解毒,以治标为法。防风、蝉蜕祛风止痒,白鲜皮、地肤子除湿止痒,亦为治标,其后灵活加减土茯苓、炒黄柏、苡仁等。柴胡、黄芩解其郁热,仿小柴胡汤转输气机。陈皮理气化湿,以皮治皮,又防苦寒之品伤及脾胃。诸药合用,标本兼治,服而响应,立取良效。

四逆汤合五苓散治疗手指真菌感染

徐某,男,48岁,云南省昆明市人,2018年8月23日诊。

右手食指皮肤增厚、瘙痒、蜕皮、流脓17年。

患者为画家、绘画教师,主攻山水国画。17年前不明原因出现右手食指近节处皮肤增厚伴瘙痒,继而起水疱,水疱破溃流水,则局部蜕皮,蜕皮后流脓液,脓液干后再出现皮肤增厚伴瘙痒。周而复始,持续整整17年,曾内服及外搽各类皮肤病用药,均无疗效。几年前曾在云南皮肤病医院就诊,取皮化验,诊断为"真菌感染",予抗真菌治疗,亦无效。病情迁延,无一日好转。患者曾带教一名学员,该学员心系老师痛苦,介绍患者到笔者门诊就诊。

刻下症见体形稍胖,右手食指近节皮肤增厚粗糙,有硬块,颜色变深,伴有轻微瘙痒。舌淡红,苔白腻,脉沉细。

辨证:阳虚夹湿,湿邪内蕴。

治法:温阳化湿利湿,祛风止痒。

处方:四逆汤合五苓散加减。

方药如下:

制附片15g(另包,先煎45分钟),干姜15g,炙甘草6g,黄芪40g,桂枝15g,茯苓20g,猪苓10g,生白术15g,泽泻20g,白鲜皮12g,地肤子12g,蝉蜕12g,白芷12g,防风12g,苍耳子8g,秦皮12g。

5剂,水煎服,两日一剂。

9月16日复诊:患者连服上方10剂,增厚皮肤已逐渐脱落,瘙痒消失,无起疱、破溃、化脓等,右食指局部皮肤变白变光滑。

按:

本案患者主要症状为右手食指皮肤增厚、瘙痒、蜕皮、流脓,病情迁延17年,西医诊断为"真菌感染"。从西医角度讲,"真菌感染"为外来因素致病,治疗上以抗真菌为主。但中医则注重正邪之间的关系,如《内经》所言:"正气存内,邪不可干。"故笔者治疗时并未走"抗真菌"路线,而是发挥中医辨证论治的长处。

患者舌淡红、苔白腻、脉沉细,病程又长达17年,有正气不足的表现,辨证考虑阳气不足,阳虚不能气化水湿为本证。又因患者为画家,手指每日接触颜料,外受湿毒,故罹生阳虚夹湿之证,而成此患。

治疗上以四逆汤加黄芪温阳气,阳气足则湿邪易去。五苓散气化水湿。加白鲜皮、地肤子、秦皮燥湿利湿止痒,防风、白芷、苍耳子祛风、胜湿、止痒。诸药合用,阳气足、湿邪散,疾病痊愈。

吴萸四逆汤合胃苓汤治疗十二指肠溃疡

李某,女,53岁,云南省昆明市人,2014年8月3日诊。

反复胃胀、胃痛8年,加重1年。

患者既往有胃病病史8年,经胃镜检查,诊断为十二指肠溃疡、慢性浅表性胃炎。胃胀、胃痛反复发作,长期服西药控制病情,近1年来病情加重。近日感胃胀、胃痛难以忍受,反酸,不思饮食,大便次数增多,大便干结不畅,每日排便4~5次。刻下症见精神差,面色蜡黄无光泽。舌质淡,苔白厚腻,脉沉细无力。

辨证:脾阳虚夹寒湿,肝脾不调。

治法:温补脾阳,散寒除湿,调和肝脾。

处方:吴萸四逆汤合胃苓汤加减。

方药如下:

制附片15g(另包,先煎45分钟),干姜15g,炙甘草6g,吴茱萸6g,黄芪30g,党参20g,炒白术15g,桂枝15g,茯苓20g,泽泻20g,猪苓10g,苍术15g,厚朴15g,陈皮12g,广木香15g,枳壳12g,防风12g。

3剂,水煎服,两日一剂。

2天后的晚上,患者由其家属陪同突来门诊,并且携带尚未煎煮的剩余2剂中药。一进诊室,患者便紧靠诊桌,双手紧紧按住胃脘部,表情痛苦万状。

自诉诊毕回家后,便煎药服用,服药2天,谁料胃痛未减,反而加重,并且出现左手麻木疼痛、全身出汗、头晕等症状。故而余下的2剂还未煎服,便急来门诊,想咨询是否因附片煎煮不当引起中毒,或药没有抓对,还是药方不合适。

笔者仔细查看余下2剂药后,告诉患者药是对的,没有问题;她的煎煮法也对,没有问题;她确实是脾阳虚夹寒湿证,处方也没有问题。并安慰患者说,现在出现的"胃痛加重、左手麻木疼痛、全身出汗、头晕"等症状是好现象,是服用附子后的一种排病反应。这种"排病反应"是药物之力与根深蒂固的病邪发生的一种"交争",说明药物正在发挥作用,祛除邪气,强力通过一些久为邪气闭阻的经络隧窍。并嘱患者继续服完剩下的2剂中药再来复诊。

患者十分信任笔者,接受了笔者的解释,忍着胃痛继续服完剩下的2剂中药。5天后患者前来复诊,此时神清气爽,果如笔者所言,不仅那些"不良反应"完全消失,而且胃痛亦除。患者诉回家后,服完第二剂药,果然感觉精神、症状都好转起来,胃痛霍然消失。再以前方加减调治半个月,后改本方为散剂,嘱患者冲服2个月,此后3年病情未发。

按:

本案患者服第一剂药后出现"胃痛加重、左手麻木疼痛、全身出汗、头晕"等症状,实际是当代一些医者所说的服用附子的"排病反应"。笔者认为"排病反应"的根本原因在于,有些患者病程太长,邪气根深蒂固,在服用正确、准确的药物后,由于药物强力祛除邪气外出、疏通经络隧窍,药物与邪气"交争",从而出现麻木、疼痛、头晕、汗出、腹泻等现象。如果坚持服药,药力胜邪,邪气排出后,这些"排病反应"自会消失,且原有病情多会好转。

临床上,这种"排病反应"非常常见。如曾有一位何姓研究生在笔者门诊跟诊,因其患颈椎病,头晕项强背痛,诊务之余,请我为他诊治。笔者诊脉,见其脉沉细无力,寸部略浮,故为其开出葛根汤合补中益气汤加附子、干姜等。该研究生2天后告知笔者,他当晚第一次服中药之后,突感一股药力上行,冲至头部,头部立时像被人用大棒一棒打下,头晕似醉,站立不稳,遂急闭目上床休息,惶惑不安。但他已有多年临床经验,又出于对笔者的信任,当晚睡前续服第二次中药,不想服第二次中药后,头晕立刻减轻。翌日,颈椎病也好转,头晕、项强、背痛等症状顿然消失。这也是"排病反应",属药力上行后项、头部太阳经隧,与寒湿邪气"交争"出现的反应。此外,还有一些患者服用附子后,出现一过性腹泻,甚至严重的水泻,也属于这种情况。关于"排病反应",古人很早便有认识。《尚书·说命》中说"药弗瞑眩,厥疾弗瘳",就是指治疗那些病情深重的疾病,如果没有出现病情貌似加重的现象，那么病根就难以去除。《尚书孔传》云："如服药，必瞑眩极，其病乃除。"《方言》云："然则药之攻病，先使人瞑眩愤乱，病乃得瘳。"其机理也是正确、准确的用药，药力与病邪发生"交争"。

但是，"排病反应"不能成为"不良反应""中毒反应"的借口，否则很容易掩盖"中毒"的真实情况，会给患者带来严重不良后果。因此，准确区分附子的"排病反应"与"中毒反应"，显得至关重要。

笔者的经验是：第一，"排病反应"虽然来得猛烈迅速，但是患者的整体状况尚可；"中毒反应"则往往更加严重，反应更加剧烈。临床实践中需要医者细心体会。第二，"排病反应"的麻木、疼痛等症状多发生在身体的局部，这些局部大多为风寒湿邪、痰饮瘀血长期停聚之处，或为药力所过之处。第三，如果医者使用附子在安全剂量范围之内，煎煮得法，辨证准确，那么服药后出现的麻木、疼痛、头晕、汗出等症状，医者应当深为自信为"排病反应"。如本案，笔者就肯定地告诉患者为"排病反应"，即是此种理由。第四，"排病反应"多为一过性，多会在继续服药后很快消失；而"中毒反应"如不处理、不停药，则多会越来越重。

附子五苓散合四君子汤四妙丸治疗
术后阴道流血

黄某，女，49岁，云南省昆明市人，2017年7月14日诊。

取环夹除子宫内膜息肉手术后阴道流血不止3周。

患者已绝经2年，于2017年6月23日在妇幼保健院行宫内节育器取出术，术中夹除子宫内膜息肉。患者术后未注意休息，重体力劳动后出现阴道流血，出血淋漓不止，血色暗红。到妇科就诊，服中西药治疗，不能止血。遂来笔者门诊求治。刻下症见阴道流血，头痛、汗出、失眠，体形较肥胖。舌淡，苔微黄厚腻，后半部分更为厚腻，脉沉弦细滑。

辨证：阳气不足，下焦湿热，气虚不能摄血。

治法：温阳益气，清热除湿。

处方：附子五苓散合四君子汤、四妙丸加减。

方药如下：

制附片15g（另包，先煎45分钟），炮姜15g，炙甘草6g，黄芪30g，太子参30g，茯苓20g，桂枝15g，炒白术15g，猪苓10g，泽泻20g，苍术15g，炒黄柏6g，苡仁30g，川牛膝15g，香附15g，川芎15g，鸡血藤20g，防风12g。

2剂,水煎服,两日一剂。

7月17复诊:患者诉服中药1剂后,阴道流血即止,此次来调理高血脂等症。

按:

本案患者因术后劳累出现阴道流血不止,劳则气耗,应与气虚不能摄血有关。加之体形肥胖,脉象沉细,阳气不足,故治疗以温阳益气为主,以四君子汤加附子、黄芪为基础。关键在于是否用止血药。患者阴道流血颜色暗红,舌苔后部厚腻,此为下焦湿热征象,并有瘀血阻滞。故笔者除用炮姜一味外,未再用任何止血药,反用川牛膝、鸡血藤、川芎、香附等活血化瘀调经药。因舌苔后半部分黄厚腻,依辨证论治,合用五苓散、四妙丸祛下焦之湿。盖患者素体中阳亏虚,水津不布,酿生湿邪,湿邪下注,郁于下焦,日久郁生湿热、瘀热。此次手术损伤血络,劳累后气虚,气虚不摄血,湿热迫血,瘀血阻络,故阴道流血不止。四妙丸虽不止血,但祛下焦湿热,湿热去,郁热宣通,血不妄行。不过用止血药,而流血自止。配入防风,与黄芪四君子汤相合,有益气升阳之义。

真武汤合补阳还五汤治疗系统性硬化症

郑某,女,35岁,四川省德昌县人,2014年5月25日诊。

皮肤变硬变黑、心慌心累乏力1年。

患者为笔者多年前在德昌工作时的同事,医院护士。1年前不明原因出现四肢、胸背部皮肤斑片状变黑、变硬、变厚,以双下肢小腿部最为严重,大片黑斑,触之硬。并逐渐出现心慌、心累、全身乏力,近半年来走路也渐渐吃力,稍微走动即累,行动即气短,呼吸困难,已不能坚持正常上班。

到四川省人民医院就诊,诊断为"硬皮病"(系统性硬化症),并已累及心脏,出现心衰症状,同时告知患者心衰会逐渐加重,评估生存期可能不超过3年,且没有特效药物能够治疗。罹患如此重症,患者及其家属惊惶不已,又从成都辗转到北京协和医院求治,但诊治方案与四川省人民医院基本一致。经过几家著名医院的诊治,患者陷入悲观,此时想到求助于中医,于是在2014年5月,家属驱车携患者从四川德昌赶到云南中医学院门诊部找笔者诊治,寄希望于中医药。

患者为笔者德昌故友,2002年时曾患严重胃病,每日感胃部饱胀,求治于多家医院半年多无效,后遇笔者,辨证其为脾阳虚,予附子理中汤加减治愈。除此之外,患者诉其上小学时因患肾结石,在当地乡医处服排石中药1年多,大多为清热利湿药,结石虽然排出,但此后身体一直不好。2000年下乡时,曾因卵巢囊肿破裂大出血,到某医院妇科行急诊手术,一侧卵巢被切除,以致后来怀孕十分艰难。2007 年,在孕 20 周时,患肠梗阻,千难万险方才产下一女。

刻下症见精神差,情绪悲观,走路心慌心累,四肢、胸背部皮肤数片黑斑,变硬变厚。舌淡紫,苔白腻,脉沉细涩。

辨证:脾肾阳虚,心阳不足,水饮内停,气虚血瘀。

治法:温阳利水,益气活血化瘀。

处方:真武汤合补阳还五汤加减。

方药如下:

制附片 15g(另包,先煎 45 分钟),干姜 15g,桂枝 15g,炒白术 20g,茯苓 20g,赤芍 15g,黄芪 120g,桃仁 12g,红花 12g,川芎 15g,当归尾 12g,地龙 12g,淫羊藿 20g,党参 20g,厚朴 15g,炙甘草 6g。

30 剂,水煎服,两日一剂。

半年后复诊,患者自觉心累乏力明显减轻,精神情绪好转,皮肤黑斑开始缩小淡化,硬化皮肤变软,继续予上方加减。其后每半年到昆明复诊 1~2 次,病情逐渐好转。2016 年,患者间断服中药 2 年后来复诊,胸背部、上肢皮肤黑斑已消失,双下肢皮肤黑斑只剩下淡淡一小片,心衰症状完全消失。至本书完稿时,距初诊已 5 年多,患者病情好转稳定。

按:

本案患者幼年时即因长期服排结石药伤及脾胃阳气,后又患脾胃病,卵巢囊肿破裂大出血,孕期肠梗阻,故阳气素虚。此次罹患硬皮病(系统性硬化症)当因脾肾阳虚,不能气化,水饮内停,心阳不足,气虚血瘀所致。其脉沉细为阳虚之征象;皮肤硬化黑斑,瘀血内生;黑色,在五行属水,其舌苔白腻,均为水饮征象。

真武汤之所以名真武,乃因真武即玄武,乃北方主水之神,真武汤一方善能治水,为温阳利水之方。黑色为北方玄武之色,故笔者选用真武汤为主方。气虚血瘀,故合以补阳还五汤益气活血,其中重用黄芪至 120g,再加党参 20g,加强益气之力,与附片、干姜、桂枝配伍,共奏温阳益气之功。阳气足,则水气散,瘀血去,则黑斑消退。淫羊藿双补脾肾,温阳气、祛风湿、强先天、补后天。厚朴化湿、理气、和中,并寓以皮治皮之义。

真武汤合桃核承气汤治疗水银中毒后遗症

李某,女,35 岁,四川省盐源县人,2003 年 12 月诊。

服水银后腹部冰冷 2 年。

笔者曾到地处偏远的山乡基层下乡行医,遇到过不少奇特的病证。基层条件有限,缺少先进的西医设备,却是中医发挥所长的广阔天地。兹举笔者所遇罕见病证一例——水银中毒后遗症,以供读者参考。

2003 年,笔者在四川省德昌县热河乡下乡,遇一水银中毒患者。患者为邻县盐源树河镇人,诉 2 年前为避孕,误信当地流传的"服水银如黄豆大一颗,可避孕"的说法。在服用水银时,不慎多喝下了一点,大约两颗黄豆大,其后即感不适,小腹部冷如冰块,热敷也无法改善,并逐渐出现脱发、掉牙、怕冷、面色晦暗,抵抗力下降,月经不调,经血中血块多,白带多、清稀如水。人也迅速衰老,皮肤起皱,当时虽才 30 多岁,看上去却似 50 多岁。

刻下症见小腹部冷如冰块,求治于山里几个乡镇卫生院,均无办法。舌淡,苔白腻,左脉沉伏,右脉弦细。

辨证:寒毒阻滞,重损阳气。

治法:温补命门,祛寒逐瘀排毒。

处方:真武汤合桃核承气汤加减。

方药如下:

制附片 15g(另包,先煎 45 分钟),干姜 15g,炒白术 15g,茯苓 20g,赤芍 15g,桃仁 12g,桂枝 15g,大黄 12g(另包,后下),芒硝 12g(另包,兑服),香附 15g,柴胡 12g,淫羊藿 20g,补骨脂 15g,杜仲 15g,黄芪 20g,炙甘草 6g。

3 剂,水煎服,两日一剂。

患者诉服药期间腹泻几次,服上方 3 剂后,小腹冰冷感即有减轻。再予前方去芒硝,水煎 5 剂。

又服药 5 剂后,将前方生大黄改酒大黄,加红参 15g,5 付。共打成细粉 1kg 余,饭后冲服,每次 5g,每日 3 次。

2 个月后,患者诉小腹部如冰块般的冷感已经完全消失,精神、面色、月经也都好转。其后再间断以温阳益气法调治,身体日渐康健。

按:

水银避孕,古代确有其说。本案患者不慎服水银过量,导致寒毒伤及肾阳,蕴蓄体内,遂有此证。桃核承气汤治下焦蓄血证,本主治少腹急结,小便自利,血瘀经闭,痛经,脉沉实而涩等。笔者用真武汤与桃核承气汤合方,意在以真武汤加味补命门之火,共桃核承气汤引入下焦病位,温阳祛寒逐瘀排毒。

玄黄臌胀汤治疗肝硬化腹水

陈某,男,47 岁,云南省师宗县人,2016 年 11 月 3 日诊。

发现肝硬化大量腹水 1 个月。

患者素有乙肝病史,近 1 个月来感腹胀,起初不以为意,后症状越来越重,腹部隆起,肚脐外凸,此时方到当地医院就诊,行 B 超检查提示:肝损伤,脾大,肝门静脉扩张,大量腹水,肝硬化失代偿期。肝功能异常:总胆红素 55.6μmol/L ↑,直接胆红素 16.5μmol/L ↑,间接胆红素 39.1μmol/L ↑,白蛋白 29.8g/L ↓,白球比 0.7 ↓,谷丙转氨酶 98.5U/L ↑,谷草转氨酶 164U/L ↑。病情危重,昆明某三甲医院告之难治,尚无有效方法。师宗当地医生建议患者找笔者诊治,遂患者又返昆明至笔者门诊求治。

刻下症见面色青黑晦暗,腹大如鼓,肚圆如釜,肚脐外凸,腹皮青筋显露。精神衰惫,行动困难,稍动便喘。舌淡紫,舌体胖大,苔白厚腻,脉弦滑数,沉取无力。

辨证:脾肾阳虚,元气衰惫,瘀水互结,气滞水停。

治法:大补元阳,温阳益气,化气行水。

处方:四逆汤合胃苓汤、黄芪四君子汤加减。

方药如下:

制附片 15g(另包,先煎 45 分钟),干姜 15g,苍术 15g,厚朴 15g,陈皮 12g,桂枝 15g,炒白术 20g,茯苓 20g,猪苓 10g,泽泻 30g,黄芪 90g,党参 20g,川芎 15g,柴胡 12g,黄芩 8g,广木香 15g,炙甘草 6g。

7 剂,水煎服,两日一剂。

嘱患者暂住昆明留观数日再回师宗。

11 月 6 日二诊:患者已急服中药 2 剂,但臌胀如初,未退分毫。以此,笔者考虑同时予以峻下逐水之法,以十枣汤配合服用。予甘遂 50g、大戟 50g、芫花 50g,共为细末,每次服药散 5g,每天 2 次,用枣汤送服。同时继续服用上方以扶正气而利水。

11 月 20 日三诊:患者病情仍无好转,臌胀如初。诉服十枣汤药散后,虽有腹泻,但腹水依然不退,并且服药散后有恶心感,已自行停药,中药汤剂已服完。医院开予西药利尿药,服后腹水亦不退,又抽腹水 1 次,抽水后 2 天又腹胀大如初。笔者见患者臌胀分毫未退,故以上方稍作修改,加重温阳益气、利水消肿之品。

方药如下：

制附片 15g（另包，先煎 45 分钟），干姜 15g，肉桂 6g，黄芪 120g，益母草 40g，桂枝 15g，炒白术 20g，茯苓 20g，猪苓 10g，泽泻 30g，党参 20g，柴胡 12g，黄芩 10g，广木香 15g，炙甘草 6g。

6 剂，水煎服，两日一剂。另加鹿茸粉，每日服 3g。

12 月 4 日四诊：患者臌胀仍然未退，腹大如鼓，动则气喘。再予真武汤合中满分消丸、茵陈蒿汤、封髓丹加减，12 剂。

2017 年 1 月 15 日五诊：患者臌胀依然未退，西药利尿药也已停服。西医亦不建议再抽腹水，束手无法。目前唯期冀服中药。因临近春节，要求开四诊方真武汤合中满分消丸、茵陈蒿汤 15 剂，年后再来诊治。

3 月 14 日六诊：患者臌胀仍然毫无好转，腹胀腹大稍有加重，腹壁青筋暴露，肚脐外凸。唯 3 月 10 日复查肝功能略有好转：总胆红素 53.3μmol/L ↑，直接胆红素 15.4μmol/L ↑，间接胆红素 37.9μmol/L ↑，白蛋白 32.4g/L ↓，白球比 0.9 ↓，谷丙转氨酶 70.2U/L ↑，谷草转氨酶 138U/L ↑。3 月 10 日 B 超也有所好转，提示：肝损伤，胆囊壁增厚呈双边影（腹水所致），脾大，大量腹水，肝硬化失代偿期。由于腹水未退，腹大如鼓，患者信心不足，叹息肝硬化为不治之症，有走投无路之感。见其焦躁，笔者一边宽慰，一边诊脉思考治疗思路。忽悟纳气补坎、玄武治水之理。思索之前数方得失，自拟一方（后自名此方为"玄黄臌胀汤"）以治之。

方药如下：

制附片 15g（另包，先煎 45 分钟），干姜 15g，桂枝 15g，黄芪 90g，熟地 50g，炒白术 20g，茯苓 20g，猪苓 10g，泽泻 30g，柴胡 12g，黄芩 10g，茵陈 15g，郁金 15g，党参 20g，炙甘草 6g。

9 剂，水煎服，两日一剂。

4 月 6 日七诊：患者从师宗来昆明复诊，此时与之前已判若两人，精神好转，行动自如。患者十分高兴，掀起衣服，观其腹水已完全消退，臌胀霍然瘪下，肚脐凹陷。诉服六诊方"玄黄臌胀汤"后，腹水渐渐减少，臌胀慢慢回缩，服至 6 剂便已全消。再予六诊方加减 15 剂带回师宗继服。

7 月 13 日八诊：患者臌胀已经完全消失。7 月 8 日复查肝功能，已有大幅好转：总胆红素 29.2μmol/L ↑，直接胆红素 8.1μmol/L ↑，间接胆红素 21.1μmol/L ↑，白蛋白 34.4g/L（正常），白球比 1.0（正常），谷丙转氨酶 48.2U/L ↑，谷草转氨酶 99U/L ↑。再予"玄黄臌胀汤"9 剂调治肝功能。

2018 年 1 月 5 日九诊：患者复查 B 超，显示腹水已经完全消退，遂改中药汤剂为丸剂以善后调治。

自 2017 年 4 月到 2018 年 4 月,患者病情一直好转稳定。

按:

本案患者病属中医内科四大重证"风痨臌膈"之"臌胀",自古以来即是难治之险证。四川民间谚语形容"风痨臌膈"四大证之凶险云:"风痨臌膈,阎王下请帖,若想治得好,水中捞明月。"况且患者臌胀脐凸、腹壁青筋暴露,为古人所认为之臌胀难治及不治征象。笔者先以四逆汤、五苓散、小柴胡汤、十枣汤、中满分消丸、茵陈蒿汤、封髓丹等方加减,除肝功能略有好转外,臌胀得无寸效,此证之难治,由此可见。

直至 2017 年 3 月复诊,笔者忽从道家与易理中悟得"纳气补坎""玄武治水"之理。坎卦为"坎中满",中间一阳爻为一身阳气之根,名真阳、元阳、真火,藏于肾水之中,犹如龙潜于大海水,故古人又名之曰"龙火",龙出大海,电闪雷鸣,兴云布雨,故又名之曰"雷火""龙雷之火"。此坎中一阳主一身气化,通治一身水液。笔者先用四逆汤、真武汤、干姜附子汤,即师法明代温补学派诸先生及清末郑钦安先生心要,以温此坎中一阳。可惜水饮太盛,徒用纯阳,犹如龙不归海,走于太空,远望汪洋,不能决水。虽有附子、肉桂、封髓丹,龙火已不能下降。而玄武为北方水神,又名真武,主治水,为腾蛇玄龟之形,腾蛇即肾水中之真阳,玄龟即坎卦两阴爻。

因此,若要降下龙火导水,需模拟玄武之形,笔者选用大剂熟地黄,熟地色黑,正是玄武之色,导附子等热药归藏大海,龙归海水,四逆、五苓、黄芪四君一起治水,以决长波。茵陈利湿退黄,合柴胡、黄芩、郁金启肝胆龙雷相火,斡旋气机,疏导海水。此为笔者所悟,以道家之理及易理组出此方,方名"玄黄臌胀汤"。玄者,玄武之义,以熟地色黑,附子补阳,五苓导水。黄者,干姜、黄芪、四君子之义,温中阳以补土,以土克水。诸药合用,水饮得泄,一涌而出,臌胀立消。

附记:

2018 年 4 月,患者病情忽然复发,腹水、黄疸又起。家属送患者住院治疗,后未再见过患者,不知后来如何,推测可能预后不佳。可知,臌胀确为疑难险证,医治十分困难。但笔者用上方后,患者病情好转稳定,腹水消退,延长生存期近 1 年半,取得了一定疗效。故与读者分享,以供方家参考,进一步深入研究。臌胀虽为险证,中医药当有所为,需进一步探讨,以此附记说明。

八味丸加减治疗慢性阻塞性肺气肿

刘某,男,46岁,云南省昆明市人,2017年3月31日诊。

反复喘咳8年,加重喘促、气短、心累半年余。

患者有慢性支气管炎病史,反复喘咳七八年,1年前在昆明医科大学第一附属医院诊断为慢性阻塞性肺气肿,近半年多来,喘促、气短、心累、哮鸣。患者母亲来门诊向笔者咨询求助,倾诉说觉得自己儿子实在太可怜,才四十多岁就得了这个病,爬三层楼都很困难,中途要连歇几次,喘促憋闷不止,还不如八十多岁的老人,为此深感忧虑。

由于患者本人家住北市区,路途稍远,加之喘累,行动困难,无法行走,当日不能亲自来门诊面诊,于是通电话询问病情,除喘促、哮鸣、心累、行动困难外,患者还诉感全身乏力、腰酸、咳吐白色清痰。询问病情后,嘱其发舌苔照片到其母亲手机上,以供辨证依凭。片刻,舌苔照片传来,见其舌质紫黯,苔白厚腻。

辨证:脾肾阳虚,肺肾不足,肾不纳气。

治法:温肾纳气,化痰平喘,补益中气。

处方:八味丸加减。

方药如下:

制附片15g(另包,先煎45分钟),肉桂6g,熟地30g,山茱萸20g,山药20g,丹皮10g,茯苓15g,泽泻10g,黄芪40g,党参20g,厚朴15g,陈皮12g,北五味子10g,补骨脂15g,葶苈子12g,苏子12g,炙紫菀15g,炙款冬花12g。

3剂,水煎服,两日一剂。

4月7日复诊:患者亲自前来,走进诊室时步履轻健,精神大为转佳,欣喜告知笔者,3剂中药尚未吃完,便能够一口气爬上4楼,心胸憋闷、喘促、哮鸣、气短、心累、乏力等症状均明显减轻,表示感谢。以八味丸、六君子汤之类调治数月,其后随访2年,病情大为好转,喘累减轻,能上班并远行外地出差。

按:

本案患者反复喘咳,日久由肺及肾,肾不纳气而喘咳哮鸣加重,肺肾气虚而乏力行走困难,肺气虚而肺气不宣,肾气弱而气化不利,痰湿水饮阻于体内。故治以温肾纳气、化痰平喘、补中益气。方用八味丸为基本方加减,方中附子、肉桂、补骨脂温肾,肉桂引火归原,熟地、山茱萸、山药、补骨脂、北五味子补肾纳气平喘,黄芪、党参补中益气,厚朴、陈皮化痰和中,葶苈子、苏子降气泻肺平喘,炙紫菀、炙款冬花润肺止咳、降气平喘。诸药合用,元气纳归于肾,而喘累顿减。

六味地黄丸合四妙丸治疗前列腺炎

喻某,男,19岁,云南省曲靖市人,2016年5月1日诊。

反复小便灼痛1年余。

患者为某师范学院体育专业大一学生,从读高三时即出现小便后灼痛不适,到昆明某男科专科医院诊治,诊断为"前列腺炎",予以中西药治疗。患者怀疑自己"肾虚",自行购买过不少"补肾药"服用。中西医间断治疗半年多,均无疗效。经高中同学介绍,由其女友陪同到昆明找笔者求治。

患者就诊时,羞涩腼腆,诉小便后尿道灼痛难忍,小便黄,气味较重。舌淡,苔薄白腻,脉弦滑。

辨证: 相火亢盛,下焦湿热。

治法: 滋阴降火,清热除湿。

处方: 六味地黄丸合四妙丸加减。

方药如下:

生地20g,山药20g,山茱萸15g,丹皮10g,泽泻15g,茯苓15g,苍术15g,川牛膝15g,苡仁30g,炒黄柏8g,柴胡12g,黄芩6g,瞿麦12g,黄芪20g,桃仁12g,川木通12g。

6剂,水煎服,两日一剂。

5月22日复诊:患者服用上方后,小便后尿道灼痛症状已经缓解,但诉患病近1年来,自觉性欲下降,希望除用上方稳固病情外,再开一些补肾之品。舌脉同前。笔者告诫患者,如无先天不足或后天严重失养,年轻人真正属"肾虚"者很少,而多为压力过大所致,嘱其放松心情、保持乐观心态。以滋阴降火、清热利湿为治,拟柴胡疏肝散加减。

方药如下:

柴胡12g,枳壳12g,白芍12g,炙甘草6g,香附15g,川芎15g,陈皮12g,黄芪30g,瞿麦12g,桃仁12g,淫羊藿15g,炒黄柏5g,巴戟天15g,黄芩6g,川木通12g,茯苓15g。

6剂,水煎服,两日一剂。

后连服此方加减10余剂,病情缓解。

按：

本案患者为年轻大学生，且为体育专业，体格较好，从舌脉来看，并无肾虚征象，应为相火旺盛所致。元代名医朱丹溪指出，相火寄于肝肾二部，若五志妄动，思想为物欲所感，则五志化火，相火妄动，与湿热相混于下焦，故小便后灼痛。治疗宗丹溪先生之法，滋阴降火。

方中以六味地黄丸滋肝肾之阴，阴精足而制火；柴胡、黄芩清降肝之相火；炒黄柏清肾与膀胱相火；四妙丸清热燥湿，泻下焦湿热；瞿麦、川木通清热利湿；黄芪、桃仁益气活血。诸药合用，相火敛降，湿热得解，而尿道灼痛症状消退。后又调治"性欲下降"，从肝调治，以柴胡疏肝散疏肝理气；加黄芪、淫羊藿、巴戟天稍壮阳气；炒黄柏、瞿麦、川木通、黄芩、茯苓清热利湿，湿热去则阳气展露。

补中益气汤加减治疗自发性气胸

李某，男，22 岁，云南师范大学学生，2016 年 6 月 26 日诊。

自发性气胸反复发作、胸闷气短 1 年。

患者为云南师范大学数学专业学生，体形瘦高，平素酷爱篮球等运动。1年前不明原因出现胸背疼痛、胸闷、气短、呼吸困难，经查诊断为"自发性气胸"，住院行胸腔闭式引流术等治疗后好转出院。此后复发 2 次。最近一次复发于 1 个多月前，住院治疗 1 周出院。现仍感胸闷，气短，提气困难，全身乏力，腰酸，自汗。经其在云南中医学院就读的中学同学介绍，遂来找笔者求治。

刻下症见精神尚可，胸闷，提气困难，乏力等。舌淡胖，苔白腻，脉弦细。

辨证：中气不足，肺脾两虚。

治法：补中益气，益肺健脾。

处方：补中益气汤加减。

方药如下：

黄芪 40g，炒白术 20g，陈皮 12g，升麻 6g，柴胡 12g，党参 20g，炙甘草 6g，炒黄柏 6g，北五味子 10g，苍术 15g，神曲 20g，防风 10g，淫羊藿 20g，藿香 15g，厚朴 15g。

5 剂，水煎服，两日一剂。

患者服上方 5 剂后，胸闷、气短等诸症缓解。嘱患者经常来门诊服药调理。患者间断服中药半年，皆以补中益气汤加减，服方 30 余剂，身体转健。2017 年，患者本科毕业留昆明某中学任教,故后偶尔来门诊随诊他病。自发性气胸至今未再发作。

> 按:

本案患者体形瘦高,诊其脉,细而无力。平素酷爱篮球运动,运动过度则耗气。故本案气胸辨证为气虚。胸闷、气短、提气困难、全身乏力、自汗,为中气不足所致。治疗以补中益气汤加防风诸风药补中益气、升举清阳。腰酸,考虑肾气亦有不足,加淫羊藿补肾强腰。淫羊藿与黄芪、党参、北五味子同用,并加炒黄柏,补肾气,收纳元气。舌淡胖、苔白腻,为脾虚夹湿征象,加苍术、神曲、藿香、厚朴和中化湿,重浊之湿邪去,而清阳易升。

补中益气汤合四逆汤治疗针灸气胸

吴某,女,25 岁,海南省人,2016 年 8 月 30 日诊。

针灸后胸闷、心慌、气喘 10 天。

患者为云南中医学院 2016 届毕业生,毕业后在昆明某医馆跟诊学习。10天前,请医馆针灸师为其针灸,针刺"肩井"等穴位。针刺后,当晚即出现心慌、气喘、胸闷等症状,急到昆明市延安医院就诊,诊断为"气胸",发现左肺已压迫75%。遂急收入院,行胸腔闭式引流术等治疗后好转出院。出院后仍感心慌、胸闷、气喘,症状较重,遂来笔者门诊求治。

刻下症见体形瘦高,面色苍白,精神差,心慌,恶心欲呕,行走稍动即喘,勉强走进诊室诉说病情,短气胸闷,言语难以接续,手足冰凉。舌淡,苔白腻,脉弦细滑。

辨证:针刺伤肺,肺气虚损,中气不足。

治法:温阳补肺益气。

处方:补中益气汤合四逆汤加减。

方药如下:

制附片 15g(另包,先煎 45 分钟),干姜 15g,炙甘草 6g,黄芪 40g,炒白术20g,陈皮 12g,升麻 6g,柴胡 12g,党参 20g,炙甘草 6g,苏叶 12g,枳壳 12g,川芎 15g,炙紫菀 15g,茯苓 15g,厚朴 15g。

3 剂,水煎服,两日一剂。

9 月 6 日复诊:患者病情好转,心慌、胸闷、气短、气喘等症状缓解。现诉手脚冰凉,咽痒咳嗽。继续予补中益气汤合四逆汤加减。

方药如下：

制附片 15g（另包，先煎 45 分钟），干姜 15g，炙甘草 6g，黄芪 40g，炒白术 20g，陈皮 12g，升麻 6g，柴胡 12g，党参 20g，炙甘草 6g，炙紫菀 15g，防风 12g，厚朴 15g，枳壳 12g，桔梗 12g，茯苓 15g。

3 剂，水煎服，两日一剂。

患者续服药 3 剂后，诸症好转，心慌、气短、胸闷、气喘等症状减轻。后以上方加减，又服 10 余剂，诸症痊愈。

按：

本案患者体形瘦高，素体气弱，因针刺过深，误伤肺气，肺气外泄，而胸中大气不足。经西医治疗后，病情好转。但肺气受损严重，中气不足，故仍心慌、胸闷、恶心欲呕、行动即喘、言语难以接续。结合病因、症状，辨证考虑肺气虚损、中气不足。因手足冰凉、面色苍白、舌淡、苔白腻、脉弦细滑，所以考虑阳亦不足，比一般气虚更为严重，已为阳气亏虚证候。因此，治疗以温阳补肺益气为主。

处方以补中益气汤补气升举中气，合附子、干姜温补阳气；苏叶、枳壳宽胸理气，以对治胸闷；川芎理气活血，厚朴理气和中，茯苓健脾利湿，紫菀与黄芪同用补肺。诸药合用，气足且顺，病情很快好转。

补中益气汤加减治疗内痔脱出便血

罗某，男，56 岁，四川省内江市人，家居云南省昆明市，2014 年 3 月诊。

内痔脱出、大便下血 2 天。

患者既往有内痔、外痔病史 20 余年，此次复发 2 天。内痔脱出如鸽子蛋大小，大便便下鲜血，呈射血状。自服"清火药"无效。就诊于昆明市中医医院肛肠科，医生建议手术治疗。患者不愿意轻易手术，于是来门诊请笔者运用中医药治疗。诊其舌脉，舌淡胖，苔白腻，脉沉细无力。

辨证：中气不足，内痔脱出，气不摄血。

治法：补中益气，祛风止血。

处方：补中益气汤加减。

方药如下：

黄芪 30g，炒白术 15g，陈皮 12g，升麻 6g，柴胡 12g，党参 20g，炙甘草 6g，炒荆芥 12g，防风 12g，白芷 12g，枳壳 12g，香附 15g，炒地榆 15g，炒槐米 12g，

仙鹤草 30g,黄芩 8g。

2 剂,水煎服,两日一剂。

患者服上方 1 剂见效,内痔缩回,便血停止,此后 2 年多未发。

2016 年下半年复发,亦以上方治好。患者后来门诊惊喜地告诉笔者,其成都有亲戚患痔疮者,他将笔者此方抄予,也是立见奇效。笔者嘱其此方用于痔疮治疗应当符合气虚病机。

按：

俗治痔疮,医者、患者容易误判为"火重",错误予以清热凉血止血之药,往往百无一效。本案患者,患痔疮 20 多年,复发 2 天,内痔脱出,大便下血较重,其舌脉全无"火重"征象。脉沉细无力,当为中气不足,不能固摄,内痔脱出,大便下血。

方拟补中益气汤升阳举陷、托举内痔;香附、枳壳行气下气,以解郁热;柴胡、黄芩清解郁热;炒荆芥、白芷、防风祛风止血;仙鹤草益气收敛止血;炒地榆、炒槐米凉血止血,专治肠风下血,炒后寒凉之性减轻。诸药合用,益气升阳止血,故一服而内痔缩回,便血止。

四君子汤合保和丸治疗鱼虾气味过敏

孔某,女,9 岁,云南省大理市人,2016 年 4 月 21 日诊。

鱼虾气味过敏 2 年。

患儿于 2 年前不明原因对鱼虾气味过敏,尤其对鱼过敏,不但吃鱼过敏,连闻到鱼腥味都会全身出红色斑点、皮疹,甚至口唇浮肿发红,恶心呕吐。家长不敢带患儿到菜市场,路过售卖鱼虾摊贩处,都要小心翼翼通过,否则,只要远远闻到一点鱼虾腥味,患儿便会出现上述过敏症状。在当地多方求治 2 年,曾服不少中西药,并接受脱敏治疗,均无寸效。患儿父亲为笔者同事的朋友,经笔者同事介绍,携患儿从大理来昆明找笔者诊治。

刻下症见皮肤苍白少华。舌淡,苔白腻,脉弦细滑。

辨证:脾虚夹湿,痰湿内蕴,食滞不化。

治法:健脾化湿,消食化痰,理气和中。

处方:四君子汤合保和丸加减。

方药如下:

党参 15g,炒白术 15g,茯苓 15g,炙甘草 5g,焦山楂 15g,神曲 15g,炒莱菔子 8g,法半夏 8g,陈皮 10g,连翘 6g,防风 8g,苏叶 10g,丹皮 8g,赤芍 10g,厚朴 10g,苍术 10g。

3 剂,水煎服,两日一剂。

5 月 15 日复诊:患儿家长欣然告知,患儿仅服上方 3 剂,便已不再对鱼虾气味过敏,即使近距离闻到鱼腥味也安然无恙,连连赞叹中药速效。再予上方加减 3 剂巩固善后。

2018 年 9 月 16 日,患儿父亲就诊于笔者。笔者向其问及患儿病情,告知 2016 年仅服 6 剂中药,患儿便痊愈,已不惧怕鱼虾腥味。只是患儿心中仍对过敏有一定阴影,所以尚不敢吃鱼而已。其余一切正常,两年多来未出现过过敏症状。

按:

本案患儿症状表现甚为奇特,对鱼虾过敏,不要说食用,连闻到鱼虾气味都会出现皮疹、口唇浮肿、恶心呕吐等过敏症状。中医最大的优势在于辨证论治,找准病因病机,随证治之,若一见过敏,便从过敏治,用"抗过敏"类方药,便失去了中医之魂,万难获效。

患儿过去并无过敏症状,病情从就诊前 2 年开始,此为后天所致。结合其舌淡、苔白腻、脉弦细滑之征象,辨证为脾虚夹湿。因脾胃虚弱,不能升清,失于运化,食滞不化,对鱼虾气味产生格拒,从而出现过敏。故治疗上以健脾化湿、消食化痰、理气和中为主。

方用四君子汤为基础,补中气、健脾胃,脾胃健方能运化,太阴之门开,方不格拒食物气味。再用保和丸消食、导滞、化痰,以去陈腐,醒脾胃之运化,食、痰、湿等积滞去,脾胃纳食恢复,才能接受食物。方中陈皮与苍术、厚朴配伍,为平胃散,化湿、理气、和中,健运脾胃。配伍防风、苏叶,一方面祛风止痒,另一方面以风药升举脾胃之清气,再一方面以苏叶解鱼虾之毒。病程日久,食、痰、湿等积滞郁热,且皮疹色红,口唇浮肿发红,考虑有血热因素,故配伍丹皮、赤芍两味凉血之品,以解郁热。

本案笔者着眼点在于脾胃,开太阴之门,脾胃健运,能接纳食物气味,则过敏自解。因此,再次说明辨证论治是中医诊病治病之灵魂,中医诊治疾病必须先从病史、病情、舌苔、脉象中找出病因病机,随证治之,方能获效。

普济消毒饮加减治疗化脓性扁桃体炎发热

万某,女,1岁9个月,云南省昆明市人,2018年7月12日诊。

发热6天。

患儿于6天前不明原因出现发热,伴有鼻流清涕,偶尔咳嗽,体温最高38.8℃,经输液治疗3天,发热不退,每日体温在38℃左右。同时服"蓝芩口服液"等清热解毒中成药与西药抗生素、退热药,而发热持续6日不退。经他人介绍,患儿家长带患儿来笔者门诊求治。

刻下症见发热,体温37.9℃,右侧眼睑发红,结膜轻度充血,流泪。查咽喉部,见咽部充血,扁桃体肿大,双侧扁桃体上分布有五六处脓点。舌淡,苔白腻,脉滑数。指纹:淡红,滞,浮,在风关。

辨证:风热夹湿外感。

治法:疏风,清热,解毒,化湿,解表。

处方:普济消毒饮加减。

方药如下:

牛蒡子5g,黄芩5g,生甘草4g,桔梗5g,板蓝根5g,玄参6g,升麻8g,柴胡8g,陈皮5g,薄荷5g,僵蚕6g,青蒿8g,白蔻6g,藿香6g,白芷6g,厚朴6g。

2剂,水煎服,一日半一剂。

7月15日复诊:家长诉患儿服上方不到1剂,发热即退,近2日未再发热。查咽喉,扁桃体脓点已经消退。目前只有轻微咳嗽,以桑菊饮合藿朴夏苓汤加减善后。

按:

本案患儿发热已有6天,病在上焦,病因热毒。外感热毒上冲,故咽部充血,扁桃体肿大化脓,眼圈发红,结膜充血、流泪。因于外感,影响肺卫,故见发热、流涕、咳嗽。从舌脉来看,苔白腻而脉滑数,故外感热毒尚夹有湿邪,若一味清热解毒,湿不去则热亦不去。故清热解毒同时,须同时化湿解表方为精确。

普济消毒饮为李东垣创制名方,本治"大头瘟",但所针对的病机是上焦火热毒邪,故不论何病何症,只要病邪为火毒,病位在上焦,皆可用之,不囿于"大头瘟"。以普济消毒饮清解上焦热毒,热毒得降,火热下行,咽喉及眼部症状得消。因毒邪在上,故去原方中黄连;虑过寒凉,冰伏湿热,故去黄连、连翘、马勃之寒,以便藿香、厚朴、白蔻等品施行化湿、行气功能。

本案关键在于配伍藿香、青蒿、白蔻、厚朴等化湿之品,湿去方能热退。患儿之所以输液及口服清热解毒中成药、抗生素,而发热不退,是因湿邪不去,胶着热邪所致,故治疗必须化湿清解。配伍白芷,一则与藿香、厚朴、白蔻、陈皮防止普济消毒饮诸药过寒,二则取其辛散透脓之功。

另外,还需注意,温病学家皆言"治上焦如羽,非轻不举",是有道理的。笔者的经验是,治疗风热、上焦火毒时,板蓝根用量不可过大,须以小量清宣。有的临床医者,用板蓝根,成人量一用便至15~30g,若用于风热表证、上焦火毒证,则用量过大。板蓝根用量过大,药力下行,变为清热泻火,适用于火毒炽盛或里热证,在表、在上者,不适宜用量过大。笔者经验,板蓝根成人量每日10g以内,可以清宣。

枳实消痞丸加减治疗糜烂性胃炎

付某,男,52岁,云南省昆明市人,2018年6月24日诊。

反复胃痛10余年,复发加重20天。

患者既往有胃病病史,经常发作胃痛,经胃镜检查,诊断为"糜烂性胃炎"。10余年来常服各种中西药物,但病情不能根除,胃痛反复发作。20天前,不明原因胃痛复发,疼痛较为剧烈,每日持续不解,常于空腹之时症状加重,经输液治疗及口服奥美拉唑等药物无缓解,近日来病情逐渐加重,疼痛剧烈时冒冷汗。经他人介绍,到笔者门诊求治。

刻下症见神差,面色青黄,胃痛。舌淡紫,苔薄白腻,脉沉弦细。

辨证:脾阳虚夹湿,肝胃不和。

治法:温脾化湿,补中益气,疏肝和胃。

处方:枳实消痞丸加减。

方药如下:

干姜15g,太子参30g,炒白术20g,茯苓15g,炙甘草6g,黄芪20g,苍术15g,厚朴15g,陈皮12g,法半夏12g,枳壳12g,神曲20g,炒麦芽20g,黄芩8g,郁金15g,山药20g。

4剂,水煎服,两日一剂。

患者服上方4剂后,胃痛霍然消退,再予上方4剂巩固善后。

其后患者间断前来复诊调理,嘱其保护脾胃,注意饮食,少吃生冷刺激食物。

按：

本案患者西医诊断为"糜烂性胃炎"，以胃痛为主，近20天来复发加重，疼痛剧烈时出冷汗。中医将疼痛类病证的病因病机分为"不通则痛"与"不荣则痛"，"不通则痛"多属实证致痛，"不荣则通"多属虚证致痛。

本案患者以空腹时胃痛加重为主要特点，兼见舌淡紫、苔薄白腻、脉沉弦细，故判定以虚证为主，核心病机为脾阳虚，脾胃不和而致胃痛。面色青黄，青属肝胆，黄属脾胃，且脉见弦象，故标证为肝胃不和，脾胃虚弱与肝胃不和共致此证。治疗从肝脾着手，补脾胃之不足，而理肝气之郁滞。脾胃不足则津液不行，化生内湿；脾失运化则水谷不化，而成食滞。因此，治疗上同时辅以化湿、和中、消食、导滞。

方拟金元名医李东垣先生枳实消痞丸加减。方中四君子汤（太子参、炒白术、茯苓、炙甘草）合黄芪、山药以补益脾胃之虚，脾胃健运则断其疾病根源。加用平胃散（苍术、厚朴、陈皮）化湿和中。二陈汤（陈皮、法半夏、茯苓、炙甘草）、枳壳行气消痞，交通痞塞之气；枳壳与白术配伍，乃取法枳术丸方义。黄芩清肝气之郁热，神曲、炒麦芽消食导滞，郁金疏肝理气、活血止痛。全方之治着眼于脾胃与肝，取补土泄木之法，调和肝脾之方，一服见效。

龙胆泻肝汤与血府逐瘀汤治疗IgA肾病

左某，男，25岁，四川省德昌县人，2002年12月25日诊。

反复发热、睾丸肿大、蛋白尿、血尿半年余。

患者女友徐姓护士为笔者10多年前工作过的四川省德昌县中医医院同事。半年多前，徐护士在四川大学华西医院进修，患者到成都看望女友。某日傍晚，二人在成都街头逛街，时值春寒料峭，散步不久，患者忽感恶寒发热，当晚出现左侧睾丸肿大疼痛，如鸡蛋大小，并高热、肉眼血尿。

急送到四川省人民医院急诊科，输液治疗3天后，发热及睾丸肿大消退，肉眼血尿好转。但尿常规检查发现大量蛋白尿（4+）、红细胞（4+）、白细胞，肾功能正常，于是从急诊科转到肾病科住院治疗。四川省人民医院肾病科初考虑隐匿型肾小球肾炎、肾病综合征等，后考虑为IgA肾病。住院治疗1个月后，蛋白尿、镜下血尿依然较重，遂考虑行肾穿刺活检及予糖皮质激素治疗，患者拒绝，出院回德昌、西昌等地医院中西医治疗。

3个月前，患者又出现高热、睾丸肿大、肉眼血尿，到西昌市凉山彝族自治州第一人民医院治疗后,高热、睾丸肿大、肉眼血尿消退,但仍然有大量蛋白尿、小便隐血。后再次到四川省人民医院住院治疗半个多月,病情无好转,唯明确诊断为IgA肾病。1周前病情复发加重,尿色黄赤如茶水,遂到德昌县中医医院住院治疗。

病情疑难,徐护士向笔者倾诉其男友病情,请为其男友诊病。笔者随徐护士至德昌县中医医院,看望患者。先查阅其尿常规等检查结果,尿蛋白(4+)、红细胞(4+)、白细胞(3+),病情较为严重。自诉现在虽已无前几日之肉眼血尿,但小便仍然呈红黄色,泡沫较多,无尿频、尿急、尿痛。曾服中药3个月,视前所开之方,多补肾固精之品,有山茱萸、金樱子、莲子、芡实、白花蛇舌草、半枝莲等品,可能前医认为蛋白尿为肾精外泄,故用补肾固涩之法。诊其舌脉,舌淡紫,苔白厚腻,脉象弦滑有力。

辨证:肝经湿热下注,败精凝痰外泄。

治法:清肝利湿,化痰散结。

处方:龙胆泻肝汤合二陈汤加减。

方药如下:

龙胆草8g,栀子12g,黄芩12g,柴胡12g,生地15g,车前子15g,泽泻15g,川木通12g,生甘草6g,当归10g,法半夏12g,陈皮12g,茯苓15g,苍术15g,生白术15g,川草薢15g。

6剂,水煎服,两日一剂。

半个月后,患者服完6剂中药,病情明显好转,精神转佳,小便变清亮,尿蛋白减少到(1+),红细胞(3+),白细胞消失,已出院。守上方再服6剂。

2003年春节后,患者蛋白尿消失,但仍有红细胞(3+)。改予清肝利湿、凉血止血法。

方药如下:

龙胆草8g,栀子10g,黄芩12g,柴胡12g,生地12g,车前子15g,泽泻15g,川木通12g,生甘草6g,当归10g,仙鹤草30g,炒蒲黄12g,炒地榆15g,白茅根30g。

患者连服上方数剂而无效,复查尿常规,红细胞仍然较多。笔者遂为疑惑,为何凉血止血法无效。细看患者舌象,见其舌左右两边大片瘀斑,恍然大悟:其小便中的红细胞与蛋白尿同理,为败精瘀阻所致,肝经湿热伤及血络,败精阻滞,日久成瘀,治疗上亦当祛瘀而不当止血,当泻不当敛,应以大举活血化瘀为法。前服龙胆泻肝汤10余剂,肝经湿热已清,故减少苦寒之品,治其痰瘀。

辨证:败精阻络,痰瘀互结。

治法：活血化痰散结。

处方：血府逐瘀汤合二术二陈汤加减。

方药如下：

桃仁 12g，红花 12g，川芎 15g，赤芍 15g，当归尾 12g，生地 12g，川牛膝 15g，枳壳 12g，桔梗 12g，柴胡 12g，黄芩 12g，法半夏 12g，陈皮 12g，茯苓 15g，苍术 15g，生白术 15g，炙甘草 6g。

6剂，水煎服，两日一剂。

2003 年 3 月，患者复查尿常规，尿蛋白（-），红细胞减少到（1+）。以上方加减服用 4 个月。至 2003 年 7 月，病情稳定，又用上方合玉屏风散加工为散剂，每日冲服 2 次，每次 6g，连服 3 个月，病情痊愈。

其后，笔者离开德昌，到成都攻读硕士、博士，后又到云南昆明工作，岁月如梭，一晃 10 多年。2017 年下半年，患者驱车带全家从四川德昌到云南昆明，请笔者为其老人及小孩诊病。13 年未见，遂关心问起患者后来病情，患者回答说后来病情再未复发过，蛋白尿一直没有再出现，尿中偶尔出现过少量红细胞（1+），于短时间内消失，10 多年来未再治疗，身体康健。

按：

IgA 肾病为临床疑难病症，治疗颇为棘手，西医多予长期服用糖皮质激素。本病主要表现是大量蛋白尿、血尿，病情迁延。本案患者发病急，有高热、睾丸肿大、血尿，住院输液治疗后，发热退，睾丸消肿，肉眼血尿转为镜下血尿，但病情尚未有效缓解，发热、睾丸肿大、血尿再次发作。前医受西医观点影响，以尿中蛋白为人体营养精华物质，故以为乃肾精不固，治疗用补肾固精之法，因未认清蛋白、红细胞外泄之根源，因此不效。患者脉弦滑有力，并无一毫虚证征象，故尿中蛋白非肾精外泄，而为内生之痰瘀之邪，治疗当泻不当补。

初诊时患者苔厚腻，脉象弦滑有力，见肝经湿热之证。湿热下注，煎迫下焦，伤及肝肾之络，与败精凝聚成痰，故见蛋白尿。方拟龙胆泻肝汤合二陈汤加减，祛除湿热痰火，湿热痰火去则小便清利，蛋白尿病情得解，高热、睾丸肿大症状也不会反复发作。

其后用凉血止血法，而患者尿中红细胞不消退，又是一难。其舌有瘀血征象，因而大举活血化瘀之法，不可一味用止血之品，只可祛瘀，不可收敛。盖此镜下血尿亦为败精瘀阻、湿热痰火伤络所致，故不可止血。前后皆以痰瘀为治，病情痊愈。

中医临证，应当谨守病机，应以辨证论治为指导，不能受西医思维影响，若一听西医病名为某种肾病，便将其与中医证型肾虚对应，是违背了辨证论治原则，混淆了西医"肾"与中医"肾"的概念，错误补肾，岂能获效？

补阳还五汤合五苓散治疗腰椎压缩性骨折

文某，女，62岁，云南省昆明市人，2016年6月12日诊。

腰椎压缩性骨折后下肢水肿、腰腿疼痛、行走困难2个余月。

患者平素喜欢练习瑜伽。2个月前练习瑜伽时动作不慎，摔倒在地，当即无法站立，急送至云南省交通中心医院，诊断为"腰椎压缩性骨折"。住院治疗40天，好转出院。出院后，一直感腰痛、腿痛，难以直立行走，行走需拄双拐，且下肢水肿，出院服药1个月，病情无好转。遂来笔者门诊求治。

刻下症见行走困难，拄双拐缓慢进入诊室，双下肢中度凹陷性水肿，腰痛、腿痛难忍，尤以脚踝以下痛甚。舌淡，苔白腻，脉细涩。

辨证：筋骨损伤，气虚血瘀，瘀阻水停。

治法：益气活血，续筋疗伤，补肾强腰，祛瘀行水。

处方：补阳还五汤合五苓散加减。

方药如下：

黄芪120g，赤芍12g，川芎12g，当归尾12g，地龙12g，桃仁12g，红花12g，川牛膝15g，猪苓10g，茯苓20g，泽泻20g，炒白术15g，桂枝15g，淫羊藿20g，独活15g，骨碎补15g。

3剂，水煎服，两日一剂。

患者服上方3剂后，双下肢水肿、腰腿疼痛均减轻。再服3剂，下肢水肿完全消退，疼痛轻微，已弃拐行走。后续服此方10余剂，病情痊愈。

按：

本案患者为老年女性，已62岁，却因练习瑜伽不慎摔倒，导致腰椎压缩性骨折，住院治疗40天，出院后尚腰腿疼痛、行走困难，需拄双拐，双下肢水肿。辨证方面，第一，摔伤后骨折，病情严重，年事偏高，伤及元气，气虚为本；第二，伤及腰部，肾气受损；第三，摔倒伤及血络经脉，故有瘀血水肿为患，其双下肢水肿是因瘀血内停，水液运行受阻所致。故治疗上，第一，当补其元气；第二，当补其肾气；第三，当活血化瘀、利水消肿。治法当益气活血、续筋疗伤、补肾强腰、祛瘀行水。

补阳还五汤为益气活血代表方，因而选用此方为主。方中重用黄芪至

120g,益气固气力强,兼能增强活血、行水之力,因气足则气化行,正气推行而气血、水液运行得以流通。合淫羊藿、骨碎补温补肾气,腰部受损而以此两味补肾强腰,另加独活、川牛膝止腰腿疼痛。补阳还五汤中桃仁、红花、川芎、赤芍、当归尾、地龙活血通络,加五苓散温阳利水,瘀血去、水液行,则水肿得消。川牛膝、骨碎补也较为重要,方中川牛膝既活血化瘀又增强补肾强腰之功,骨碎补既补肾强腰又增强活血化瘀、续筋接骨之功。诸药合用,标本兼治,3剂见良效,10余剂而基本痊愈。

杂编

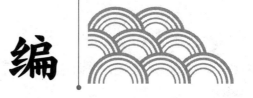

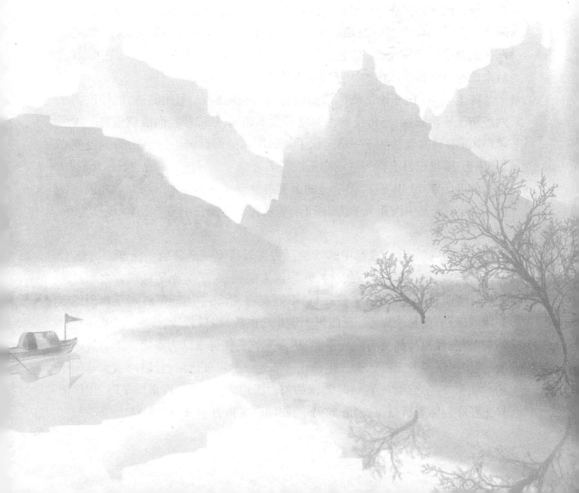

陈达夫治疗暴盲医案

陈达夫先生是成都中医药大学已故著名中医眼科专家,乃20世纪少有的几位中医眼科大家之一。陈老出生于1904年,四川西昌人,眼科得自家传,早在中华人民共和国成立前便已位列西昌八大名医行列。20世纪50年代,由于陈老治愈一苏联专家的疑难眼疾,以此因缘,在周总理的亲自关怀下,陈老被调往成都中医学院任教,创建了成都中医学院(现成都中医药大学)中医眼科,后来成为该学科领域内的国家级重点学科。

陈老熟谙《伤寒论》,临床诊治眼科疾病擅用经方、习用温热,倡导以伤寒六经辨证辨治眼疾,与传统的中医眼科大不相同,独辟蹊径而成就颇高。他所著《中医眼科六经法要》一书记载了其运用六经辨证辨治眼科疾病的经验心得,成为20世纪具有代表性的中医眼科名著。

陈老于1979年去世,但是他的医案典故至今在成都中医药大学亦偶可得闻。笔者在成都中医药大学读研期间,曾听得流传的几个精彩医案,现摘其一,记录于下。

20世纪60年代,成都中医学院医古文教研室一老师回乡探亲。时值12月隆冬严寒,但该老师家在农村,须涉河方能到家,于是赤足忍刺骨之寒蹚水而过。翌日,该老师双目忽然暴盲,不能视物,指动亦不能见。先至四川医学院附属医院(简称"川医",现四川大学华西医院)眼科就诊,诊断为"急性视神经炎"。急性视神经炎为眼科重症,川医眼科主任告之已为难治。患者遂回本校,找中医眼科专家陈达夫先生诊视。陈老诊脉审证之后,处以麻黄细辛附子汤。孰料2剂之后,患者顿时瞻视如初。医道之神,叹为观止! 是时,川医眼科主任亦为陈老折服,甘为陈老弟子,跟随陈老抄方学习中医眼科。

患者为冬月涉水，寒邪逼入足三阴经，目部瞳神水轮属肾水，足少阴肾经之络分布水轮底面，寒邪凝滞少阴之络，神光不得发越，故暴盲。陈老治从少阴，麻黄细辛附子汤直入肾经温散寒邪，寒郁得解，而神光发越，复明如初。传统治疗暴盲一症少有用温散一法的，且眼科多喜用寒凉之品，陈老用药之神，全在于认证之准，令人叹服！

陈老辞世已近 30 年，然笔者深心佩服，叹龙树之后，尚有几人能学！医道艰难，我辈学人尚需努力！

（作于 2008 年 10 月 13 日）

平淡中见神奇

中医处方，方有大小；医者用药，药有险易。《内经》说处方"君一臣二，制之小也，君一臣三佐五，制之中也，君一臣三佐九，制之大也"。古人用药有随取数味、至为平淡即获良效者，其要在于认证之准。但时至今日，有此功底者日渐稀少，临床中医处方，少则十一二味，多则十六七味到二十味，甚至三四十味者亦有之，处方能用十味以下者已不多见。用药也多求险峻，喜好所谓"特效药""奇特药""经验药"，或大量草药，或大包虫药，或施以温燥大毒，以此矜为神奇，视为渊博。

广西刘力红博士在其著作中曾谈到中华人民共和国成立前成都名医"田八味"，施治用药，不过八味，此可谓功底深厚者，今已罕见。大音希声，大象无形，医道亦贵在平易。若在平易二字上下功夫，亦可谓神奇矣！用药平易者，临床偶尔可见。这些医生往往以平淡之药、数味之方，而取良效，让人不得不感叹其功底之深。

7 年前，笔者在德昌县中医医院工作期间，曾对一老中医处方深为佩服。该老徐姓，为该院书记，平素为人和蔼，性情平淡，常在中药房帮药房人员抓药。他平时诊病量不多，在医院里属于中间层次，但偶一见其处方，莫不叹其工整。

当时笔者在内科病房任住院医师。一日，相邻病区医生收一危重患者。患者 70 余岁，退休干部，患阿尔茨海默病已近 10 年，另有高血压、糖尿病病史 10 余年，此次因"腔隙性脑梗死"入院。经过主管医师全力治疗，已无生命危险，但住院 1 周左右，即出现呃逆。呃逆频频，不可歇止，以致汤水难进。此为中枢性呃逆，本为难治。主管医师予西药镇静、解痉等均无效，又投丁香柿蒂汤加味，亦无效，再投旋覆代赭汤，仍然无效。其间每日予大剂量柿蒂煎汤频服,仍无寸功。延至 5 日以上,患者精神已极为萎靡。

　　患者家属本为徐姓中医熟人,此时想到延请此老会诊。徐姓医生应邀至病房,简单诊视后,留方一首。笔者索观,见处方工整,用药平和,不过 7 味,先写四君子 4 味,再写 3 味加减药:太子参 30g,炒白术 12g,茯苓 12g,甘草 6g,吴茱萸 6g,肉桂 6g,丁香 6g。患者服药后,1 剂未尽,呃逆全止,病情逐渐平稳。此案确可见平易之功! 令人叹服!

　　后笔者下乡基层锻炼,于夏月多雨季节之时,亦遇到一呃逆 2 日不止患者。即刻投以附子理中丸温水冲服,并针刺内关、中脘、足三里,加电针温和刺激,不到半个小时,呃逆即止。又听闻乡下一中年医生介绍,他治疗呃逆采用针刺涌泉,也有很好效果。此为题外话。

　　由此可见,中医处方,方不在大小,药不在险易,若认得证准,小方亦可治大病,此处最考医者功底。

(作于 2008 年 10 月 20 日)

冉 二 陈

一

　　在成都中医药大学学习的几年,经常能听到一些老师对学校一位已故老前辈交口称赞,这位老前辈就是冉品珍先生。冉品珍先生生于 1913 年,逝世于 1987 年,曾任成都中医学院中医内科教研室主任,因临床擅用二陈汤,故人称“冉二陈”。早在中华人民共和国成立前,冉老便曾在四川一所地方中医学校任中医教师,中华人民共和国成立后,调入成都中医学院从事中医内科教学与临床工作。

　　现在,成都一些老教授级的老师,谈起已故的冉老,往往钦佩不已,都说冉老临床真是了不得。冉老生前虽然没有留下多少著作,仅《内科临证辨治录》《内科证治》,但其在临床方面的显赫声名,在其逝世后 20 余年依然在学校流传,甚至成了一段又一段神话似的传说。

　　我第一次得闻冉老威名是 1998 年贾波教授讲授方剂课的时候。贾波老师在讲授五苓散的时候,谈及一则冉老的医案。贾波老师讲课语言生动精彩,将冉老这则医案描述得绘声绘色,以至于我至今难忘。医案发生于 20 世纪 80 年代初,那时贾波老师在成都中医学院附属医院实习,得以亲见此案。

　　当时收治一名急性肾衰竭患者,病情危笃,滴尿全无,处于昏迷状态,主管医生及科室主任使尽浑身解数,中药、西药俱用,但患者病情毫无缓解。20世纪80年代初,刚刚改革开放,医疗条件有限,附院还不能做透析。科室医生为此一筹莫展,遂决定请冉品珍老师会诊。

说起来,冉老的出场是颇为有趣的。冉老来到科室以后,学生搬来一把太师椅,70多岁的冉老危坐其上,并不说话,只是闭着眼"啪嗒""啪嗒"地抽着烟杆,半天一言不发。主管医生急了,说:"冉老您倒是看看病人啊,我们这里都快急死了。"冉老这才放下烟杆说:"要我看病也行,先把病人身上所有的'管子'拔了再说。"原来患者病情危笃,陷入昏迷,身上自然插满输液管、吸氧管、导尿管等。主管医生这下子犯了难,拔管吧,怕患者在此期间出现意外;不拔管吧,冉老这古怪脾气在学校可是出了名的,也可能就罣上了。主管医生做不了主,赶快请示科室主任,主任思索片刻说:"你先把这些管道拔除,等冉老会诊开完方离开后,咱们马上给病人安上,大家看紧一些,要是有什么事,我担着。"

于是乎,一群医生七手八脚把患者身上的各种"管子"拔掉,紧张得不得了,紧巴巴地守着患者。至此,冉老才从太师椅上起身,给患者诊脉后,留方一首,然后离开。冉老前脚刚走,一群医生马上七手八脚又把患者浑身的"管子"插上。主管医生这才拿起冉老留方一看,不过仅仅为茯苓、猪苓、桂枝、泽泻、白术、红参等6味药,五苓散加红参,红参用到30g,而其他五味皆不过几克而已。

主管医生忙找到主任,说:"主任啊,冉老这不就开了一个五苓散吗?咱们早就用过五苓散没效,还用了那么大剂量的西药呋塞米利尿都利不出来,冉老这几样药就管用?"主任说:"这不五苓散还加了一味红参吗,冉老的方要重视,要试试看。"于是急煎汤药,从鼻饲管灌服。熟料,灌下中药一两个小时后,患者的导尿管中便滴滴尿出,五六个小时,渐成涓涓细流,一两天后,危症遂解。

后来,科室医生向冉老请教:"冉老,为何我们用了大剂量的五苓散、呋塞米利尿都没有效果,您老用一付小剂量五苓散加红参,怎么就起效了呢?"冉老回答说:"病人此时已经是元气大亏,病情危笃,你们光是给他利,咋个利得出来嘛?我用红参扶助他的正气,帮他推一把,尿也就出来了。"冉老言语朴素,但却言简意赅,实质是抓住了病情的本质。后来,我读到《医方集解》,才知道冉老的五苓散加红参其实就是春泽汤。

冉老在成都中医学院从教数十年,桃李满天下,四川地方上的老医生中也有一些是他的学生弟子,感念其恩德,流传其逸事。2000年,我在西昌实习时,又再次听四川省名中医刘兰华主任医师谈到冉老威名。

二

刘兰华老师是四川省凉山彝族自治州第二人民医院主任医师,四川省名中医,成都中医学院 1965 年进校的老校友,与我的研究生导师和中浚研究员是大学同学。刘老师推崇《金匮要略》,擅用苓桂术甘汤、苇茎汤及《内经》十三方等。2000 年,我跟随刘老师实习,从刘老师那里再次听得冉品珍老先生逸事。

刘兰华老师祖籍四川省潼南县,她的外祖父在中华人民共和国成立前便是潼南县当地的名中医。潼南紧邻遂宁,因此,刘老师的外祖父与中华人民共和国成立前在遂宁行医的冉品珍先生很熟,辈分尚比冉老长半辈。1965 年,16 岁的刘兰华老师到成都中医学院(1995 年更名为成都中医药大学)读大学时,其外祖父便曾托付冉品珍先生多多照管这个自己疼爱的孙女。以此因缘,刘兰华老师曾得冉品珍先生指点真传。

刘兰华老师告诉我,冉老先生对《金匮要略》钻研颇深。一次,尚在大学期间的刘老师患眩晕一病,头目晕眩,如坐舟车,难以行动。已服数方,虽有减轻,但症状尚重,甚至找到当时名医吴棹仙,吴老先生处以天麻钩藤饮加减,效果亦差。这日,刘老师到冉品珍先生家中探视,将自己的眩晕病情告诉冉老。冉老详细听完病情后,训诫刘老师道:"你已经学习了《金匮要略》,自己都应该看好自己的病。《金匮要略》说'心下有痰饮,胸胁支满,目眩,苓桂术甘汤主之'。你的病正是苓桂术甘汤对证!"冉老遂书方一首,乃是苓桂术甘汤加半夏、陈皮(其实亦可说是二陈汤加桂枝、白术),药仅 6 味,刘老师服后,1 剂而愈。我从刘老师处听得此医案,后来自己从事临床工作后,常用苓桂术甘汤加味治疗舌苔厚腻、脉滑或弦滑的梅尼埃病患者,也收到很好效果。

我跟随刘兰华老师学习的时候,师徒相处融洽,刘老师也愿意对我多加指点,常有心得体会、名医掌故毫不保留地传授于我。她也经常提问,考查我的中医功底。一次,刘老师问我:"我们现在运用温胆汤,常以温胆汤为寒凉之剂,那为何温胆汤不名清胆汤,而以'温'名之?"我以方剂学教材"正解"回答刘老师说:"温胆汤本出自《备急千金要方》,主治胆寒证,原方生姜用至四两,偏于温性,故名温胆。"刘老师点头,却不置可否,告诉我说:"对于温胆汤,冉品珍先生别有他解。"

刘老师说,一次她与几名同学到冉老先生家中探访,冉老先生向她们提出了关于温胆汤的这个问题。刘老师与她的同学几人七嘴八舌回答冉老提问,各自从不同的角度进行了回答,其中也有我说的这个解释。但是,冉老听后,却一一摇头,说都没有回答到关键之处。于是大家安静下来,仔细听冉老解释。冉老说出了一段简短而令人深省的话:"古人说'温者,和也',温胆汤实际上叫和胆汤,是一首和解剂。"

刘老师向我讲述了这段掌故后,并没有进行过多的阐述,但是当时我即有醍醐灌顶、恍然大悟之感。后来我在德昌从事中医临床工作的时候,在温胆汤的运用上取得了不少心得,可以说多与当初刘老师的启发有关。我临床体会到,温胆汤不仅可以调和胆胃,也可调和肝脾、调和胆心、调和少阳、调和膜原,常用该方加减治疗中风、眩晕、胸痹、心悸、失眠、癫痫、癫狂、咳嗽、哮喘、湿温、暑温、伏暑等病证,都有良好效果。尤其是个人觉得温胆汤与小柴胡汤有异曲同工之妙,同为少阳病之对治,若少阳病见湿热、暑热、痰热兼夹时,可用温胆汤、温胆汤合小柴胡汤、蒿芩清胆汤(含温胆汤)加减。温病邪在膜原或湿温在气分、膜原时,亦可用温胆汤加减,与达原饮相出入。感念之余,觉启迪之功,实在冉老与刘师。

至今,成都中医药大学尚有一批擅用二陈汤的老师,如方剂教研室叶品良老师。叶品良老师在成都中医药大学北巷子门诊部坐诊,医名颇盛,前来求治的患者极多,可谓送往迎来、摩肩接踵。叶师亦擅用二陈汤、蒿芩清胆汤,不知是否亦是冉老一脉。

(作于 2009 年 7 月 20 日)

芬芳清凉话鲜药

民国时期,京城四大名医之一的汪逢春先生擅用中药鲜品,颇得盛誉。今日临床运用中药,一般以饮片居多,用鲜品者少。其实,中药鲜品有其独到之处,我于临证发现,对于一些湿热病、暑热病、湿温病,中药鲜品之长处为饮片所不及。

2004 年,笔者在四川省德昌县热河乡卫生院从事中西医临床工作。时值夏日,大约 6 月份,同院一乡村老医收治一重症菌痢患者,彝族,中年女性。入院时病情已是十分危笃,高热、神昏、吐泻不止,泻下赤白脓血便。家属将患者送入院后,即到镇上喝酒,患者无人照看。下午,收治患者的老医生渡雅砻江,到邻县盐源县田湾乡出诊,故笔者接诊此例危重患者。

于是赶快到病房诊视患者,时见病房中一片狼藉,患者全身及床单、被子上全是粪渣,臭秽难耐。患者神昏,呼之不应,脱水貌,高热,皮肤扪之烙手,体温高达40℃,肛门中还在时时流出脓血稀水便。脉沉、细、疾,血压约40/20mmHg。查阅主管老医生医嘱,竟已使用了四联抗生素:青霉素、氨苄西林、氧氟沙星、氯霉素;补液量则明显不足,只予1 000ml糖盐水,目前还在滴第二瓶;退热药则用了复方氨林巴比妥、地塞米松。

患者病情危笃,于是马上开放两条静脉通道,同时快速静滴补液,在原有基础上再加糖盐水2 000ml、10%氯化钾30ml,很快患者的血压便升了上来。但患者神昏、高热、肛门不断流出脓血稀水便怎么解决?抗生素的调整让我犯难了,前面老医生用了多达四联的抗生素,没有留下一点余地,肯定是不能再加用了。

刹那间想到开中药治菌痢,不料转念一想,不妙!老医生管着中药房的钥匙,他这一过雅砻江,把钥匙也带走了,这等于又断了一条臂膀。当时念头猛转,真有"一念逾新罗"之感,抬眼望望医院后院与背后山坡上丛生的"杂草",念头闪过,决定急用草药鲜品。

下午四五点钟,我独自一人爬到卫生院后院山坡上,拔回几种草药,包括蒲公英一把、马鞭草一把、车前草一把、奶浆草一把。从山坡上下来,望见卫生院菜地里,老医生栽种的一畦折耳根(鱼腥草),已长到两三寸长,遂将其所种的折耳根拔去一半。将所寻草药带回治疗室,淘洗干净准备煎煮。由于是鲜品,体积庞大,治疗室砂罐已盛不下。略一思索,找来一个铁瓷盆,将蒲公英、马鞭草、车前草、奶浆草、折耳根洗净放入,加清水淹没,放置电炉上熬煮。不多时,药汤熬煮为青绿色,再至褐绿色,植物芬芳之气弥漫开来,十分清凉。

傍晚六点过,将煎煮好的草药汁用玻璃瓶装好,冷水浸凉,亲自喂患者一点点服下,每隔片刻喂服半瓶。1个多小时后,患者竟然漐漐汗出,神志逐渐清明,体温渐降。再1小时,天黑之时,脓血便已明显减少,体温降至37.5~38℃。晚十点过,患者全身汗透,皮肤扪之潮湿微凉,体温已正常,神志清醒,自行起床缓缓行走到户外解大便。第二天,患者已不再解脓血稀水便,不再发热,治疗1日后即病愈出院。

清热类鲜品草药治热病,实有白虎汤合五味消毒饮之妙,芬芳清凉而清热生津,效果好得难以想象。2009年,我给第四批全国老中医药专家学术经验继承学习班上课时,例举到此则医案,研究生们听后皆惊喜雀跃。师承班的研究生大多是有多年经验的临床医生,因此他们也给我提出了问题,说鲜品药的应用在城市有些困难,尤其是不敢自己找鲜品药给患者服用。诚然,在城市里运用鲜品中药会有所限制,但鲜品中药的功效特点值得中医人进一步深入研究。

(作于2010年6月1日)

人身枢机当斡旋

多年前,在四川省德昌县中医医院工作时,曾有一次受本院儿科所邀,为一荨麻疹患儿会诊。患儿,女,11岁,患荨麻疹,先于德昌县人民医院儿科住院治疗1周余,无效。后转至德昌县中医医院儿科住院,以西医治疗为主,予抗组胺药、钙剂、糖皮质激素等药物治疗1周余,亦无好转。儿科主任晏老师历来对我的中医诊疗水平颇为信任,故请我会诊。会诊时,家长诉患儿发荨麻疹已近1个月,有一个显著的特点,即每日清晨6点左右开始全身发皮疹、瘙痒,至上午11点左右则皮疹慢慢消失,直至不见,到第二日清晨再发,如此循环往复。到病房诊查时,正是上午9点过,患儿全身满布皮疹,颜色淡白不红。

时为冬月,疹色又淡,舌淡苔薄白,当为寒冷型荨麻疹无疑。忽又想到患儿每日清晨定时而发,清晨为少阳木气升发之时,至上午皮疹又回,似乎邪在少阳一经,少阳证有"寒热往来"一症,而此有"皮疹往来",其机理实为一致。寒邪外感,胶着少阳一经,反复往来,发为皮疹,治疗当以辛温宣解、调和枢机。心念一动,灵感之下,处以桂枝汤合小柴胡汤加防风:桂枝10g,白芍10g,柴胡10g,黄芩6g,法半夏8g,党参10g,大枣10g,防风8g,生姜5片,炙甘草4g。3剂。当日,处方煎好,即服1剂。不想效果出奇的好,第二日便未再发荨麻疹,又住院观察5日,始终未再发,遂带药4剂出院。1周后,家长带患儿续开3剂以图巩固,诉出院后一直未复发。遂告治愈。

后来,笔者回成都中医药大学读研究生,读到本校伤寒教研室老教授陈治恒老师的临证心得。陈老师临证颇为重视人体"二本三枢","二本"即是脾、肾先后天之本,"三枢"则是指伤寒六经中少阳、少阴两枢以及脾胃中枢。笔者对这个问题,结合自身临床体悟,进行了如下思考。

《灵枢》以太阳为开,阳明为阖,少阳为枢,太阴为开,少阴为枢,厥阴为阖。少阳一经居于阴经与阳经之间,是三阴三阳间的出路。正常情况下,人体元气由此出入阴分与阳分,病理状态下,邪气由此出入表里,故少阳是阴阳之道路、表里之枢机。而少阴主心肾,心肾为坎离,心阴要下济肾水,肾阳要上充心阳,水火往来,心肾相交,故少阴又为人身一枢机。脾胃中宫于人体,处于中焦,脾主升清,胃主降浊,脾升则下焦肝肾二脏之气升,胃降则上焦心肺两脏之气降,脾升胃降斡旋一身之气机,故又为人身一大枢机。

"枢"的原意指门轴,古人认为枢机为"制动之主"。后来又读到董仲舒的《春秋繁露》,其中有云:"君人者,国之元,发言动作,万物之枢机。"可见,枢机主要与运动有关,从人体来看,气主动,则主要与人体气的运动有关。阴气与阳气的往来、正气与邪气的往复、心肾之气的相交、水火的往来、气血的往来,乃至全身上下内外气机的往来,其核心都在少阳、少阴、脾胃三大枢机。外邪来犯、机体阴阳失调,往往影响人体气机,因此调理枢机、斡旋气机就显得尤为重要。人体发病乃是一动态的不平衡,治疗就是要恢复其动态的平衡,这就是斡旋枢机的"和法"。由此可以想见,和法应用的广泛性了。

更进一步,人身气机的转动有三大枢机,而人身局部的气机处处皆须转动,因此,除此三大枢机外,人身还有无数的小枢机,借以斡旋气的运动。在五脏、在六腑、在肌腠玄府气液、在四肢百骸经络、在眼耳鼻舌身意、在色声香味触法、在上下内外、在阴阳五行,凡气机运转之处即是枢机。古印度哲学认为风轮主持大世界,世界由若干大风轮、小风轮组成,风即是气,气即是动,此莫不又是枢机之理? 外邪犯于人体,阻碍气机,脏腑虚衰,运转无力,枢机遂为滞涩。调其机,和其枢,一气转动,邪气归于无形,而动静归于有序,则病易痊。恽铁樵极为重视《内经》"揆度奇恒,道在于一。神转不回,回则不转,乃失其机"条文,认为此条为《内经》全书总提纲。以此回转而言,神机亦在于枢机之调和。

调和少阳、调和脾胃、交通心肾,除这些和解法的代表之外,桂枝汤的调和营卫亦是一和法。营卫为人身一表里,卫气昼出表而夜入里,昼夜往来则营卫二气相出入,故桂枝汤法亦是和解法。20 世纪 80 年代,中医界曾经就桂枝汤一方到底是解表剂还是和解剂展开过讨论。笔者顺此而言,则说桂枝汤实以解表而和解,以和解而解表,表解则营卫和,营卫和则表自解,枢机利则百气转。本文开篇医案,笔者即以桂枝汤和解营卫,以小柴胡汤和解少阳,枢机得利,气得以转动,邪气消灭于无形。

(作于 2010 年 8 月 8 日)

越　鞠　丸

越鞠丸是元代名医朱丹溪先生创制的一首名方,由香附、川芎、苍术、栀子、神曲 5 味药物组成,主治"六郁"。所谓"六郁",即气、血、痰、火、湿、食 6 种郁生之证,病非气血阴阳之太过或不及,唯因六物不畅,怫郁而结,气血阻滞所致。越鞠丸方中,香附能治气郁,川芎能治血郁,苍术能治湿郁、痰郁,栀子能治火郁,神曲能治食郁、湿郁,正是针对六郁所制。

早年初习中医之时,在方剂学课堂上便学习了越鞠丸方。但那时虽然记诵了此方组成、主治、方义，但却从未想过要将本方用之于临床，直到后来临床之初的前几年，也是如此。原因在于《方剂学》教材曾经引用前人品评越鞠丸方的观点，清代名医费伯雄评越鞠丸云："此方注云统治六郁，岂有一时而六郁并集者乎？须知古人立方，不过昭示大法。"原来临床没有六郁俱全者，本方不过是体现一种治郁的法度，并非实用之方！这一观念在心中一植根便近十年。

直到 2007 年，这一偏见才得以纠正。2007 年夏秋，有幸跟随成都中医药大学中医名家、首届国医大师郭子光教授临床侍诊 3 个多月。郭子光老师治伤寒而不拘泥于伤寒，崇经方而不死守于经方，赏汤证对应而兼及时方，临床辨证精确，往往是一见脉证便立时切中病机，直指机要关键。其间，竟得见越鞠丸为郭老常用。记得郭老第一次让我在处方上为患者写下越鞠丸五味药之时，心中激动万分，仿佛老友相见一般。略一思索，顿时豁然开朗，原来被前人评为"不过昭示大法"的越鞠丸其实也有用武之地！

谁说没有六郁并集者？六郁俱全者不仅有，而且在当今社会还极为常见。现代社会，工作压力大，生活节奏快，饮食则多肥甘厚味，人身脏腑岂能清灵？日积月累，焦虑恼怒而生气郁；气郁不行，不能行血，而生血郁；肥甘积聚，气滞津停，气机不畅，脾失运化，而生痰郁、湿郁、食郁；五郁日久，又生火郁。如此一来，六郁岂不全备？

研究生在读期间，我还同时在成都武侯区外双楠阳光诊所坐诊。以此缘由，门诊时便留意观察，果然发现不少六郁俱全的患者，即使不是六郁悉备，五郁、四郁者也比比皆是。记得曾诊治一慢性胆囊炎患者，女性，50 多岁，病史已10 多年，时时发作，曾多方求治于中西医但效果皆不甚满意。患者就诊时愁眉苦脸，焦虑不安，饮食稍有不慎则胆区胀痛不适，恶心厌油，舌质红，苔黄厚腻，脉弦滑数。若在过去，我多可能予大柴胡汤、柴胡疏肝散之类。然此时已体悟到六郁之妙，思路已开，遂观察到此患者实为六郁悉备，胆气郁结。便处以越鞠丸加柴胡、郁金、虎杖、黄芩、金钱草、合欢皮、川楝子、延胡索等品，2 剂而安。此后，我用越鞠丸加减治疗慢性胆囊炎、慢性胃炎、血管神经性头痛、失眠、妇女月经不调等病，多能收到良好疗效。常选择加用郁金、柴胡、黄芩、白芍、合欢皮等，以增强解郁之功。

朱丹溪先生云："气血冲和，万病不生，一有怫郁，诸病生焉，故人身诸病多生于郁。"验之临床，意义非凡。我曾体会，临床之上，病机不越三纲，太过、不及、郁结而已，因此六郁致病为三纲之一，临床极为常见，而越鞠丸便是一首解郁的实效之方，切不可忽视！

（作于 2010 年 12 月 25 日）

光昭星斗，德昌中医界的前辈们

昨天晚上，与四川省德昌县中医医院内科李主任通了电话，很长时间没有联系，聊了好一阵子。电话里，李主任说他最近看到了我的微信公众号"蜀山医馆"，表扬说感觉医案太精彩了，计划跟院长商量一下，准备邀请我回德昌县中医医院做一次讲座。

德昌县中医医院是我临床工作的起点，感情有多深，自然不必多说。对每一个人而言，工作最初那几年所垫的底子，真的可以影响人一生的方向。因此，若德昌县中医医院有邀，不管路途有多遥远，一定前往！

地处大凉山的德昌县，与中国航天名城西昌市毗邻，虽然只是成昆铁路上毫不起眼的一座小县城，但却有着深厚的文化底蕴和中医底蕴。小城里建于清代的魁星阁挂着6个匾额，上书"歌风""吟月""会际风云""光昭星斗""北达京畿""南通蒙诏"，底蕴可见一斑。

20世纪90年代，在这样一座小小的县城里，就出过3位四川省名中医，包括何志业先生、何克炽先生、唐老医生。这三位先生也正好代表了伤寒、温病、时方三大流派。我到德昌县中医医院工作时，三位老中医已去世两位，只有已过耄耋之年的何志业先生健在。虽然老先生们或仙逝、或年老，但当年对我于中医一途的影响却是巨大的。很早就想为德昌中医界耆老记录上几笔，遂有此篇小文。

何志业老中医生于1908年，仙逝于2004年，得享96岁高龄。何老先生在中华人民共和国成立前就名列"西昌八大名医"第五位，与近代眼科大家、成都中医药大学国家级重点学科中医眼科学开山鼻祖陈达夫齐名，在德昌本地流传着不少他的故事。

据德昌本地老百姓介绍，何老先生出生于一富裕家庭，年轻时拜德昌县小高乡一名高人隐士"六指先生"为师。"六指先生"一生只收了3个徒弟，每个徒弟各有所授，如传其女为草医。而何志业先生在"六指先生"门下所学为《伤寒》。传说何志业先生家中富裕，"六指先生"传他《伤寒论》，只学了一半，大约学完"太阳病篇"就回家了。但也就仅凭这半部《伤寒论》就不得了了，何老师先生便位列西昌八大名医之列。

晚清民国时期可谓西昌地区中医发展的高峰时期，在这个时期，西昌出了巴蜀中医名家张紫衣、近代眼科泰斗《中医眼科六经法要》作者陈达夫、会理扶阳名家后来南下云南的吴佩衡，均可谓一代宗师。而何志业老先生与陈达夫同列西昌八大名医，并且在中华人民共和国成立前就与陈老有很深交情。因善用《伤寒论》桂枝汤,德昌当地口口相传其外号为"何桂枝",从中华人民共和国成立前一直叫到中华人民共和国成立后,年纪较长的老百姓人人尽知"何桂枝"。

何志业老先生仅以半部《伤寒论》便名噪一方,其实这也说明了《伤寒论》"太阳病篇"的重要性,我讲中医各家学说时常举这个"半部伤寒看百病"的例子,向学生们昭示伤寒法度的重要性。

犹记得一件趣事,我在德昌县中医医院工作时,某日在内科住院部值班,有一患者拿了一张门诊处方到住院部来找医生帮忙抄方。我一看,是何志业老先生的方子,再定睛一看,是杏苏散。我当时便兴奋地告诉坐在旁边的李主任说:"谁说何爷爷只会用《伤寒》方,只会开桂枝汤,这不是也开了一张温病派的方子杏苏散吗?"李主任是跟过何志业先生门诊的,所以当时就笑了,他告诉我说:"别看何爷爷开的是杏苏散,实际也是从桂枝汤加减化裁而来,其实他并不了解杏苏散这些温病派的方子。他用桂枝汤时,比如见患者夹湿、夹热、夹燥时,便会相应加减,一加减,桂枝汤便可变化为其他方。"

我恍然领悟,何老先生变化出来的这张药方,虽然从表面上来看,已经不是桂枝汤了,但其核心的法度还是桂枝汤。所谓异曲同工、殊途同归、万法归宗。虽不一定知晓后世温病,但万物本出一理,《伤寒论》一通,一法通而万法通,最重要的是知其法度。这件事对我的触动很大,后来离开德昌回成都读研时,开始对这方面的变化多所留意。

除何志业先生外,还有何克炽先生、唐老医生两位四川省名中医。何克炽先生是德昌县中医医院的老院长,20世纪90年代末去世。我虽未曾见过何克炽老院长,但本院同科室李、陈两位主任都曾跟何志业、何克炽两位先生抄过方。因此,每逢李、陈两位主任开方,我只要有时间就悄悄瞄上几眼。

我到德昌县中医医院工作之前,就曾跟随西昌的四川省名中医刘兰华老师学习过,因此中医基础还算不错,加上又常读佛道两家经典,所以但凡让我看上几眼,就可能会被我偷学了去。时间一长,也就通过两位主任的方子,了解到了两位中医前辈的思路。何克炽老院长比何志业先生要年轻20岁左右,思路也不一样,大约是走时方路线,败毒散及李东垣的一些方用得很好。

而另外一位唐老医生,是德昌县人民医院的老医生,20世纪90年代前期就去世了,对他的事迹我只是耳闻,所以连他的名字我也记不全。唐老医生走的是温病路线,中华人民共和国成立前,他毕业于四川国医学院(1929年建校,成都中医药大学的前身),后来也被评为四川省名中医。听县里的老中医介绍,南京中医学院编写《温病学》教材时,就邀请了唐老医生参编。参编中医院校教材,这对一名小县城的中医来说,那是要有多大的声誉,才能参与!

我在德昌工作时,曾跟德昌县中医医院罗昭煜老先生抄方,罗老先生便是德昌伤寒何志业、温病唐老医生两位老先生的徒弟,因此得闻德昌名老掌故。时至今日,德昌两何一唐三大四川省名中医都早已仙逝(此外,还有 20 世纪 80 年代去世的善用理中汤、擅长骨科的管老等名医),但是在中医方面的影响却是巨大的。

2005 年,我考取成都中医药大学研究生,离开了德昌,但却是带着德昌中医界前辈们的经验离开的。所以不论在哪里,都感觉到底气十足。刚一工作,就置身于传奇的德昌中医界,虽然无缘当面侍诊三位老先生,但是也师法了不少心要。一转眼离开德昌 10 多年,往事如烟如雾,但是德昌各位前辈的中医心法,已经融入了我开方的一招一式之中。

后来到成都跟随恩师和中浚老师、郭子光老师学习,攻读历代中医名家名著,再回头想想德昌各位老先生们的理路,反而更加清晰,把当年在德昌修炼的中医功夫融入到无形中去了。我曾经写过一篇文章,说我一直把整个德昌中医界当作我的启蒙老师,今天我对中医所有的追求、思考与心得,一切都从德昌小城开始,因为那是起点。感谢我在起点遇到的那些前辈们!

(作于 2016 年 6 月 21 日)

中医用方如写意

有几位在门诊跟我抄过方的学生,都是中医的坚定信仰者,中医的好苗子。某日看见他们在网上讨论我的用方,说很多时候看不懂我的用方本意,当问我某个患者为什么用这个方时,我很多时候说忘了,想不起来了。这确实是个问题,很多时候还真的说不清楚。于是只好用了比喻的方法,在他们的讨论下面,这样留言:

用方如写意! 气韵要高远!

勿为方所拘泥,下笔要胆大,一气呵成,每味药各司其职又要环环相扣。

用方如挥剑! 剑意要挥洒! 流转要如意!

或如华山独孤九剑,目光如炬,洞若观火,看准病机破绽,一击成功。

或如天山空空儿一剑刺九穴,漫天花雨!

又或如江城五月落梅花,小巧清新,剪裁精妙,别致可爱!

又或如武当太极,看似平淡,四两拨千斤。

又或如峨眉剑仙,云海飞驰,追风逐月,无所羁绊。

又或如昆仑绝顶,冰封雪舞,严寒清奇。

又或如太极图中，天地茫茫，混沌之先，无知无识，大象无形。

又或如月涌大江流，大气磅礴！

又或如博浪沙壮士挥椎，摧枯拉朽。

又或如剥茧抽丝，层层分解。

最妙如慧眼观庵摩勒果，历历在目。

以意写方，下笔如舞剑，剑法要圆通，

用药如点兵，开方如布阵，

写意如走马，气韵如流水，

观病如高山，如如不动！

开方如作画，收笔便知成功！

不好时，下笔枯涩，空空荡荡，便知不好！

以意写方，医者意也！

（作于 2015 年 7 月 15 日）

西风飒飒动愁思，秋令养生何为之

立秋已十二天，七夕、中元节皆去，今日始感秋意。昆明微微降温，秋气萧瑟，云霭低垂，万木摇曳，西风飒飒，整整一日。

下午于门诊返至家中，胃脘稍感痞胀，继之全身发燥，心中发烦。半个下午，百无聊赖，胸臆憋闷。唯闻窗外秋声阵阵，却并无片刻凉意，烦热难堪。果真燥邪所感耶？延及酉时，忽记起昆明正安副总夏天所赠温中姜枣茶，灵机遂动，煮得一杯，作牛饮而下。片刻间，全身微汗，漐漐而出，汗出及至手心，心中燥热顿时而解。

盖秋气渐来，金气下压，虽有秋风飒飒，而天地不得交通，天地不交而万物不通，遂有烦热。治当交通天地表里，发汗即兴云布雨、云行雨施。若以清热润燥之品，无疑杀鸡取卵，非正治也。况秋令肃杀，收人阳气，若以清润，重损脾阳，未值秋降而自损三千矣。故余以为，秋令之后，应以保养阳气为先，阳气鼓动，天气交通，燥邪何生？

笔者十余年前下乡四川省德昌县热河乡，八月即遇小儿秋泻，此病实因不知保养阳气得之。张景岳亦有小儿吐泻一案可以说明。不知保养，则伤脾胃，脾胃一伤，百病由生。

或难之：秋时何以养生耶？余曰：保阳气、慎风寒、戒生冷。所谓清热润燥之品，如麦冬、菊花、石斛、枸杞、百合，一概勿要饮用，以防伤人脾胃。当以保养阳气为先,阳气若足,秋杀亦无妨,冬藏亦顺矣。

推荐饮品:红枣两枚切碎、生姜五片切细、古法红糖一汤匙,煮水。凡冒伤秋气之凉,皆可饮用。少少而饮,亦保脾阳之法也。

又可观玩六一居士《秋声赋》,或读《素问·四气调神大论》"秋三月"一段,自然神气和悦。养收之道也!另,今日白露,作诗一首,诗题《白露作》,一并记此。诗云:

> 蜀山秋雨马零丁,却向天涯踽踽行。
>
> 年少春风皆误尽,余生何处觅豪情!

(作于 2016 年 8 月 19 日)

时方经方皆自用,唯依辨证切病机

上周五晚,一位家长因上海、文山两位经方医师的推荐,驱车带着生病的孩子,从昆明市的昆明医科大学第一附属医院出发,赶到云南中医学院呈贡校区一教学楼教室找我看病。

患儿 1 岁半,国庆期间生病,发热 10 余天不退(最高 39.9 ℃,当天38.2 ℃),咳喘,于昆明医科大学第一附属医院诊断为"肺炎""肺不张"。由于病情严重,家长十分着急,网络求助上海、云南文山两位经方医师。文山陈医师建议家长带患儿来找我。

当晚我正在给学生上课,于是利用晚上 7:40 的课间休息给患儿诊治。经查舌、脉、指纹之后,处以小剂麻黄汤加味。患儿服中药 2 天后便不再发热。服中药 6 剂(余先用麻黄汤加味 2 剂,继用桂枝汤加味 2 剂,再用小柴胡汤加味 2 剂)后,家属今日带患儿来门诊,病情已大为好转,精神佳,不再咳喘,已出院。对比中药治疗前后胸片,也大为好转。

两位中医同仁惊叹于此病例 1 岁半小孩也敢用麻黄汤!

因此,再举另一则医案加以说明。

今年 7 月,昆明圣火药业蓝总介绍一名 3 个多月大的小儿来我门诊治疗。患儿来自云南省文山壮族苗族自治州,尚未满月就得了肺炎,整整 3 个月不愈。初诊时病情较重,面色青灰,精神极差,羸瘦不堪,咳喘,不思乳食。吾处以小剂四逆汤加味,6 剂,嘱服完后再来昆明复诊。患儿服中药 6 剂后,肺炎痊愈,精神、面色、乳食均转佳。

1 周多前,予以某事拜晤圣火药业蓝总,谈起我所治愈的此例患儿,蓝总嘉许不已,并说当地的医生说我很厉害的嘛,3 个月的小孩子肺炎也敢用附子。

予答曰：当用则用，全在于辨证论治。

古人云：有是病，用是药。仲景方运用得当、化裁适宜，疗效往往是十分惊人的。

（作于 2016 年 10 月 23 日）

胃痛三日记

没错，这个医案中的患者就是我自己了。

20 年前，刚学医时，国庆节从成都回故乡峨眉，表姐拿正在咳嗽的我打趣说："我以为医生是不会生病的。"当然，医生也是人，也会生病。我自小多病，记得整个高三，感冒就从来没有断过。也正是这个原因，母亲要我报考医学院校，本来怀揣诗人梦的我高考填志愿时连换了几张备用表，犹豫再三，终于走上了中医之路。

感谢 20 年前的阴差阳错，走上中医这条道路，感谢上苍的安排！身为中医，无疑是幸福的。从步入中医之门的那天起，在岐黄之术的指引之下，身体日益强健起来，每次自己生病也能自己开方解决，亲人生病也能足不出户，家中就可诊治。正应了仲景先师那句话："上以疗君亲之疾，下以救贫贱之厄，中以保身长全，以养其生。"这就是中医人的幸福。

起因

言归正传，来说一说这次胃痛的经历。

疾病起于上一个周六（2017 年 12 月 16 日），监考大学英语四六级考试，天不亮就赶往学校，没有吃早饭，只吃了两个阿胶蜜枣，那日又正逢昆明气温大幅骤降。胃开始有些不舒服。

过去一直喜欢喝凉开水，习惯一直保持到现在，上课、出门诊都带一个不能保温的杯子，半天下来，水早已凉透。虽然有不少患者与朋友都曾建议我用保温杯，但我从来没有换过。另外还有一个不好的习惯，喜欢赤脚，只要一进屋就换上拖鞋，而且是人字拖。个人不喜欢棉拖鞋，即使冬季也是一双人字拖。记得多年前在成都就是这样，外面下着雪，我坐在屋里，开着取暖器，穿着人字拖。然而，已经不再年轻。就在昆明骤然降温的这周，寒邪悄然侵袭而来，但我却浑然未觉！

周三晚上，熬夜到凌晨一点过，气温降到 0℃。睡前就觉得中脘部位一阵绞痛，自己还未予重视，不以为意。

周四

周四上午，胃痛渐渐发作，吃过午饭后开始全面暴发。中午赶到教研室开教

229

研活动会议,胃痛加重了起来。我告诉同事说:"我下午有点上不起课的样子。"然而下午还是去上课了,3节课。因为素来脾弱,包里常备有中成药,上课前,我打开包,翻出附子理中丸(浓缩丸)、保和丸(浓缩丸),每种吃了8颗,然而,不缓解!

上到第二节课,疼痛越来越重,有点直不起腰。想坐着讲课,但是教室的讲台上没有凳子,只能站着。我告诉学生们说:"我站不住了,胃痛,然而讲台上没有凳子。"学生们非常懂事,说:"汪老师,您下来坐着讲吧。"我瞅瞅下面的位置,觉得坐在下面看不见后排,于是坚持着把三节课站满。傍晚回家,吃了晚饭,胃痛有暴发之感,然而晚上还要到白塔老校区出门诊。打开家里的药柜,看见有香砂养胃丸,吃了1颗,依然无效。

晚上出门诊,天气很冷,还是马不停蹄地诊疗了很多患者。中途,胃痛到忍不住,掏了20块钱给跟诊的学生,让她帮我买一盒良附丸来。学生空手而归,自然没有买到,也来不及多想,只想赶紧看完回家。将近晚上10点才下门诊,忍着胃痛坐地铁回家。令我开心的一件事情是,刚上地铁,旁边就有一个人站起来叫我汪医生,给我让座。原来是以前诊治过的一位患者,意外地在地铁上遇到了。我连忙推托不坐,但是非常开心,胃痛也似乎减轻了一点。

晚上11点才回到家,又翻找药柜里的常备药,再次服了香砂养胃丸、藿香正气液,略有减轻,才能睡下。

周五

冬至。

一大早起来赶往圣爱中医馆出诊,早上喝了一点小米粥,饭后吃了附子理中丸、香砂养胃丸。胃痛持续,而且一走动就痛,稍微按压就加重。

中午,下门诊,吃饭,饭后胃痛暴发。我一个人勉强走到了环城南路的地铁站,进了地铁,看见地铁车厢里站满了人,没有位置,我觉得我上不去,此时已胃痛到难以直腰,更别说站立,一个人在地铁站里忍着剧痛坐了半小时。妻子打电话来,我告诉了她我的情况。她叮嘱我回医馆给自己抓点中药,不要坐地铁了,坐出租车回家或者她来接我。

每走一步,我都觉得我的胃在甩,甩着痛,绞着痛,拧着痛,可以用各种复杂的词语来形容。坚持着从地铁站回到医馆,其实很近,却觉得很漫长。自己给自己诊了脉,脉浮滑。《伤寒论》小陷胸汤证条文在脑海里蹦了出来:"小结胸病,正在心下,按之则痛,脉浮滑者,小陷胸汤主之。"整个上脘、中脘、左右上腹部都在痛,一按压就要痛上好一阵子! 到底是有什么鬼东西,一定要把它拉出来。于是我处方小陷胸汤加柴胡、干姜、枳壳、厚朴、香附、广木香等,急抓了颗粒剂,迫不及待喝了2包,然后乘出租车回家。

周五是冬至,一周前就告诉我带的三个研究生,说好了冬至晚上聚餐,按照成都风俗,冬至吃羊肉,我请她们吃羊肉汤。但是我胃痛得厉害,原本想打电话给她们说取消晚上聚餐,但又怕她们失望,所以心想一定得接她们来,大不了晚上我不吃,我看着她们吃。

喝过两次小陷胸汤后,下午腹泻1次,胃痛一下减轻了一大半,非常开心。下午5点过,开车到学校接学生到呈贡花千坊吃羊肉。吃羊肉时,我先是很疑虑,怕像昨天和今天中午一样,一吃饭就加重。谁知吃了不少羊肉,胃痛一点没有发作,反而越来越轻。果真是胃寒了!

周六

周六休息不上班。上午胃痛轻微,能够忍受,自以为已经好了,谁曾想后面"放有大招"。一个上午都在读《五行大义》,悠哉悠哉! 每周我只有周六能全休,非常不容易啊! 中午饭后,告诉家人我去超市买菜,并且去七彩云南第一城找找有没有儿童摄影店,家里的小孩子马上就要3岁了。一个人出了门,路上冷风一吹,病情再次暴发!

到了七彩云南第一城三楼,胃痛大作,痛到无法站立,难以行走,稍动即痛,稍按则痛,冷汗倏地就冒了出来。如果不是怕人笑话,我肯定跌坐在地了。心想,完了,完了,这回别说是买菜了,走都别想走回去。我多想直接就在七彩云南第一城的三楼打一辆出租车回去。因为,只是下这三层楼就已让我迈不开步子,每一步都是剧痛,步步都在痛!

正痛得七荤八素的时候,大建中汤证的条文又从我的脑海中蹦了出来,"心胸中大寒痛""腹中寒""上下痛而不可触近"! 对,我必须吃大建中汤啊。然而这附近并没有中药房。想了想,去超市!

强忍着剧痛从三楼走到负一层华联超市,直冲到食品干货区,走到那排香料架前。先看见了白胡椒,就觉得白胡椒好可爱的样子! 心里有一个声音,完全是模仿小智挣扎了出来:"就是你了,皮卡丘! 白胡椒。"挑了一点白胡椒粉,置于鼻前,取嚏数个,胃痛略减。就是这几个白胡椒喷嚏才支持着我走回家去。

在超市干货区附近一口气购买了花椒、干姜、党参、生姜、白胡椒粉、红糖、桂皮、大枣,基本全是厨房佐料。强忍胃痛回家,取花椒一撮、干姜两块、党参五根、生姜七片、白胡椒粉小半汤匙、红糖一块、桂皮一片、大枣两个。煮熟便饮,甘辣可口。

一碗"厨房佐料汤"下肚,瞬间胃痛消失得无影无踪,剧烈胃痛竟然一服而愈,其痛若失! 好像我就从来没有生过病似的! 半小时左右,就这样好了! 厨房佐料汤啊!

📄 **附记：**

妻子和岳母笑着说："这就是中医的好处，厨房抓一把佐料，就自把自的病给治好了！"那可不是！5年前的一天晚上，妻子鼻炎发作，喷嚏不断，半分钟都不会停地打喷嚏到凌晨，无法睡觉，吃了中西成药都止不住。我爬起来打开冰箱，抓出一把佐料，大葱、生姜、花椒，下锅一煮，一碗佐料汤让她喝下，喷嚏顿时停止，安然熟睡！

3600余年前的夏末商初，有一位了不起的人物，叫伊尹。他既是辅佐成汤王建立商朝的贤相，也是厨师的祖师爷，还是中医汤剂的鼻祖。药食同源，厨房里有中药，做饭与中医开方有着千丝万缕的联系。一碗佐料汤，满血复活！分享在微信朋友圈里，同事留言说：你这喝剩下的，还可以用来炖猪蹄！

（作于2017年12月25日）

近期流感的中医药诊治思路

从2017年11月底，就发现来门诊治疗感冒的患者很多，大多表现为高热、干咳不止，尤其以小儿居多。朋友圈里，也有不少朋友因为孩子高热不退，发来微信求助，不仅昆明，甚至远到四川、北京。

12月31日，周日，来门诊求治感冒的患儿越来越多。第二天，元旦，笔者发了一条朋友圈："最近发热咳嗽的小孩子真多！昨天下午上门诊，有个上小学的小孩子告诉我说，她们班的同学，有33个在感冒咳嗽，8个发烧请假，只有5个是好的。"就诊患儿很多都说他们的很多同学都感冒了，发烧咳嗽。发朋友圈的当天，笔者的女儿也高热、咳嗽起来，所幸服了两天中成药与中药就好了。接着是孩子的妈妈、孩子的外婆、钟点工阿姨、钟点工阿姨的爱人，感冒了一圈，都经笔者用中药与中成药治愈。

这几天，朋友圈、自媒体中关于流感的内容也越来越多，如网文《流感下的北京中年》。卫生系统也都重视起来，公布了流感预防药方。跟门诊的学生与医生，以及朋友圈的中医同行，也都纷纷向笔者询问治疗这场流感的思路。下面把笔者的诊治思路简要分享如下。

这场流感虽然看起来来势汹汹，患病人数多，主要症状有高热、咽痛、咽痒、干咳，有的伴有呕吐、腹泻等胃肠道症状，病情起势快、发展快、迁延不愈，比如高烧几天甚至一周不退,咳嗽一两周甚至一两月不愈。但是只要辨证选方配伍用药得当,中医药的疗效是非常好的,大多数能立竿见影。

辨证思路主要包括:

一、起始病因多为寒邪

此次流感发病在冬季,多因受寒所致。尤其是近1周来,寒潮南下,降温幅度较大,春城昆明气温也降到了0℃,市区里一度飘起了小雪花。不少发热的患者,都伴有恶寒,家长描述说患儿发着高热,却冷得发抖。

因此,处方中配伍辛温药是有必要的。但因化热成毒快,除初起恶寒重的患者外,辛温药又不可过用。稍用一点荆芥、防风、苏叶、白芷、麻黄即可。初起恶寒重者可用两三味,稍重一点;病情发展到中期、后期、迁延期,用一两味即可,不可多用过用。

二、寒邪化热成毒快

寒邪收引,闭阻邪气,郁而化热,加之空调、取暖器等取暖设施的使用,冬不能藏,故化热快。表现为虽有恶寒、流清涕等风寒证,但同时见清鼻涕夹脓鼻涕,或清鼻涕与黄鼻涕交替,或鼻涕痰液很快转为黄脓;发热伴有咽痛,甚至扁桃体肿大化脓、结膜充血;咳嗽呈咽痒干咳,痰不能咳出或难咳。

因此在治疗上可配伍清热解毒、辛凉透表药。但因为起因是寒邪,故清热解毒药要避免苦寒,尽量使用清解之品,不可过用重用。可用前胡、牛蒡子、银花、连翘、升麻、柴胡、青蒿、薄荷、桔梗、前胡、黄芩等,并且配伍少许辛温轻剂。切记不可过于寒凉,只可轻用,尽量以宣透上焦为主。过用寒凉,也是不少医生与患者运用清热解毒类中成药,而疗效不佳的原因。

三、多夹湿邪

大多患儿可见舌苔厚腻,呈夹湿之征象,或伴有呕吐、腹泻等胃肠道症状。此为风寒夹湿,或风寒化热夹湿。故应配伍化湿利湿和中之品,如藿香、厚朴、半夏、陈皮、白蔻、茯苓等。同样要注意清宣,着眼点应在上焦与中焦,以防过用苦寒引入下焦,或引邪入里。

预防方面

1. 注意防寒保暖,儿童清早上学时注意添加衣服。

2. 适量多喝温开水。

3. 去往人群密集场所时可戴口罩。

4. 网上流传的预防方较多,应咨询医生,谨慎使用。

5. 笔者的预防方药如下:

10多年前,笔者曾在四川省凉山彝族自治州德昌县热河乡下乡行医,某段时间曾遇到当地流感盛行,热河乡中心学校老师来卫生院找笔者开"大锅汤"预防。笔者以下方配制大锅汤,全校师生饮用,效果甚佳,数日之后,流感患者越来越少,1周左右基本匿迹。当时所处方药组成大致如下:藿香、佩兰、柴胡、板蓝根、荆芥、银花、连翘、厚朴、贯众、陈皮、党参、生姜。因当时为大锅汤,故按100人量处方。

若按单人量,可按如下剂量:

藿香6g,佩兰6g,柴胡6g,板蓝根6g,荆芥6g,银花6g,连翘6g,厚朴6g,贯众6g,陈皮6g,党参6g,生姜6g。

水煎服,一日一剂。

最后附一则医案。患儿是笔者一位在北京的博士后师妹的孩子,5岁。2017年12月13日,师妹发来微信说:"师兄,又要麻烦您。我家女儿发烧,今天已第五天了,体温39℃以内,吃退烧药能降下来,到时间又烧起来。舌红,苔白腻,偶尔咳嗽,无痰,咽红,口干欲饮,没有食欲,没怎么吃东西,大便昨天没解,今晨体温38℃。"并发来舌苔照片。笔者辨证为风热夹湿,遂微信开方。

方药如下:

荆芥8g,厚朴6g,陈皮6g,玄参8g,薄荷6g,桔梗6g,黄芩6g,升麻10g,柴胡10g,前胡8g,炙甘草5g,板蓝根6g,牛蒡子6g,僵蚕8g,藿香6g,杏仁6g。

水煎服,一日半一剂。

患儿服上方仅2次,晚上出了很多汗,即退热,师妹发来微信感谢。

（作于2018年1月13日）

传播一下中医正能量

一

2年前,云南中医学院2013级一名热爱中医的学生在某县中医院阶段实习。某日,该同学给我发来QQ信息诉说心中的苦闷。他说,在这所县级中医院阶段实习的时候,内科主任明确告诉他,不允许在科室里看中医书,如果看见他在看中医书,就把他的书没收扔掉,让他学西医,不许学中医,学中医没用没前途。

我听完他的倾诉,不禁愕然。于是我问他这个主任是不是中医院里的西医,学生说不是,说该主任是 20 世纪 90 年代中医院校的毕业生。我听后更加无语,没有想到中医院西化问题已至于此,中医院校的毕业生竟然把中医当作"仇人"对待。

实际上,类似的情况早在 20 年前就有了。中医院校的学生毕业后,到中医院工作,很快改头换面,摇身一变成为西医。客气一点的应付着开些中药,不客气的直接摒弃中医,工作数年也从不用中药。甚至看见同仁用中医药,还嗤之以鼻,只差说自己学的中医专业是骗人害己的了。

中医院校毕业生"叛变""倒戈"的现象在过去 20 年的中医院里非常常见,而且是大环境使然。10 多年前,笔者刚大学毕业时,在一所中医院工作,这所中医院在该地区十分有名,中医底蕴好,医院效益好。但是也避免不了中医被边缘化。科室的同仁们都十分努力,积极向上,学习氛围很好。在科室里,你不学习、不努力,自己都会不好意思。但是,大家学习的都是西医。在那里工作的 2 年时间里,如果哪天我没有看西医的《实用内科学》,我自己都觉得是一种"罪过",因为大家都在学,你能不学?

二

学习中医成了一件"寂寞"的事!

凭着对中医的挚爱,我从来没有放弃过对中医的信念,只要是我分管的患者,查房时一定会诊脉,只要患者不坚决反对用中医,我就一定会给患者辨证论治开方用中药,这一原则从县中医院一直保持到下乡至乡镇卫生院。现在在昆明,门诊更是纯中医诊疗。遇到疑难病证,回家后我一定会"不务正业"地翻查中医古籍。正是那几年的不放弃,让我尝到了中医的甜头,奠定了我的中医临床基础。但是在那个时期,学中医仿佛是"不务正业",是"另类",大家都在学《实用内科学》的时候,你却在悄悄学中医古籍。

为什么那个时候会出现那么多中医院校毕业生"西化"的现象?为什么笔者在大环境下却坚持中医从不言弃?其实归根结底,还是疗效的问题。很多中医院校毕业生工作后,用一次中药失败,两次失败,三次失败,渐渐就丧失了对中医的信心,自己都开始怀疑中医药究竟有无疗效。还要辨证论治?对不起,不会!还要诊脉?对不起,摸到的脉明明都一个样。还要背方?对不起,背方不如背西医的口袋用药手册、急诊手册!

而学习西医呢,诊断标准、治疗标准都是统一的,走遍全世界都差不多,只要记住诊断标准、治疗标准,就可以做一个临床内科医生了。用药方面,西医内科用得最多的就是"三素"——抗生素、激素、维生素,而且每个医院每个科室都有自己的一套"套路",在这个科室工作,遇到某种病,只需要按照科室的传统"套路"就可以。所以,从这个角度讲,学西医比学中医简单多了。

20多年前,我在成都读书的时候,小区里的大爷大妈一听我考的是成都中医药大学、学的是中医时,都告诉我说中医比西医难学。那时的我还不以为然。为什么?因为期末考试的时候,由于中医老师的"心慈手软",中医考试很容易就考到八九十分;而西医老师往往"心狠手辣",西医考试能过关就算不错。明明是中医更好学嘛。后来临床工作,看多了周围同仁们的"遭遇",才知道当年大爷大妈们所说的"中医难学",不是指考试,而是指到临床工作,想要运用中医取得疗效,那是非常非常困难的,因为中医是活的,你一死板,你的中医也就死透了。所以,很多中医同仁在"思辨""灵活"的中医的折磨下,左一次右一次用中医药失败的情况下,自然很快改头换面,几十年不用中医,而且大骂起中医来。

笔者刚工作时,因为早年有过拜师学艺的经历,并且喜欢翻阅中医古籍,还喜欢偷学医院同事的中医经验,所以相对大多数中医院校毕业生来说,要幸运很多,运用中医药很多时候都能取得良好的疗效。刚20岁出头,就在所工作的医院获得重庆医科大学毕业的西医同事封赠"汪名小中医"的名号。下乡时,也很快在当地打出名声,患者遍及德昌、盐源、米易三县交界处。刚工作时的经历,无疑给予了我巨大的信心,让我相信中医是真真切切有疗效的。不断尝到中医的甜头,不断见证中医奇迹的发生,信心就更坚定,就绝对不会放弃。

后来,在离开那里11年后,2016年8月,德昌县中医医院邀请我回德昌义诊,在小县城里轰动一时,山里的乡亲听说这一消息,连夜翻山到县城找我看病,我开足马力,用一天半的时间便义诊了260名患者,但都还远远不够,我被源源不断的求治者包围,难以脱身离开。义诊结束,在返昆明途中戏作诗云:"回乡日诊百八三,笔走滇中又蜀南。十九年来浑似梦,人生无处不云山。"(补记:2019年2月,德昌县中医医院干脆为我建了一个中医工作室,每年邀请我和我的弟子前去义诊。)

当然,运用中药无效也是常有的事情。但是遇到无效时,首先应该检讨自己,无效是自己的问题,是没有找到对证治疗的方法而已,绝对不是中医的问题。而放弃中医的同仁,恐怕很多时候并不是检讨自己,而是一味责怪中医,这样下去自然就放弃了。

过去20年的我,就是在不断地检讨自己,不断地寻找治疗疑难病证的中医方法中,逐渐成长起来的。所以我也希望中医院校的毕业生,当你们在运用中医药诊治疾病遭遇失败时,首先检讨自己,并努力寻求方法,而不是迁怒于中医。

三

　　大学时代,同宿舍有一位同学好友,与我形成鲜明的对比。我喜欢中医,他喜欢西医。他喜欢西医到什么程度呢?几乎可以说是废寝忘食。说一件事,他在成都市某西医院实习的时候,一起实习的有成都中医药大学、四川大学华西医学中心、泸州医学院、四川省卫生管理干部学院的实习生,而内二科的西医主任却最赞赏他这个成都中医药大学实习生的西医水平,并认他当干儿子。中医院校学生的西医能学这么好,是不多见的。

　　另外,我的同学虽然喜欢西医,不喜欢中医,却是非常有原则、有风骨的,这一点我非常欣赏他。有一次,他所实习的医院急诊科抢救一名患者,该患者因为到某中医院找一名老中医开药,方中有蜈蚣2条,患者服后中毒,送来抢救。急诊科主任一边抢救患者,一边骂中医,说中医害人。我的同学在旁实在忍受不下去,质问急诊科主任:"是吃中药蜈蚣中毒的多,还是吃西药洋地黄中毒的多?"一名实习生敢于对抗主任的权威,急诊科主任肯定忍受不了。最后升级为吵架,医院告到学校。不得不说母校对学生很好,好到包庇护短,最后此事不了了之。这件事,让我对该同学大为佩服。其实,有很多西医水平很高的西医,对中医是非常认同的。

　　毕业时,这位同学已经非常热爱西医、讨厌中医了。离校的时候,把他所有的中医书都丢进了垃圾堆(我也由此幸运地捡了好几本被他遗弃的中医书)。半年后,大家工作天各一方,他知道我喜欢中医,便把他读书时花重金购买、毕业时没有舍得扔掉的《中医证候鉴别诊断学》邮寄来送给我。我当时很高兴很感谢他,又捡了一本书!但是我也了解他的行为,他是在誓与中医决裂。有一次他打电话给我,说他几次回成都,有一次是为了到母校门口的医药卫生书店买一本西医的西药《药典》,当他从母校成都中医药大学门口路过时,他没有正眼看母校一眼,也许他觉得中医毁了他一生。

　　我原以为他对中医的态度会一直这样持续下去。没有想到的是,大约6年前,一件事情改变了这位同学对中医的看法。6年前,同学的儿子患了抽动秽语综合征,他带着儿子跑了几家西南地区最好的西医院的儿科,不出意料都用了抗精神病类西药。他深知儿子一旦服上这些药物,一生就算毁了。

　　同学焦急地给远在昆明的我打电话,诉说苦恼。我建议他找中医看看,并给他推荐了母校附属医院一位退休的儿科老中医。令人欣喜的是,同学带着他的儿子到母校附属医院找到老中医,服用中药一两个月,病情就完全好了。这件事对同学的触动很大,之后他对中医的态度完全改变了。一说到中医,他就说"伟大的祖国医学"！并且告诉我,他对他过去愚蠢的行为感到深深的后悔,没想到中医如此伟大！每当我在 QQ 空间分享成功医案的时候,他便留言大力支持。后来,他辞职报考了某中医学院的研究生。

所以,中医毕业生西化的问题,根本上还是在于有无临床疗效,有没有找到信心。当然,也有人说是中医不赚钱,西医赚钱,中医经济效益差,西医经济效益好,所以才改投西医。如果是因为这个原因,那么也就没有必要探讨这个问题了,因为医学的本义在于生命,不在于金钱。

四

苦恼的中医毕业生亟需找回信心,也亟需解决他们对于中医的疑惑——"中医到底有效吗？有用吗？"就算是他们刚刚工作,还没有尝到中医疗效的甜头,但是这个时候如果有一位中医临床疗效很好的前辈作为榜样,无疑会给他们注入信念的力量。过去我的老师就是示以垂范,以鼓舞后学的信心,我将来也乐意成为学生们的榜样,让更多的中医毕业生重拾信心。

我在给云南中医学院大五的学生讲授中医各家学说的时候,除了讲解历代医家的学术思想与临床经验之外,更多愿意与他们分享我在临床上的成功医案。因为,很早我就发现,大五的学生,他们经过 1 年的临床实习,看到中医在医院被边缘化,甚至成为被嘲讽的对象时,他们过去的雄心壮志已经荡然无存,再加上毕业、就业、考研的压力,他们对中医已经丧失了信心,处在一种惶惑不安的状态之中。我希望他们在毕业之前找回对中医的信心。

中医各家学说的课时很少,少得让人无奈,但是学生们都很喜欢,经历实习后本已对中医有些灰心失望的他们,在我的课堂上重新爱上了中医。2009级一位学生毕业时给我留言:"汪老师,我们在你的中医各家学说课上重新找回了对中医的信心,但是刚点燃中医信念的时候,我们就要毕业了,为什么不早一点遇上你的中医各家学说。"当然我也很遗憾,传统中医课程的课时早已所剩无几,想要多教他们一些东西也是没有多少机会的。但是我告诉学生说:"没事,你毕业后一定沿着中医各家学说课堂上所指引的方向走,一定会遇上中医的光明。"虽然这是我的一个美好愿望。

五

近 2 个月来,流感肆虐,很多人都感冒了,各地卫生部门也纷纷发布了流感预防治疗方案。一时间,流感成为网上、朋友圈热议的话题,如《流感下的北京中年》等网文。这段时间,来我门诊就诊的感冒咳嗽发热的患者也非常多,运用中医药治疗,疗效非常棒。

　　但是前两天,偶然翻到百度上一篇介绍《伤寒论》的文章。我仔细看了这篇文章,连留言都看了。一位名为"无辜的石老师"的网友在这篇文章下留言说:"《伤寒论》遇见流感立马原形毕露,束手无策。"这段留言赫然在目,让人很气愤。恰恰在流感治疗中,如果用好《伤寒论》与温病学派的经验,疗效惊人。就以这一周用微信回复我的患者朋友为例,几天不退的发热,用中药基本都是一剂退热、半剂退热、半日退热、一夜退热、几个小时退热、喝一次中药退热。

　　昆明市公安局呈贡分局王警官的女儿高热5天不退。患儿8岁,5天前开始发热,来势汹汹,先到某医科大学第一附属医院就诊,予服抗生素2天,发热不退,再到该院输液,连输3天,体温反而更高,达39℃以上。王警官焦急万分,打电话及发微信与我联系,并发来患儿的舌苔照片,我看过患儿舌苔照片之后,辨证其为外感风邪夹湿热所致,予麻杏苡甘汤合三仁汤加味,通过微信将方药发给王警官。

　　方药如下:

　　防风8g,苏叶10g,苡仁15g,白蔻8g(打破),法半夏8g,厚朴8g,杏仁8g,滑石12g,炙甘草5g,升麻12g,生麻黄6g,藿香8g,柴胡12g,黄芩8g,白芷8g,青蒿8g,桔梗8g。

　　水煎服,一日半一剂。

　　患儿仅仅服上方1次,半天不到即退热。王警官十分激动,1月22日在其微信朋友圈里发表大段感言:"昨天是祖国中医药和西医抗生素大PK的日子。女儿上周二开始发烧,来势汹汹,去医院验血,医生给服用抗生素,吃了两天没退烧,又换成输液,输了三天抗生素,在第五天发烧更猛了,体温直接窜到39℃多,吃了退烧药一下就又烧上来。女儿反复发烧,抗生素拿不下来,我和汪医生联系,汪医生给开了方子。昨天早上抓到中药,服中药的时候,孩子仍高烧39℃,没想到上午第一道中药喝下去,下午就慢慢缓解了,现在已经完全退烧了。一直以来都觉得西医来得快,输液也省事,这是我愚蠢的想法。祖国中医药非常棒!……"

　　除这一例外,门诊、微信上诊治的流感患儿更是不计其数。包括当时昆明理工大学图书馆马老师的女儿也是高热数天不退,笔者微信开方,患儿服中药2次退烧。小患者病愈后发来微信语音说:"汪叔叔,你是我的救命恩人,我不会忘记你的。"十分暖心!

　　几天前,我把几例成功验案发在微信朋友圈的时候,有学生留言说:"汪老师,能转发您的朋友圈吗? 中医正能量。"看来大家需要中医正能量,这也就是我写作这篇文章的初衷。

（作于 2018 年 1 月 27 日）

梦　记

我很多年不做噩梦了。一方面是因为平时喜欢穷开心，所以不会心累，精力旺盛；另一方面是睡前常观想光明安卧，常欢喜愉悦睡眠。因此噩梦非常少，至少 5 年以上没有过。平素的梦都是稀奇古怪，却大多有着预兆性。但昨晚真真做了一个久违的噩梦。先是梦见有盗贼闯进家中，奋而持剑与之争斗，但却遭遇了失败。接着画面一转，梦见高中同学，是男生却穿着花花绿绿的古怪衣服，露出诡异的笑容，然后双手掐住我的脖子，任凭我如何挣扎，他一直笑着，都不松开手。

我开始要窒息，喘不过气，颈部剧痛，拼尽全身力气掰开他的手，往后退。终于从梦中醒了过来。在清醒的那一瞬间，我睡着的身体真的往后挪了一些。醒来时大约是凌晨 4 点，心头还是怦怦直跳。低头一看，大约是被子捂得太紧，有点勒着脖子了，然而咽喉真的轻微疼痛。近来门诊流感患者非常多，我被反复传染了好多次，幸好及时服药，每次都压了下去，症状轻微，没想到在梦中反映了出来。虽然说，日有所思，夜有所梦，但有时候似乎梦竟然也会对未来有所预兆。

2004 年底，我还在德昌县热河乡下乡的时候，有一天晚上梦见一棵参天大树着火，我急忙提水救火，一桶水泼下去，熊熊的火焰立时熄灭，大树变得清花绿亮、勃勃生机。不料第二天，父亲就打来电话，着急地说母亲已经患重病 1 周，眩晕呕吐，水米不进，饮水即吐，测血压高得惊人，在县城四处求治，输液、吃中药西药，病情却越来越严重。他们怕我在乡下担心，所以一直没有告诉我，直到病情实在难以控制才给我打电话。我在电话中问明病情，给母亲开了五苓散，结果一服而愈，服药数小时，其病若失。如此种种，梦之预兆，不胜枚举！

我小的时候经常做几个同样的梦。比如梦见身处虚空之中，四周矗立着几根高不见顶的大铁柱，虚空中忽有人命令我推动铁柱，我心中万般悲愤，心道忠臣也遭陷害。这个梦小学和中学时反复做过很多次，以致于我怀疑前世是不是哪朝哪代的蒙冤之臣。又常梦见荒山野岭，空无一人，有废弃古代关隘一座，此梦也是反复出现，以致于我怀疑前世是不是哪朝哪代镇守边关的将领。

那么昨晚的梦的征兆是什么呢？今天跟往常一样，周日出门诊，上午与下午共接诊患者 102 位,傍晚则请门诊跟诊的几位学生喝腊八粥。高兴的是门诊有很多例疑难病证都已经得到了完美的解决。比如湖南怀化患重症肌无力的 17 岁小伙子,之前病情非常重,抬不起头,睁不开眼,喘不上气。该病非常难治,中西医都没有什么好办法,过去我治疗这类疾病(包括运动神经元病、重症肌无力、侧索硬化症等),心里也没有什么底,常常苦恼思索。

去年 9 月开始治疗这个小伙子。刚开始病情十分危重,摸索了 2 次无效,第三次终于找到了思路,小伙子的病情一天天地好起来,好得快得让人难以置信。今天他乘坐高铁从湖南怀化到昆明找我复诊,蹦蹦跳跳走进我的诊室,充满年轻人的活力与朝气,双眼也非常明亮有神。看着患者病情好转,我也是非常开心,建议他高考报考我们云南中医药大学。

这是我再次突破的一个新的瓶颈! 也许就是我昨晚梦的征兆吧!

(作于 2019 年 1 月 14 日)

从古代医案看当今医患关系与袭医事件

近期,全国连续发生了好几起袭医事件,从广东到重庆,再到湖南,无辜的医生成了被袭击的对象。在丁香园等网站、微信平台上,医务人员表达了极大的愤慨。特别是广东省人民医院口腔科主任遇袭身亡,不少医务人员都把自己的微信头像换成了黑丝带,一方面是对逝者的悼念,另一方面也表达了抗议。

我同时也关心一般老百姓对这些事件的看法,对每则新闻后面的网友评论都多所留意。大多数评论是同情逝者的,但也有部分网友的评论非但无一丝一毫同情,反而却是肆意谩骂。这些谩骂的评论让不少医务人员感到心寒,于是有严词劝说的,有反唇相讥的,更多是发自内心的悲痛甚至是心灰意冷的,觉得中国的医疗没救了,中国人就不需要医生,等等。这样的情绪在医务人员中不断蔓延。

然而,如果平心静气,当今医患之间的关系应该如何来看待呢? 这个问题是一个大命题,一时之间是难以回答周全的。不过根据我的从医经历与研究历代名医医案来看,这些事件从古至今就没有改变过,古代就有被曹操冤杀的华佗,只是今天更严重一些罢了。

医生所面对的对象是患者,一个成功的医疗实践,离不开医患之间的配合。所以既需要好医生,也需要好患者。但是,人上一百,形形色色。有好的医生,也有医德不佳的医生。同样,患者也是如此。我经常告诉学生说,是人都会生病,好人会生病,坏人也会生病;品行端正的人会生病,品行不端的人也会生病；心理健康的人会生病，心理扭曲的人也会生病；知书达礼的人会生病，自私自利的人也会生病。医疗本身风险很大，既要保护好患者，也要保护好自己。

所以医生确实是很不容易的，什么样的人都会遇到。如果是一个明晓事理的患者，医生治好了他的病，他一定会千恩万谢，即使治不好，患者也会理解医生。但如果是一个自私自利、品行恶劣的人生了病，即使给他治好了病，他也可能没有半句感谢之言，甚至还会千方百计地找岔子。所以这个问题的根源还是在于人的品行、道德（包括医患双方）。这样一来，医务人员也应该能想得通了。

其实，终归还是善良的人占大多数。品行恶劣、不知感恩、自私自利的患者只是少数。只是现在有些自媒体为了追求轰动效应，为了点击量，有时候习惯性地把医生妖魔化，一定程度上激化了医患矛盾，这才是医生的气愤所在。那么反过来，我们医务人员也没有必要把所有患者都妖魔化。天行有常，不为尧存，不为桀亡，好人坏人都会生病。患者中大多数是善良之人，当然也有不善之徒，这并非我们今天才有的情况，古代也是一样。

笔者曾经研究整理清代名医黄庭镜的眼科名著《目经大成》。黄庭镜是清代乾隆时期眼科名家，本是儒生，后来走上了医学道路，为人有侠气。黄庭镜精通金针拨障术，擅长治疗白内障，留下一部造福后人的眼科经典名著《目经大成》。在他的著作中，就记载了9个非常有意思的白内障医案，读读这些医案，便知何谓"世态炎凉"。

黄庭镜曾治疗一名身患白内障名叫唐三流的乞丐，双目失明。这名乞丐在当地乞讨，黄庭镜见其可怜，则生恻隐之心，于是告诉周围的人说此人白内障可治。于是，有好事者便不断鼓动黄庭镜施针救治。而白内障手术在三百年前的清朝中期，自不用说，是高难度手术，掌握手术方法者寥寥无几。

黄庭镜心生怜悯，于是分文不收，为唐三流义诊义治，用中医秘技"金针拨障术"为其医治白内障。谁料手术之后，黄庭镜问唐三流能否看得见，唐三流却咬口说还是看不见，并且假装说眼睛剧烈疼痛，呼号痛哭，反咬一口，要黄庭镜负责，敲诈了黄庭镜无数钱米才满意而去。

唐三流由于白内障被黄庭镜治愈，眼睛能视物了，于是做了窃贼，第二年便被官府捉拿下狱，真可谓报应。黄庭镜痛骂唐三流说："三流盖小人，是猪狗吃剩下的东西。"

另有一名叫江子万的石匠，由于凿碑时被石子弹伤眼睛，后来得了白内障，便托人来央求黄庭镜，表示愿意用四两银子延请黄庭镜为他治疗。黄庭镜为他下针之后，金针一拨，内障即除。旁人问石匠说："你现在能看到了吗？"石匠不答，摆明了要赖账。

黄庭镜此时还未出针，心中气愤，灵机一动，于是斥责石匠说："因为你的德行不好，所以就算帮你把内障拨下来，你也是看不见东西的。还是让我把你的内障拨回去，让它复原吧。"石匠一听急了，赶紧叫道："不要拨回去！不要拨回去！我能看见了！"立刻吩咐儿子老婆赶紧取来银钗交给介绍人作为抵押。黄庭镜这才把手术做完。

这一例医案，若不是黄庭镜急中生智，恐怕与唐三流那则医案结果一般无二。所以黄庭镜因此事而叹息"世风不古，人心叵测"，说自己在给患者做金针拨障术时，已经领教多多了。

如此种种，黄庭镜一口气"悲愤"地记录下 9 个医案，患者有无耻赖账的，有反咬一口的，有反过来敲诈勒索的，有当面一套背后一套的，令人唏嘘不已。黄庭镜本人性格恩怨分明、铁骨铮铮，所以在《目经大成》中对这些丑恶的人性进行了猛烈的抨击。他激愤痛骂医案中所记录的几个无耻之徒，说这些人眼睛复明了，非但不感谢医生，却还"埋冤赖诈"，这种行为是"蛇蝎蚁蛆合为一体，豕心狗行，未足方其秽恶"。骂得酣畅淋漓！

所以，各位医生同仁看了清代眼科名医黄庭镜这些遭遇，是不是觉得"人情冷暖古今同"！只不过今天这样的事情多一些罢了，部分人性而已。因此没有必要去把医患关系对立起来。

之所以出现这些问题，原因很多，需要解决的问题也很多。除了制度保障以外，笔者还觉得人心的教化非常重要，包括社会上每一个人的教化，包括对医生与患者的教化。中国古代十分重视人心之教化，连古代的中医学，古人都认为这是上古圣人的一种教化。古代中医学对世人生活、心性、养生等方方面面的劝诫，是对人心人性的一种教育。如果我们的社会，人与人之间能相互关爱、相互理解、谦和礼让、诚信为本，还有什么问题解决不了呢？

（作于 2016 年 5 月 20 日）

为什么一天半到两天服一剂中药

这个问题，很多同行和学生都问过我。早在两三年前，有两位同行就私下里讨论过，其中一位还把他们讨论的内容复制给我看，大约是说看见我的微信公众号里所发医案，大多让患者两天服一剂中药，很有特色，但是其中原因，他们并不明白。是的，在我的个人公众号的右下角处，有一个板块是"煎药方法"，是为了方便我的门诊患者。点开后，里面有三大类煎药方法。感冒类方药是一剂药煎煮 3 次，混在一起分 5 次喝，一天半喝一剂。一般方药是煎煮 3 次，混在一起分 5 次或 6 次喝，一天半到两天喝一剂。就是这个煎服方法，让很多同行读者大惑不解，因为在大多数地方，中药都是一天喝一剂。比如在成都，医生会告诉患者一剂药煎煮 2 次，混在一起，分 3 次喝，一天喝一剂。其他很多城市也大致如此。

由于我的"格格不入"，有一些同行读者专门研究了我的煎服药法，以为有特别之处，甚至引经据典与我辩论一番，甚至气势凌人，质问我的依据是什么，说没有哪部经典说中药是两天吃一剂的，中药都应该是一天一剂。面对这些留言辩论，我一般不予回应，因为留言者如果切身给基层、农村老百姓看过病，而不是学究，自然会明了其中缘由。

今天，又有本校一位读大二的学生问了我这个问题，问我为什么让患者两天才服一剂中药。我高兴的是，他利用网络、并翻阅《伤寒论》思考过这个问题。学生能够不依赖老师，先翻阅资料，无法自行解决再问老师，而不是懒于读书、张口就问，是非常难能可贵的。所以我也认真回答了他的问题。我为什么让患者一天半到两天才服一剂中药，而不是一天服一剂中药？其实没有什么特别的，也没有什么讲究，亦没有依照过哪部经典，之所以这么做，完全是从实践中得来。主要原因细数如下：

笔者 10 多年前曾经下乡基层，地点在西南地区四川省凉山彝族自治州横断山脉雅砻江畔的一个小镇卫生院。前两年大家在各种媒体渠道上，了解过凉山州的贫穷，如"悬崖小学"。我下乡的热河乡在大凉山算是经济还不错的地方，当地农民种植烤烟，生活相对过得去，但是贫困的老百姓仍然不少。作为医生，如果有机会接触到一些贫苦患者，有的故事足以让人落泪。

有的农村老太太一辈子没有进过县城，一辈子不会说汉语，没有钱看病。70 岁的老太太哮喘持续发作，走路都困难，也要靠自己一路喘着爬山，去采小白参（一种野生菌），到镇上卖了 20 元钱，拿着 20 元钱来看病。我们为她减免了大部分费用，治好她的哮喘。人间的艰辛，你可能想象不到。很多患者拿着 1 元钱到卫生院，"医生，我买 1 块钱的去痛片"，"医生，我买 1 块钱的土霉素"，"医生，我买 1 块钱的头痛粉"，这就是我们偏远农村的老百姓。而中药，很多患者怎么舍得一天吃一剂呢。有时候，一剂 10 元钱不到的中药，患者会熬上一个星期，熬一次喝一次，药渣也舍不得丢。1 周后，患者来惊喜地告诉我："医生，我熬了一个星期了，熬出来的药汤都像水了，喝着都还有很好的效果！"舍不得扔的药渣，真的会熬上一个星期。其实，熬到四五次之后，真的已经全是水了。这就是我们赤贫的患者,能两天服一剂中药就不错了!

你也许会问,你现在不是在大城市诊病吗?已经不是农村了! 2005年,在成都中医药大学读研究生的时候,在十二桥老校区的操场上,每天都会有很多白发苍苍的老人围着操场一圈又一圈地转,不停地翻弄垃圾箱。他们在捡塑料瓶子卖,维系艰辛的城市生活。那时候我们寝室里的同学商量好,出去喝了饮料、矿泉水后,瓶子不要丢,全部带回寝室放在门背后,看见有捡瓶子的老人路过,就拿出去送给他们。这是在成都! 虽然身在大城市当医生,可能大部分患者不差钱,但城市贫民也绝对不少,所以能帮一个算一个。

而我的体会,一剂中药喝一天半到两天也会有很好的效果,既方便患者,又能减轻其经济负担。告诉患者一天半到两天喝一剂,他也觉得能接受,这样就避免了一剂中药拿回去熬上一个星期,后面全是水的情况。一剂中药熬一天半到两天,一周服3~4剂中药,即使加上挂号费,平均一天花销也才20多元,能给患者节省不少钱。减轻他们的经济负担,他们才能坚持下去,把病治好。

过去说中医药是"简、便、廉、效",但现在有些中医开中药,一剂就上百元、两三百元,甚至五六百元,一天一剂中药加挂号费则几百元甚至上千元。这样的中医怎么能当得起"简、便、廉、效"呢? 2015年,笔者就听说过这样一件事:北京一位博士师妹,月经不调,找到一位中医诊病,挂号费100元,开了14剂中药,一共2 400元,加挂号费2 500元。让她一天服一剂中药,14天就吃完了,结果还是没有效果。

如果药又贵又没有疗效,毁掉的不仅仅是医生自己,更可怕的是会毁掉整个中医,给中医抹黑! 因为"简、便、廉、效"本来就是中医的生命力,中医不可以轻乎!

第二个原因是方便患者。现代人工作繁忙,生活节奏快,在这红尘中打拼,生了病,身体痛苦,又要耽搁工作。很多人不愿意选择中医,就是觉得熬药花费时间过多。如果让患者每天吃一剂中药,每天都要熬药,除非是大病重病,一般人是难以坚持的。尤其是需要吃附子的患者,如果一天服一剂中药,他非得每天熬药到天黑不可,什么工作都别干了。而一天半到两天服一剂中药,患者可以隔一天熬药一次,有助于减轻其时间负担。

第三个原因,中医的疗效主要靠辨证,认证要准确。辨证准确,很小的剂量也能四两拨千斤。辨证不准确,就算每味药开上一斤,也不会有效果。一天半到两天服一剂中药,虽然平分到每一天中,剂量减少了一半,但只要谨守病机,认证准确,自收良效。在保证疗效的前提下,减轻患者的经济负担,方便患者,何乐而不为?

记得曾经红极一时的韩国电视剧《大长今》里有这样一个片段，有一次小宫女连生请教长今，为什么长今做饭做菜这么好吃，学医也学得很好，样样都行。长今回答连生说，如果你时常有着一颗关怀别人的心，别人是能感受得到的，做的菜也就好吃了。13 年前，《大长今》这个片段，让我感动了多年！学中医要用心，行中医也要用心。如果每个医生都有一颗关爱患者的心，上面所说的大家也就能明白了。

（作于 2018 年 8 月 8 日）

平生快意四五事

昔日同窗曾叹："浮生长为功名累。"唐元微之云："报答平生未展眉。"宋代苏子瞻先生则云："某平生无快意事，惟作文章，意之所到，则笔力曲折，无不尽意，自谓世间乐事，无逾此者。"

佛说人生有八苦，生苦、老苦、病苦、死苦、求不得苦、怨憎会苦、爱别离苦、五阴炽盛苦。人于凡世之间，无不经历各种喜怒哀乐、颠沛流离，罕有得意之时。《金刚》《圆觉》教导世人云：一切有为法，如梦幻泡影，如露亦如电，应作如是观。又心如幻者，亦复远离，远离为幻，亦复远离，离远离幻，亦复远离，得无所离，即除诸幻。

人生虽苦，苦中亦有乐。

何者为乐？快意为乐！

何为快意？见得本心！

何为本心？初心不忘也！

故生平亦有快意之事，本不足为人道也。然颓唐沮丧、失意灰心之时，有此快意之事，一切烦恼遁入乌有乡中。

余本为西蜀峨眉山下人，幼时八岁即远离故土，徙居德昌，三赴成都求学，后移居云南，以中医教学、临证为业。生平颠沛，性又喜静，虽常居闹市，不喜与人应酬也。唯习中医之后，顿觉此为一生之事业，能行中医，能传中医，能救度病苦之人，能指迷好学之士，即快意事也！吾有四五快意之事，草录于下。

所谓第一快意之事，能救度病苦之人。人生莫非一场修行！弱冠之年，余游览德昌名胜仓圣宫，与观中道长攀谈，道长开示医者若能尽心救度患者，功德大于出家人。在家出家，一体无二。余遂乐于临证，有一患者痊愈，即心中快意。十多年前，曾下乡德昌热河，救得危重病患无数，深遂夙心。数年来坐诊昆明，也以能帮助更多的病患为快意之事，日诊一百余人，不觉苦。病患致谢，为最大之乐！

所谓第二快意之事，能教导学生，指迷好学之士。中医为华夏绝学，至今凡几千余祀矣。一百多年来，西学东渐，国学式微，唯中医学硕果仅存。何以故？治病救人，确有实效，功德难以抹杀，故一脉流传也。然周遭如此，无国学复兴，则中医难免孤独无依，有衰颓之患、绝传之虞。吾辈中医后学，当更加努力，有责任传习岐黄，使医灯续焰，代代相传也。

余任教云南中医学院，不求其余，只望学生能爱上中医，喜欢中医，则中医有望。昨晚讲授中医，学生济济一堂，226人的阶梯教室亦难以容纳，旁听者自带板凳。讲课累则累矣，而心中甚喜，难以言表。余在门诊亦带习跟诊学生数百人，有门人毕业已成一方名医。于是深觉中医有望！此为生平一大快意之事也！

所谓第三快意之事，能救助亲朋好友，以医术奉养吾父吾母吾妻吾子，实为人生幸事。吾有一幼年玩伴、小学同窗，身患肾衰沉疴，日日陷入西医透析之中。三年前病情加重，在医院数度抢救，三次几乎撒手尘寰，余以古人心法，开方施救，挽吾友于险地，拯同窗于厄难，数剂中药祛退黄泉魔障，确为生平快意之事。

所谓第四快意之事，与好友登临峨眉，冒风雨直上金顶，朝拜普贤，翌日于舍身崖前共睹云海日出、七彩佛光，克服艰险，陪伴身患沉疴的好友三日下得峨眉，行走山水之间，苦则苦矣，不亦快哉！此亦为平生一快意之事。

所谓第五快意之事，能读古人之书，能窥宇宙之奥。余不求其余，但求多读书，知万化之机，晓天地之运。唯念念在兹，亲近圣贤，亦为平生一快意之事也。

吾遂作《平生快意》诗云：

> 浮生长为功名累，年少光阴去不回。
>
> 若问平生快意事，愿闻病苦喜开眉。

（作于 2016 年 11 月 5 日）

太 极 赋

太极无极，谷神之胎，恍惚之母，道之一变也。萌动阴阳，左右相抱，虚实交合，而作宇宙。人之生也，道之为物，阴阳所化，亦非一小天地乎？返朴还初，全真溯源，体于太极，用乎阴阳，一动一静，比喻生灭。形肢有限，而古今微茫，故求之于意。

白云苍苍,浮游野马,但静非止,意微动于斯也。和风碎雨,平湖落叶,物外希声,心住而为大。流水长兮,涓涓细细,柔之动也。所谓至柔者,流水也;至刚者,顽石也。以流水而运坚石,时击之,时抚之,周流圆贯之谓柔劲。柔劲者,石穿也,木断也,春生也,秋杀也,全在乎流转不息。动而生,静而止,动静生灭,虚实开合,纯乎自然。

野马分鬃,细水长流也;白鹤亮翅,浮云高举也;手挥琵琶,急雨拂蕉也;玉女穿梭,飞花逐蝶也;揽雀尾而合岁月之悠长;倒卷肱者,柔风忽为烈罡,动于九天之上也。鸿雁临风之扶摇,江城六月之落花。昆仑日暮,天山雪飘。恍若洛神凌波之微步,绝似公孙剑器之倩舞。时方亢龙之高飞,忽如潜龙之蛰伏。浮槎于碧海,轻波下而鱼翔;奏琴于幽谷,绿绮旁而兰吐。进退皆作逍遥之游,开阖尽显玄牝之门。驭气摄心,抱元含一,恰便似神骊守珠,浩然正气荡荡于天地之间。

江河滔滔,日月消长,杳天地之悠悠,渺古今之沧桑,千年一瞬,一念八荒。渊深幽极而萌动万物,极尽挥洒。秉于太极,而复归于冥冥之中。虚静合道,流转阴阳,是谓之太极拳。

（作于 1999 年 3 月,发表于《中国中医药报》2007 年 12 月 3 日）

赞　一　篇

2009 年 11 月,给云南中医学院 2009 级针灸推拿 1 班讲授医古文课程,有学生问到《素问》经文"恬惔虚无,真气从之"何解,于是为学生解释经文,重点讲解了何谓"真",后又讲张景岳为何别号"通一子",遂阐发何谓"一"。翌年,采撷吾当时解"一"之要,删繁节要,记为《赞一篇》。

太上有言:"道生一,一生二,二生三,三生万物。"这个"一"于宇宙自然界有着初始的意义。"一"又叫作"道",又叫作"元",又叫作"易",又叫作"空",又叫作"真",又叫作"理",又叫作"太极""太初""太始""太素""太一""太元",甚至别名"太无""太虚""无极""混沌""盘古""鸿蒙""元始""婴儿""真种子""真如""真君主",等等。名异而实同,唯角度不同、状态有异。

"一"者,渊深无极,乃一切万物之肇端,是从无到有之初,是大千世界流出之源头,是天地之道的枢机,是生死之门,是无始无终宇宙之自在本性,是虚妄非真的根本,是八万四千法门的归藏,是一切一切的初始,是一切一切之最高。宇宙之初,没有时间,没有空间,没有万物,只有这个"一"的若有若无、非有非无、绵绵若存、恍兮惚兮、窈兮冥兮。

其后，"一"之本性使然，因缘际会，"一"开始不断进行分化。一分为二，是为阴阳两仪；一分为三，是为三才；一分为四，是谓四象；一分为五，是为五行；一分为六，是为三阴三阳；一分为七，是为一周；一分为八，是为八卦；一分为九，是为九宫；一分为十，是为十方……分为六十四，是为六十四卦……分为三百六十五，是为周天……乃至成千上万、八万四千、千千万万、亿万无穷！一花一世界，一叶一如来！

以此而言，大千世界中的万千事物皆化自这个"一"！落花中有这个"一"，萌芽中有这个"一"，浮云中有这个"一"，流水中有这个"一"，山林中有这个"一"，蚁穴中有这个"一"，芥子中有这个"一"，天地万物中都有这个"一"。仰观天文，俯察地理，"一"无处不在。如果能于一花一叶之中，看破万物中的这个"一"，则得其真！老庄叫得道，佛陀叫见性，孔圣叫知命！

"一"是万物的规律，故其号"真"，是其本性、本原。"真如""真有""真理""真道"是其赞语。气之初叫作"真气"，血之初叫作"真血"，阳之初叫作"真阳"，阴之初叫作"真阴"，性之初叫作"真性"，情之初叫作"真情"，人之初叫作"真人"。"真常不变"唯有"一"，古人传真唯传"一"。"一"又是天地之原始，"一"就是"元"，故其又号"元"，为其原本之义。故气之本叫作"元气"，阳之本叫作"元阳"，阴之本叫作"元阴"，精之本叫作"元精"，人之本叫作"元婴"，以至"真元""元真"为其真名。"一"在易理中又叫"易"，故能弥纶天地之道。"一"即是理，故能开基而终始。"一"即是"玄"，故其玄妙而精微。"一"即是道，故其无所不在。"一"即是如来藏，故磨洗而见本心，佛性而人人皆有。

阴阳是"一"之动静，故太极动而生阳，静而生阴。"一"分阴阳之后，动静而出，万物即能感知。"一"无所不在，故阴阳亦无所不在，在人身、在屋舍、在国家、在天下、在宇宙、在山河世界，支配万物而化之。地水火风四大是"一"之使者，地水出阴，风火出阳，动静四象之差别而生地水火风，地水火风构为万物，故能使驭万物。五行是"一"之运行，生而为木，长而为火，收而为金，藏而为水，化而为土，升降沉浮、往来出入而为五行。八卦是"一"之形象，相摩相荡而成乾兑离震巽坎艮坤，变化见矣，两两相配，而成六十四之数，三五相参，千万相从，八万四千，循环往复，难以想见。

一尺之棰，日取其半，万世不竭！何况"一"之变！故执一而驭万、以一而知十、知一而推万，一本万殊，万殊一本，先贤相传，以简驭繁，是谓传真！

（作于 2010 年 3 月 20 日）

花溪水的声与色

没到花溪之前,去过的学生告诉我,那不过就是一处很老的公园。"很老","公园",这两个词本已让我失去了前往一游的兴趣。但因高铁的开通,昆明离贵阳近了,孩子还小,不方便远行,于是国庆出游还是选择了花溪。

抵达贵阳,选择住在花溪公园附近一处酒店,步行很近。那一日下午,就迫不及待往花溪而去。本来期望值并不高,但花溪却给了我极大的惊喜。远远地望见了十里河滩,碧绿的河水流淌在眼前。花溪公园就在河边,进入公园,首先是滨河的小径,满路的夹竹桃花、芙蓉花。小时候就对夹竹桃花司空见惯,20世纪80年代的公园处处都有夹竹桃,很早就没有觉得这种花有什么好看的。但花溪和后来去的南明河畔甲秀楼下的夹竹桃,却让我眼前一亮,红艳艳的花朵,映衬在蓝天白云之下,才惊讶于这种花原来也可以如此美艳。

芙蓉花也开得正是繁盛的时候,不声不响地仿佛要开满整个花溪和十里河滩。芙蓉花不能近看,只能远观,这是我在成都上大学时就总结出来的经验。近看只是粗糙的叶子和平淡无奇的花瓣,而远看则是灿烂得让人窒息的灼灼光华。我对芙蓉花是有感情的,因为对成都的怀念,而花溪光凭芙蓉花就幻化出一座成都城。

花溪最美之处在于她的水,水是花溪的灵魂,花溪是水的绰约身姿。赏花溪的水,有两种方式,就是用眼与耳,正是花溪水的声色两绝。

第一绝——"色",以眼观之,花溪水最大的特点在于颜色与清澄。水是没有颜色的,但它却会像佛家的牟尼宝珠一般,映照出各种颜色。《维摩经》云:"佛以一音演说法,众生随类各得解。"水也会根据外物的不同,显现出不同的样子。我见过各种颜色的水,而碧绿如花溪的水,算得上是无出其右。花溪水碧绿的程度该如何形容,只能说那是一块流动的碧玉,随便敲碎一块,就可以枕在梦里。

站在花溪的岸边、桥上,一眼望去,分不清青山与碧水,那已经融化成了一片。山水相依,你分不清我,我分不清你。从花溪往东看,有一高一矮两座秀丽的山峰,两峰相连,形成完美的半圆形,刚好倒映在花溪水中,勾勒出花溪碧水中的"俏色"。所以,花溪水也不尽然全是一种颜色,碧绿中有层次、有变化。

在岸边,是明亮的透,透出水草,透出河石,十分明快。在桥下,流水一头撞下,飞花溅玉,白浪翻涌,分出千堆雪,流得远了,才重新恢复碧色。在日光下,泠泠的清波晃荡出耀眼的碎金,也不刺眼,只是金色荡漾,直让观者目眩神迷,恍如置身仙境。

来花溪的第一晚,应朋友所请,就作了《黔游六记》第一首《花溪》,诗云:

闻说花溪地有灵,春风十里画为屏。

云光自在人来去,山色玲珑水碧青。

石上观涛心入定,亭前落叶耳无听。

唯将于此一清梦,化作天河几点星。

玲珑的山色,青碧的水,后来的几夜,果真宛若梦中的几点星子。

花溪水的第二绝——"声",以耳听之。后面的几天,曾几次进花溪公园,到离开花溪的那天,仍然是依依不舍,只有半个上午,也去花溪坐了半天。不是去看,而是去听。就像当年在故乡峨眉山"双桥清音"一样,去听水,去印证左思的"何必丝与竹,山水有清音"。

这次,我在花溪,一样是在那桥上,后来是在桥边,静静地听。水或轰鸣而下,或汩汩而来,这才是自然的声音,也就是天籁之音。浮躁的心在这里瞬间便可入定,你只需要去听。刚开始的时候,还有周遭的声音,再后来只有水声,再后来什么声音都没有了,只有空掉的心。古人云:"溪声便是广长舌,山色岂非清净身。"

花溪的桥边岸上最适合参禅。故《楞严经》中,观世音菩萨用耳朵修行;《维摩经》中以不听为听,乃至无有语言文字。静静地听着溪水,感悟的是天地之道,倾听的是心的声音。在这小小的一方世界里,流淌着道的音符。东郭子曾问庄子,道在什么地方,庄子曰,无所不在。来听听花溪的水,庄子之道,自然能了然于胸。

离开花溪的时候,写成《黔游六记》第六首,也是送给花溪的,又名《花溪六记》,诗云:

琴鸣幽谷满空川,坐听溪声便是禅。

秋日尚留春色在,蓬莱此去不须船。

让我流连忘返的花溪,河流是一张琴,水声是禅,是袅袅的琴音,留在了青碧色的记忆里。

(作于 2017 年 10 月 6 日)

蜀山诗选十九首

赠中医学子

轩岐妙术似星槎,苦海金针处处家。

莫惧人间多病苦,中医伴我走天涯。

灼　艾

夜深老父痛仓惶，明月中天灼艾忙。
若得时时祛病苦，平生只愿作医郎。

读　医　书

欲访仙人不死方，蓬山碧海水茫茫。
流光夜夜星垂地，绿鬓清霜齐太仓。

夜读医书逢蠹小虫

秋声漠漠碧空寒，月下愁人独展看。
我悯小虫何忍弃，好留相伴读灵兰。

夜　半　归　家

夜半唯闻虫耳语，行人踏遍渐深秋。
医心不改当年路，我与清风共解愁。

太乙金华赞

长忆山中修宝诀，化身忽至焰摩天。
仙人对我轻声语，共看流光一万年。

春　城　飞　雪

春城一夜尽飞花，洒入黄昏日影斜。
绝似早梅香遍染，风流随我到诗家。

麦　积　烟　雨

灵岩百尺石生莲，不染红尘色界天。
佛说人生如梦幻，遂开麦积雨和烟。

雨中仙人崖

丹霞翠扫水云生，吴带愁眉画不成。
我入山林听好雨，俗尘洗却耳无声。

丽 江 花 巷

脉脉流光春早来，玉龙山下数枝开。
此时不应多言语，吾到花间为发呆。

我在丽江看飞雪

我在丽江看飞雪，轻盈似梦真奇绝。
觅时无觅了无痕，唯见花开花又灭。

爱 别 离 苦

一入轮回何日见，经曰如露亦如电。
人间安有长相守，能渡红尘千百遍。

梦远人·怀郭老恩师

夜梦缤纷小陷胸，青灯明月泪从容。
谁堪世上多情苦，更有别离一万重。

悼郭老恩师

昔日成都学岐黄，郭老教诲若慈航。
健脾化湿调中散，益气通阳固本方。
因失恩师常痛悼，幸存善念莫彷徨。
唯将千遍往生咒，远在云南祷悲伤。

医 之 本 意

医之本意在于德，古圣相传岁月多。
念有慈悲彰道性，心存不善伐天和。
自从滇蜀医为业，常见膏肓世上疴。
吾辈医师须努力，莫因小利作贪魔。

滇池登高春望

山光水色一昆明，幻化人间不二城。
烟月满湖春草静，清波万里海云生。
依稀往事如飞絮，浩荡相思似别声。
故把愁肠为浊酒，倾杯笑看浪花横。

丽 江 慢

有花有酒有诗茶，并有桥头柳岸沙。
雪水细烹腊排骨，令吾食客痛其牙。
时光到此声声慢，唱罢红尘月影斜。
只为山川多妩媚，教人流落到天涯。

病 中 诗

夜分忽痛楚，陡然堕冰窟。
四体不安然，身疼火烧腹。
恶寒作振栗，欲吐不得吐。
肌肤虽炭焚，披衣却向炉。
清风来入梦，无奈春苦雨。
魂魄欲飞散，飘转如吹絮。
月映碧纱窗，愁思千万缕。
天地如牢笼，人生多病苦。
只因难勘破，六贼遂往复。
既我未定性，生生为凡俗。
开箱觅良药，得遇小柴胡。
解表去风寒，一杯麻黄煮。
颠倒漏已深，丑时方睡熟。
晨起望天光，稍觉精神足。
口淡无滋味，慈母红枣粥。
世间竟如此，终日在长途。
何日弃色身，永登大道途。

读 阴 符 经

阴符经，大道诠，黎母传之若许年。
武侯得之有八阵，药师得之上凌烟。
谋士得之定世界，医士得之度人间。
王侯得之乃为将，真人得此乃飞仙。
三才六甲昭乎象，万户千门观乎天。
天性人心此中显，阴阳往复玄中玄。
火生于木祸发克，元气精纯颠倒颠。

生死互根出万化,日月定数道生焉。
更生无始之混沌,四象分之造万千。
吾从嘉定至宁远,又于西蜀至南滇。
日诵黄庭夜真诰,乐看维摩及圆觉。
欲有所得无所得,以无所得戚戚焉。
也曾荒山问明月,也曾峨眉拜普贤。
天荒地老无有尽,尘世流离三千年。
忽有一日开智慧,方悟性光耀目前。
空山有月空自在,世界微尘尽法缘。
坐虎降龙握紫电,追星换斗腾挪间。
宇宙在手生造化,鸿蒙开辟念念间。
左手有方右有圆,乾坤一粟纳丹田。
水火既济为大梦,人生几何呼吸间。
心生于物死于物,至乐性余静则廉。
天道茫茫不可量,德中求之大象悬。
我于此中亦无得,以无所得遂开颜。
轩岐仁术传万古,愿学慈航不学仙。
滚滚红尘三万丈,谁能勘破长生诀。

附　编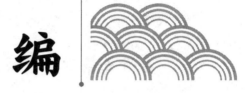

姜附五苓散治疗疑难病证验案三则

汪剑老师在学术上推崇易水学派李东垣和扶阳学派郑钦安二家之说,善于运用温阳法、扶阳法、回阳法及姜附五苓散等方治疗临床各种疑难病证。笔者有幸跟师学习,收获颇多。现择汪剑老师运用姜附五苓散治疗疑难杂症医案三则,介绍如下。

1. 视直如曲案

患者,男,63 岁,2015 年 9 月 20 日初诊。

主诉:视物扭曲 3 个月余。

患者于 3 个月前出现视物扭曲,视直线如同心电图曲线般扭曲,于某省级医院眼科诊断为年龄相关性黄斑变性。现症:视物扭曲,眼部外观无异样,结膜轻度充血。舌质青紫水滑,苔白腻,脉沉滑。

西医诊断:年龄相关性黄斑变性。

中医诊断:视直如曲。

中医辨证:脾肾阳虚,水湿上泛。

治法:温肾健脾,利水化饮。

处方:姜附五苓散加味。

方药组成:

制附片 15g(另包,先煎 45 分钟),肉桂 6g,桂枝 15g,泽泻 20g,炒白术 15g,猪苓 10g,茯苓 15g,黄芪 30g,党参 20g,川牛膝 15g,补骨脂 12g,苍术 15g,厚朴 15g,陈皮 12g,枸杞子 10g,淫羊藿 20g,郁金 15g,川芎 15g。

3 剂,水煎服,两日一剂。

10 月 11 日二诊:患者自觉视物扭曲减轻,舌青紫水滑减轻,苔仍白腻,脉沉滑。在上方基础上去肉桂、川牛膝,加蔓荆子15g、柴胡12g、藿香15g。继服5剂。

10月27日三诊:患者症状好转大半,自觉视直线几乎无突起、接近正常,舌质淡紫,苔白腻,脉弦细滑、较前有力。上方去柴胡、藿香、陈皮、苍术,加巴戟天15g、防风12g、丹参15g。再服5剂。

11月17日四诊:患者自觉视物扭曲已经消失,恢复正常,舌质淡紫,苔薄白腻,脉弦滑。上方去防风、丹参、郁金,加苍术15g、陈皮12g。再服3剂以巩固治疗。

按:

清代医家郑钦安在《医法圆通》中言:"久病之人,忽见眼胞下陷,此五脏元气竭于下也,旦夕即死,法在不治。若欲救之,急宜大剂回阳,十中或可救一二。"又云:"久病与素秉不足之人,目前常见五彩光华,此五脏精气外越,阳气不藏,亦在死例。急宜回阳收纳,十中可救五六。"上述病证虽异,病源则一;病因病机皆因阳虚,肾精元气将从目脱。本案患者乃因脾肾阳虚,水湿上泛,虚阳上浮,阻碍神光发越,导致视物扭曲,故治疗以温阳利水、回纳潜阳为法。

2. 经年久咳案

患者,女,40岁,2015年9月20日初诊。

主诉:咳嗽反复发作6年余。

患者于6年前因劳累始发咳嗽,后反复发作至今,多方求治无效,遂前来就诊。现症:咳嗽不止。舌淡,苔白腻,脉沉弱。

西医诊断:支气管炎。

中医诊断:久咳。

中医辨证:肾阳虚,膀胱气化失常。

治法:温肾化饮,宣肺止咳。

处方:姜附五苓散加味。

方药组成:

制附片15g(另包,先煎45分钟),干姜15g,桂枝15g,茯苓20g,泽泻15g,猪苓10g,炒白术15g,炙紫菀15g,百部12g,白前12g,桔梗12g,枳壳12g,防风12g,杏仁12g,苏叶12g,陈皮12g,炙甘草6g,厚朴10g。

3剂,水煎服,两日一剂。

10月6日二诊:患者咳嗽好转大半,舌淡,苔白微腻,脉沉。上方去干姜,加生麻黄6g。继服2剂。

10月11日三诊:患者咳嗽已经痊愈。上方去生麻黄,加黄芪30g。再服3剂,以巩固疗效。

按:

《素问·热论》曰:"巨阳者,诸阳之属也。其脉连于风府,故为诸阳主气也。"膀胱位于下焦,有藏津液、司气化的功能,与足少阴肾脏腑相连、经脉相互络属、相为表里。膀胱的气化功能表现在两个方面:一是阳气的化生和输布,膀胱在肾阳的温煦作用下,通过气化,化生阳气,其阳气通过足太阳膀胱经脉和三焦输布于体表,为一身之藩篱;二是参与水液代谢。本案患者久咳损伤正气,日久阳虚,肾阳虚则膀胱之腑失于温化、功能失司,导致咳嗽久而不愈,乃系《黄帝内经》所载之膀胱咳也。故治以四逆汤温其肾阳、补命门之火,五苓散通阳化气利水以恢复膀胱气化功能,从本而治之;再加宣降肺气之品以顺应肺的生理功能,从标而治之。标本同治,故病愈。

3. 经年痞胀案
患者,男,53岁,2015年6月7日初诊。
主诉:胃胀、胃痛5年余。
患者于5年前不明原因出现胃胀痛,稍食即胀,病情迁延不愈,经中、西医治疗(具体不详)始终未能痊愈。现症:胃胀、胃痛,纳差,痞满不舒,食后胃胀加重。舌淡紫,苔白厚腻,寸关部脉弦滑,尺部脉沉弱。
中医诊断:痞胀。
中医辨证:脾肾阳虚夹寒湿,脾失健运。
治法:温脾化湿,行气消痞。
处方:姜附五苓散加味。
方药组成:
制附片15g(另包,先煎45分钟),干姜15g,炙甘草6g,桂枝15g,茯苓20g,泽泻20g,猪苓10g,炒白术15g,黄芪20g,党参20g,苍术15g,厚朴15g,陈皮12g,苏叶12g,枳壳12g,广木香15g,郁金15g,藿香12g,防风12g,炒麦芽20g。

6剂,水煎服,两日一剂。

6月21日二诊:患者症状好转大半,胃胀痛减轻,饮食增加,舌脉同上,白厚腻苔稍退。上方去郁金、防风、炒麦芽,加淫羊藿20g、川芎15g。继服10剂。

7月26日三诊:患者胃胀痛已愈,精神状态有所改善,舌淡,苔薄白微腻,脉弦滑。上方去川芎,加香附 15g。再服 6 剂,以巩固疗效。

按:

本案患者寸关部脉弦滑、尺部脉沉弱,乃是肾阳虚衰、下焦无火暖中土之象。久病不愈,导致脾失健运,寒湿太盛,隔阻于中。治宜峻补其阳、健脾利湿,使阳气流通、寒湿无滞,自然胀病不作。方予四逆汤温补下焦命门之火而暖中土,五苓散利湿通阳化气,黄芪四君子汤与平胃散健脾散燥湿,佐以气药助脾运化、补而不滞。

4. 讨论

汪剑老师所用姜附五苓散实际为四逆汤与五苓散两方合方而来。四逆汤方中附片、干姜纯是一团烈火,火旺则阴自消,如日烈而片云无。附片之力能补先天命门之火,又虑群阴阻塞,不能直入下焦根蒂,故配以干姜之辛温而散,以为前驱。姜、附相须而用,荡尽阴邪,达扶阳之效。且干姜辛热,力能温中散寒、补中焦之脾阳。炙甘草味甘,能补后天之脾土。三药相伍,附子复先天之真火,土得火生而中气健运,火得土伏则可长久不灭。

《素问·灵兰秘典论》曰:"膀胱者,州都之官,津液藏焉,气化则能出矣。"五苓散方中茯苓、猪苓、泽泻利水除湿,使湿邪从小便而出,以通下焦之闭塞;桂枝宣阳化气,通津液于周身,遵"水精四布,五经并行"之旨;白术健脾除湿,益土所以制水。

肾者先天之本也,在卦为坎。一点真阳含于二阴之中,居于至阴之地,乃人立命之根,真阳也。阳气无伤,百病自然不作;阳气若损,群阴即起,逼出元阳,元阳上奔,随人身之脏腑经络虚处发而为病。治法当以扶阳抑阴为主。《温热论》曰:"通阳不在温,而在利小便。"五苓散通过利小便而除机体阴湿之邪,使阳气能顺利通达于中、上二焦;四逆汤温补下焦之阳。两方合而用之,阳气通运,阴寒之气消弭,而病自愈也。

(记录整理弟子:曾伟。毕业于云南中医学院,2012 级中医定向本科专业,现为云南省中医医院规培医师。原文发表于《中医研究》2016 年第 7 期。)

妙用风药起沉疴

跟诊汪剑老师抄方 1 年多来,发现老师用药有一个特点——偏于辛苦温燥,常以羌活、独活、防风、苍术、厚朴、升麻、柴胡、苏叶等药加减变通。无论外感内伤,可谓运用广泛,多是效如桴鼓。

开始也是有很多疑惑的,比如这类辛散香燥之药岂不是要耗伤气阴? 老师推崇李东垣先生脾胃学说,沿着这一脉络读《脾胃论》,知道这些叫风药,东垣给风药定位时说:"风者,春也,木也,生发之气也。"而从风主升发这一观点,东垣先生创制了补中益气汤、升阳除湿汤、升阳益胃汤、升阳散火汤等有效名方。用药多取升麻、羌活、柴胡、防风等。使用这些风药的意图是什么? 仅仅是解表祛风、升阳除湿? 应该不止这些。

《素问·六元正纪大论》中有"五郁"之说,"木郁达之,火郁发之……"张介宾说:"天地有五运之郁,人身有五脏之应,郁则结聚不行,乃致当升不升,当降不降,当化不化,而郁病作矣。……郁而太过者,宜裁之抑之;郁而不及者,宜培之助之。大抵诸病多有兼郁,此所以治有不同也。"由此看来,"郁"有结聚、闭塞阻滞的意味,许多疾病都是由郁而作,或是因病情致郁,当此之时,要使郁者畅达,郁者外发,必然要以辛散之,以温通之,夹湿者以苦燥之。大法如此,总之使气机调畅,则诸病易瘥。

《金匮要略》说:"夫人禀五常,因风气而生长,风气虽能生万物,亦能害万物,如水能浮舟,亦能覆舟。若五脏元真通畅,人即安和,客气邪风,中人多死……"自然界中正常的升发之气是"风气",太过或不及就成了致病因素(邪风),风是万物生长的源头,具有两面性,风药亦复如是。风药是最轻灵善动的一类药物,禀春升之性,通达一身上下内外,气流通畅是万物生长的必备条件,正是"春风又绿江南岸"之意。风药也是双刃剑,如脾胃虚弱,以风药取胜,十分快捷,当然过辛过燥亦会生害,暂不讨论。

粗略归纳,风药的定义是:禀肝木升发,具有流通疏散之性的药物。

按性味分三类,这里罗列一些供参考:

1. 辛温:羌活、独活、荆芥、防风、川芎、藁本、白芷、桂枝、麻黄、苏叶、黄芪、威灵仙等。

2. 辛凉:薄荷、牛蒡子、蔓荆子、桑叶、菊花、蝉蜕、僵蚕、葛根等。

3. 辛平:升麻、柴胡、天麻、钩藤、白蒺藜、荷叶等。

又可按部位及种类分:

1. 草部:荆芥、防风、苏叶、白芷、细辛等。

2. 木部:桂枝、蔓荆子、桑枝等。

3. 藤类:海风藤、雷公藤等。

4. 虫类药:蝉蜕、僵蚕、地龙等。

汪老师临床使用辛温、辛平类居多。

笔者问老师:"风药常用作用是什么?"

老师答:"解表、祛风、胜湿、升阳、疏肝、止痛。"

下面举例简要说明:

1. 解表:代表方如荆防败毒散。功用:发汗解表,祛风除湿。适用于外感风寒表湿证。以荆芥、防风、独活、柴胡、川芎等风药解表达邪。

2. 祛风:代表方如消风散。功用:疏风除湿,清热养血。主治风疹、湿疹。止痒先疏风,以荆芥、防风、牛蒡子、蝉蜕之辛散达邪,风去则痒止。

3. 胜湿:代表方如羌活胜湿汤。功用:祛风胜湿止痛。主治风湿在表之痹证。以羌活、独活、藁本、防风、蔓荆子胜湿止痛,升阳发汗解表。

4. 升阳:代表方如升阳除湿汤。功用:升阳除湿。主治脾虚湿盛泄泻、困倦。以升麻、柴胡升阳,羌活、防风祛风胜湿。

5. 疏肝:代表方如柴胡疏肝散。功用:疏肝解郁。适用于肝郁气滞证。以柴胡、川芎、香附疏肝行气解郁。汪老师常加以苏叶、郁金、玄胡增强其疏肝力量。

6. 止痛:代表方如当归拈痛汤。功用:疏风止痛,利湿清热。主治湿热相搏,外受风邪证,表现为遍身肢节烦痛。以羌活辛散祛风、苦燥胜湿、通痹止痛,防风、升麻、葛根解表疏风。

以上六方面仅仅是风药的代表性功用,不是其全部功用,而且我们发现这几个方面的作用往往是相兼的。如白芷可解表、祛风除湿、芳香通窍、燥湿止带止痛;又如苏叶可解表散寒、行气宽中、疏肝。这恰恰是风药的特性所决定,是难以分开讨论的。

兹举汪剑老师医案一则进行分析探讨。

李某,女,52岁。因颠顶头痛连后项伴眩晕1年余,近来加重每日发作,到汪老师处就诊。舌淡,苔白滑,脉细。

辨证:阳虚寒湿头痛。

治法:温阳散寒除湿止痛,兼以平肝息风。

处方:川芎茶调散加减。

方药如下:

制附片15g(另包,先煎45分钟),桂枝15g,川芎15g,羌活12g,白芷12g,藁本15g,防风12g,柴胡12g,葛根30g,黄芪30g,党参20g,炒白术15g,茯苓20g,炙甘草6g,天麻10g。

3剂,水煎服,两日一剂。

二诊时,患者头痛明显好转,眩晕减轻,效不更方,继续调理。

按：

本案患者属长期顽固性头痛，舌淡主寒凝，苔白滑知寒湿，脉细知阳虚、气血运行无力，以桂附直破寒邪，寒湿得阳则运。高巅之上，唯风可到，加川芎、羌活、防风、白芷、柴胡以散寒祛风胜湿，使寒湿得去。颠顶痛加藁本；后项痛加葛根以解肌；无风不作眩，加天麻平肝息风；久病本虚，以黄芪四君子汤一则益气健脾、扶正达邪，二则防止辛散太过耗气。全方扶阳以助祛寒，益气以助达邪，平和中正。

本案运用附子配风药(桂枝、川芎、羌活、藁本、白芷、防风、柴胡、葛根)取意为"扶阳宜开"，正是老师常说的："用附子之方，宜开不宜闭。"扶阳，而非壮阳，须记"少火生气"，如同儿时生火做饭，点燃柴火之后以微风徐徐吹之，火可生矣！常有医者只知一味温阳，不考虑患者能否承受，结果服用姜附后立生痤疮，反而上火，这是不明温补之中，须佐以通行之品的道理。

辛散中须适当补气。老师说："辛散之品过多时，少以党参、黄芪，收敛气机。"使散中有补、补而不滞，散中有温、温而不闭。圆通妙识，可师可法。

风药可益胃升阳，破除阴火。东垣说："火与元气不两立"。《素问·调经论》中说："帝曰：阴虚生内热奈何？岐伯曰：有所劳倦，形气衰少，谷气不盛，上焦不行，下脘不通，胃气热，热气熏胸中，故内热。""阴虚"指内伤脾胃中气不足。由于中气不足，清气下陷，谷气不得升浮，心肺无所养。心肺无所养则荣卫不足，不能卫护其外，形成"谷气不盛，上焦不行"，又由于脾胃不足，中气下陷，下乘于肾，脾胃湿气壅盛，闭塞不通，气化不行，于是"下脘不通"，下焦肾位被占逆而上冲，既可扰乱脾胃，出现"胃气热，热气熏胸中，故内热"，又可干心灼肺，出现口干烦热，手心汗出。治病当求本，予以甘温之剂补中益气升阳。此时风药用以升脾阳、燥脾湿，使脾气上行，不占下焦肝肾之位。如补中益气汤中升麻、柴胡，即是此意，此法为甘温除热代表。"甘温除大热"缘脾胃不足所致之发热，唯当以辛甘温之剂，补其中而升其阳，甘寒之剂泻其火，大忌一味予苦寒之药损伤脾胃，诚然良训！

小结：

风药，禀春生发之气，应人生长之机，灵活运用，多中奇效，生发人体之气，使人身真阳得运，生生不息。其功用大致概括为解表、祛风、除湿、升阳、疏肝、止痛六个方面。于中气不足、清气下陷之阴火，又急须用风药升阳举陷。再有，风药并非一味单用，有散必配以收，常以党参、黄芪收敛气机。并且有升还需有降,如桔梗配枳壳,调其气机,气脉贯通。

(记录整理弟子:董元洪。毕业于云南中医学院,2013级中医定向本科专业。本文作于2015年10月。)

痛经治疗感悟

人们最不愿意经受的事就是一直被疾病所困扰。作为医学生的我也是这个群体中的一员。在读大学前,总觉得自己有金刚不坏之身,不会生病。回忆中学6年,真的可以用"疯狂"一词来形容自己的一些愚蠢做法。在那些寒冬的日子里,我5点起床用冷水洗头,只为多看几眼书;在操场上,为了能跑在前几名,月经来潮也没有过顾虑;在小卖部里,不分秋冬不分昼夜地买雪糕吃,只为刺激下疲倦的大脑……我也曾听说毛爷爷喜欢冬泳,心中一直崇拜,差一点就模仿了。因为,我始终觉得自己身体很好。

2012年9月,我终于如愿以偿进入了大学,但身体开始出现红色预警。开学伊始的军训中,我亲身体验了一次休克的感觉(那时候正处于经期),这种感觉令我终生难忘。先是全身出冷汗,浑身不舒服,接着整个感官世界都黑暗了。直到老师掐按我的人中穴之后,我才在疼痛的刺激下醒来。

然而这只是个开始,之后的每次月经来潮都成了我的梦魇。接着,在课堂上晕倒、在火车站晕倒、在自己家里晕倒、在同学家晕倒……最近又体验了一次坐救护车的感觉。每个月我都有那么几天消失在别人的视线里,每次月经来潮我都感觉是与死神擦肩一次。

同时,学医的自己也尝试过不同的解决办法,如针灸、穴位按摩、元胡止痛片,也服中药调理过,但都收效甚微。西医疗法使用过消旋山莨菪碱、补液、布洛芬……这些治疗虽然当时可以缓解病情,但还是无法避免苦难的轮回。

直到后来跟诊汪老师,看到很多同胞都已被解救,我也按捺不住激动的心情,求诊于汪剑老师。下面是我的诊治经过。

2016年5月1日首诊。

症状:月经后期10余日,痛经严重,伴恶心呕吐,甚至休克。经色黑,有血块,腹痛放射至大腿。

舌象:舌淡嫩,边有齿痕,苔白腻。

脉象:弦滑,尺弱。

辨证:阳虚夹湿。

处方:四逆汤合黄芪四君子汤加味。

方药组成：

制附片 15g（另包，先煎 45 分钟），干姜 15g，炙甘草 6g，桂枝 15g，炒白术 15g，茯苓 15g，黄芪 30g，党参 20g，苍术 15g，厚朴 15g，陈皮 12g，香附 15g，防风 12g，红花 12g，川芎 15g，鸡血藤 20g。

服上方 3 剂后，月经后期缩短至 6 天，血块明显减少，最重要的变化是未再出现晕倒和呕吐的症状。疼痛程度可以耐受。

2016 年 5 月 8 日二诊。

继上基础方不变，因舌苔厚腻，稍加藿香、佩兰等化湿之品。因某些原因耽搁，这 3 剂药直到 6 月初才服用。服药毕，月经来潮。本次月经后期缩短至 5 天，痛经较上次又明显减轻，血块也相对上次减少。腹部放射至大腿的剧痛减为轻微酸痛。后以此方加减坚持服用，身体逐渐好转。

按：

原来中学那 6 年"疯狂"的经历为我现在的身体状况埋下了一个深深的伏笔，以致现在体内寒湿过重。寒邪客于冲任，与血相搏，寒凝血瘀。寒客胞中，血行不畅，不通则痛。寒伤阳气，阳气不足，失于温煦，故发作时形寒肢冷，面色青白。脾失健运，胃失和降，则食少无味，恶心呕吐。寒湿之邪闭阻经络，因而腿部酸痛。

汪老师用四逆汤温补一身阳气，以黄芪四君子汤补脾胃之气，复其运化之功，合平胃散燥湿运脾，行气和胃，并加温补肾阳之品。全方旨在温阳散寒祛湿。此方正如老师所言，用药如点兵，开方如布阵，没浪费一兵一卒。我的病情得以好转，真的很感谢老师。在此也提醒广大女同胞们，经期需注意保养身体。

（记录整理弟子：段建玲。毕业于云南中医学院，2012 级中医定向本科专业。本文作于 2016 年 5 月。）

漫谈中医快与慢

在大多数人的认识中，总觉得中医与西医相比，虽然治本，但效果总是来得缓慢，就连中医自己都说"病来如山倒，病去如抽丝"，所以人们就理所当然地称中医为慢郎中。

小时候，家人也是如此，生了病总是先考虑西医治疗，并非不相信中医，只是潜意识里觉得中医起效慢。往往只有西医没有效果或者西医治疗后还剩一个"尾巴"的时候才去选择中医治疗，喝中药。再加上那时候镇上也没有几个真正的中医，都是一看到急症便考虑西医治疗。

想来也是，自古以来，中医的发展便是立足于中国哲学的发展之上。而《论语》中说："无欲速，无见小利。欲速则不达，见小利则大事不成。"老庄亦认为：以大道为根、以自然为伍、以天地为师、以天性为尊、以无为为本，主张清虚自守、无为自化。自然也就急不来了！

说到这，我还想起来禅宗一个故事。有一位少年，到山上请一位异人传授剑法。少年问师父："假如我努力学习，需要多久才能学成？"师父告诉他："也许十年吧。"少年说："家父年事渐高，我得服侍他，假如我更加发奋学习，需要多久能学成？"师父又告诉他："嗯，这样大概要三十年。"少年不解："你先说十年，而现在又说三十年，我不惜任何劳苦，一定要在最短的时间内学成。"师父说："这样得跟我学七十年才能学成。"说的不也是这个道理吗？

儒释道尽皆如此，中医便自然天生如谦谦君子，这样一来骨子里带着的这一份温文尔雅也就说得通了。

而就在清代，中国大门被西方坚船利炮敲开的那一刻起，中国的"慢"就被打乱了，拼命追，拼命赶。这样一来，还有多少人能静下来去慢慢地熬药呢？多去追求抗生素和止痛针的速效了！可这样究竟快了几分，我们就不得而知了。

但是，虽然中医性格使然，但中医并不是治不了急症的，那么几千年的岁月里，没有哪位医者能忍心眼见非常之疾，而无非常之办法！用当下流行的话来说，这个锅，中医是背不得的。中医治病，素来以人为本，所以快慢只在适宜，进退但求得当。

诚如《三国演义》第四十三回"诸葛亮舌战群儒"中言："鹏飞万里，其志岂群鸟能识哉？譬如人染沉疴，当先用糜粥以饮之，和药以服之；待其腑脏调和，形体渐安，然后用肉食以补之，猛药以治之，则病根尽去，人得全生也。若不待气脉和缓，便投以猛药厚味，欲求安保，诚为难矣。"孔明先生医国圣手，治病之法亦是了然，其中道理便是中医之慢了。

然，中医非只会用粳米、甘草、大枣、茯苓诸般缓和之药，亦能用附子、芒硝、芫花、甘遂诸般峻猛之品；非只敢用四君、甘麦大枣之类平和之剂，亦有如十枣、通脉四逆千钧之方。是所以"静如处子，动如脱兔"，笔者素来以为，临病如临敌，用药如用兵，当以胜为主，非以快为妙！

清代著名将领曾国藩崇尚"守拙"，彼时太平天国盛极一时，势如破竹。清政府屡攻不下，而曾国藩以坚守坚扎为主，不必遽图进剿，不必寻贼开仗，结硬寨，打呆仗。用时两年之久大破金陵，终平定太平天国！此慢也。而《孙子·九地》言"兵之情主速"，曹操征袁尚及三郡乌丸，弃重械，轻装速进，攻其不备，方大获全胜！此快也。

跟随云南中医学院汪剑老师门诊之时,遇沉疴旧疾,一次方可十余剂,两日一剂,至病情稳定后以药为散,嘱患者久服,此慢也。尝遇一脑瘫患儿,初诊时站立困难,握手无力,服加味补阳还五汤半年后,已能自己行走,甚至能自己玩玩具。然,又若新感急症,一次方才三两剂,一日半一剂,嘱患者快服,随时复诊,此快也。

　　今略举汪老师门诊医案几例,以言中医可快,以强我辈后学之心!

1. 发热案

李某,男,6岁半,2016年5月1日晚初诊。

患儿发热3天,体温40℃,伴咳嗽,有痰,纳差。面红,神情倦怠,恶寒无汗。舌尖红,苔白腻,脉弦滑数。

处方:三仁汤加味。

方药组成:

薏苡仁15g,杏仁8g,白蔻8g,法半夏8g,厚朴8g,滑石15g,柴胡10g,黄芩8g,生麻黄5g,荆芥8g,藿香8g,佩兰8g,青蒿8g,前胡8g,桔梗8g,炙甘草5g。

2剂,水煎服,一日半一剂。嘱其母当晚煮药。

按:

　　患儿外感湿热,正邪交争于表,则见发热;邪气郁遏,故恶寒无汗;湿热蕴于脾胃,运化失司,气机不畅,则见咳嗽、纳差,神疲乏力。故方用三仁汤宣畅气机,清利湿热。恐太过寒凉,遂去通草、竹叶;其外感初起,加柴胡、黄芩、麻黄、荆芥、藿香、佩兰、青蒿以解表化湿,更加诸味和中升降之品以止咳。

2016年5月3日二诊。

患儿服上方后热势退。现咳嗽,低热,自觉乏力。舌尖红,苔薄白腻,脉弦滑。

处方:普济消毒饮加味。

方药组成:

牛蒡子8g,黄芩8g,炙甘草5g,桔梗8g,板蓝根8g,玄参8g,升麻10g,柴胡10g,陈皮8g,薄荷6g,僵蚕8g,藿香8g,厚朴8g,白蔻8g,前胡8g,杏仁8g。

2剂,水煎服,一日半一剂。

按:

　　概其湿邪稍解,易方普济消毒饮以疏风清热。但苔薄白腻,稍加化湿之品。

2016 年 5 月 5 日三诊。

患儿服上方后他症减。白天稍咳嗽,纳差,乏力。另见大便干,稍盗汗。舌淡,苔薄白腻,脉滑小弦。

处方:二陈三仁汤合小柴胡汤加味。

方药组成:

柴胡 8g,黄芩 6g,法半夏 6g,党参 5g,炙甘草 5g,前胡 8g,杏仁 8g,桔梗 8g,炙款冬花 8g,薏苡仁 15g,白蔻 8g,陈皮 8g,茯苓 10g,厚朴 8g,蝉蜕 6g,僵蚕 8g。

2 剂,水煎服,一日半一剂。

按:

二陈三仁汤稍清利湿热,小柴胡汤和解以运少阳之枢。更加宣降止咳之品。

2. 腹痛案

吴某,女,34 岁,2016 年 4 月 28 日初诊。

患者食火锅后急发腹痛、腹泻。舌红,苔厚腻微黄,脉弦滑。

处方:理中汤合葛根芩连汤、藿朴夏苓汤加味。

方药组成:

干姜 15g,太子参 30g,炒白术 15g,茯苓 15g,炙甘草 6g,法半夏 12g,陈皮 12g,葛根 15g,黄芩 12g,黄连 8g,藿香 15g,厚朴 15g,防风 12g,广木香 15g。

3 剂,水煎服,两日一剂

按:

热邪入里,湿邪为困。故以理中汤固中焦,葛根芩连汤清热止利,藿朴夏苓汤化湿理气。

2016 年 5 月 5 日复诊。

患者诸症减。以面部痤疮,月经后期量少来诊。舌淡红,苔白腻,脉弦滑。以温胆汤加减善后。

3. 便血案

周某,女,30 岁,2015 年 11 月 10 日初诊。

患者平素体弱,近期因情绪波动,便血数日求治,下血色红。舌淡红,苔薄白腻,脉滑弱小弦。

处方:补中益气汤合龟鹿二仙汤加味。

方药组成:

黄芪30g,炒白术15g,陈皮12g,升麻6g,柴胡12g,太子参30g,炙甘草6g,当归身10g,仙鹤草30g,鹿衔草20g,荆芥12g,防风12g,香附15g,炒地榆12g,枳壳10g。

3剂,水煎服,两日一剂。

按:

患者平素脾虚,近因情志内扰,气不摄血,故便血断续不止。方用补中益气汤以升提中气。患者体弱,恐失血过多,故以龟鹿二仙汤加炒地榆凉血止血,更加荆芥、防风升清燥湿。龟鹿二仙汤为汪老师常用止血经验方,由仙鹤草、鹿衔草两味组成。

2015年11月17日二诊。

患者服上方后便血止,停药后另服他药,复便血,色鲜红,大便干。苔厚腻,有剥落,脉弦滑略数。继续以上方加减善后。

4. 野生菌中毒案

杨某,男,53岁,2015年7月12日初诊。

患者于7月1—3日,连食3日野生菌,后出现中毒症状。到汪老师门诊求治时,诉偶尔出现幻觉,感身处宇宙中,拨开大宇宙接着又是小宇宙,旋转不已。舌淡黯,苔白腻,脉弦滑。

处方:姜附胃苓汤加味。

方药组成:

制附片15g(另包,先煎45分钟),干姜15g,炙甘草6g,桂枝15g,泽泻20g,炒白术15g,猪苓10g,茯苓15g,党参20g,苍术15g,厚朴15g,陈皮12g,防风12g,藿香15g,柴胡12g,黄芩10g。

3剂,水煎服,两日一剂。

患者诉服上方后诸症解,病情逐渐痊愈。后以他病来诊。

按:

元·忽思慧《饮膳正要》中言:"菌子,味苦,寒,有毒。发五脏风壅经脉,动痔病,令人昏闷。"本案根据舌脉,辨证为寒湿夹风,以辛淡通阳,以健运脾胃,化中焦之湿;开气化之司,祛中焦之寒;更加防风、厚朴、陈皮,以疏利气机。

小结：

沉疴旧疾,不可激进言快;新感急症,不宜优柔寡断,此快慢之选。而有医者不解其中真谛,为求疗效,一味加大剂量,岂不知医之快不止在剂量之大,更在力准!否则,辨证不准,徒然加大剂量,害之更深。快慢适宜,进退得当,处方如此,学习亦是如此。临床治病,不可因一己小利求快;斟酌用药,不可以一时小名求快。

（记录整理弟子：晏鸿杰。毕业于云南中医学院,2012级中医定向本科专业,现为云南省中医医院规培医师。本文作于2016年5月。）

中医中药慢吗

整理汪剑老师快治发热一案。

患者,女,28岁,云南中医学院民族医药学院教师。发热伴头痛1日。

患者因2016年7月5日晚洗澡后受凉,7月6日11:20开始发热伴头痛,头痛呈闷胀感,以眉棱骨和太阳穴痛甚。体温37.8℃,发热伴恶寒汗出,寒热往来,汗出为热汗,偶感恶心欲呕,胃脘部胀闷不舒,神疲乏力,四肢酸软,手感呼出气为热气。平素大便稀薄,7月6日发热后大便少而稀甚,小便正常,眠差。

7月6日14:00服下2包小柴胡颗粒,未缓解。又于19:00服下川芎茶调散加小柴胡颗粒,针刺太阳、风池、神庭、后溪等穴,汗出。稍进食少量麦片,又欲呕,欲呕而无呕吐物。

无咳嗽咯痰,无鼻塞流涕,无寒战。既往体质偏寒湿,夏日仍四肢厥冷,畏寒喜卧,少气懒言,否认行经期,否认不洁饮食史,否认疫地接触史,否认药物过敏史。

因患者乏力不堪,不能面诊,于7月7日9:00特请汪剑老师远程诊断开方,观其舌象,舌黯淡,舌边尖稍红,苔黄白腻,以中根部腻甚。脉为学生代诊,为浮滑脉。

汪老师拟方：

柴胡12g,黄芩8g,葛根15g,藿香15g,陈皮12g,厚朴15g,防风12g,白芷12g,法半夏12g,茯苓15g,桔梗12g,苏叶12g,滑石12g,板蓝根8g,炙甘草6g。

2剂,水煎服。因患者症状重,学生嘱其频服。

10:10,患者第一次服下汤药,药后汗出,鼻尖部可见微汗,小便2次,色稍黄。

11:00,患者第二次服下汤药,烘热汗出,体温稍降,自述有饥饿感,胃脘部不适感明显减轻。

11:30,患者进食少量蔬菜后第三次服下汤药,自述症状明显减轻,测体温已恢复正常。

按:

患者发热为内有湿邪郁而化热,又外感风寒邪气,三邪夹杂,正邪交争,蕴而发热,热势不高,寒热往来,且伴随脾胃不适的症状,再根据舌脉可定为湿疟。素多痰湿,复感外邪,痰湿阻于少阳,和解少阳、祛湿和胃为治疗大法,拟柴平汤、不换金正气散加减。不换金正气散较平胃散多藿香、半夏二味,其燥湿和胃、降逆止呕之力益佳,且具解表之功。柴平汤即小柴胡汤与平胃散合方,功可和解少阳、燥湿化痰和胃。葛根解肌退热,苏叶、防风兼具疏散风邪、湿邪之功。

而老师拟此方最为高明的是在治疗寒多热少的湿疟成方中稍加板蓝根及滑石,有湿温时疫之主方甘露消毒丹的影子。利水渗湿、清热解暑两擅其功,不但体现了老师"因时制宜"的思想,学生觉得也是老师"方随病易、视病化裁、以证立法、不囿原方"灵活辨证思维的体现。

与邪气赛跑,如何才能赢?用药如用兵,兵以速为先,方从法出,法随证立,快速地缓解急症得益于稳准地辨证,稳准地辨证即清晰地抓住病机。抓准每个症状背后的病机,探寻每个症状出现的缘由,再遣方用药。辨证的过程实际是辨病机的过程,用药不拘、遣方不死,让笔下的每味药都有存在的意义,这样才能效如桴鼓、立竿见影。

面对某些疾病,中药并不比西药慢,这是本案给学生的启示,望杏林学子们树立坚定的专业自信。

(记录整理弟子:陈蓉。毕业于云南中医学院,2010级中医本科专业、2015级民族医学专业硕士研究生,现为云南中医药大学民族医药学院教师。本文作于2016年7月。)

营卫论治皮肤病医案举隅

张景岳《类经》批注《素问·阴阳应象大论》中"阳化气,阴成形"曾说:"阳动而散,故化气;阴静而凝,故成形。"气是构成人体和维持人体生命活动的基础物质之一,而气继续划分为阴阳便是营气和卫气。

《灵枢·营卫生会》云:"人受气于谷,谷入于胃,以传与肺,五脏六腑,皆以受气,其清者为营,浊者为卫,营在脉中,卫在脉外,营周不休,五十而复大会,阴阳相贯,如环无端。"也就是说,营卫来源于脾胃运化的水谷精微,其中精华部分化生营气,行于脉中,化生血液营养全身;而剽悍滑利的部分化为卫气,行于脉外,护卫周身。

《黄帝内经》这样描绘营卫的运行:"卫气行于阴二十五度,行于阳二十五度,分为昼夜,故气至阳而起,至阴而止。故曰,日中而阳陇为重阳,夜半而阴陇为重阴。故太阴主内,太阳主外,各行二十五度,分为昼夜。"即卫气日行于外夜入于内,营气则相反。

而临床上皮肤病如荨麻疹、银屑病等,症见皮肤瘙痒、红斑,并可见到明显的昼夜变化,多责之营卫不调,或因为外邪伤于表,卫气奋起反抗;或因为热入营血,灼伤血络。因此,在治疗时不可以盲目使用清热凉血的方法。汪剑老师临床治疗此类皮肤病,经常从营卫入手,运用桂枝汤、清营汤等,往往效果很好。现举汪老师医案三则如下。

1. 荨麻疹案

王某某,男,52 岁,2016 年 4 月 3 日初诊。

患者荨麻疹反复发作 1 周,自诉皮肤瘙痒、皮疹鲜红,入夜尤甚。舌红,苔腻,脉弦滑而数。

辨证:邪热入营,灼伤血络。

处方:清营汤加减。

方药如下:

水牛角 30g,丹皮 12g,银花 10g,连翘 10g,玄参 12g,竹叶 8g,生地 12g,麦冬 12g,防风 12g,赤芍 15g,紫草 12g,蝉蜕 12g,白鲜皮 12g,地肤子 12g,桑白皮 12g,地骨皮 12g。

3 剂,水煎服,两日一剂。

按:

患者皮肤瘙痒、皮疹鲜红等症状,入夜较重,是因热入于营,而营气夜行于表,邪热外露导致。处方清营汤加赤芍、紫草以清营血热,防风、蝉蜕宣透其表,地肤子、桑白皮、地骨皮、白鲜皮诸药滋阴清热。

4 月 12 日复诊:患者诉症状明显减轻。诊脉查舌,舌淡红,苔白腻,脉弦滑。以蒿芩清胆汤加丹皮、赤芍、防风、蝉蜕、白鲜皮善后。

2. 湿疹案

钟某,女,4 岁,2015 年 11 月 24 日初诊。

患儿腹部、腿部湿疹发作半个月,皮疹颜色淡红。舌淡,苔白腻,脉浮。

辨证:营卫不调,脾虚夹湿。

处方:桂枝麻黄各半汤合平胃散加减。

方药如下:

桂枝8g,白芍6g,大枣6g,炙甘草5g,麻黄5g,杏仁6g,生姜5片,党参10g,茯苓10g,苍术6g,厚朴6g,陈皮6g,白芷8g,土茯苓15g,地肤子6g,蝉蜕6g。

4剂,水煎服,两日一剂。

1周后复诊,患儿病情已好转,湿疹消退。

按:

患儿风湿之邪蕴于体表,处方桂枝麻黄各半汤,以开腠理,调和营卫;四君子汤、平胃散,以健脾化湿,强营卫之源;稍加诸般宣透凉血之品。

3. 荨麻疹案

王某,女,36岁,2016年3月8日初诊。

患者于2015年8月发荨麻疹,现疹色淡红,肤痒夜甚。舌淡,苔薄白,脉细滑。

辨证:营卫不调,气虚夹湿。

处方:玉屏风散合桂枝汤加减。

方药如下:

黄芪30g,炒白术15g,防风12g,桂枝15g,白芍12g,大枣12g,炙甘草6g,生姜7片,干姜15g,广木香15g,茯苓15g,白芷12g,白蔻12g,藿香15g,蝉蜕12g。

3剂,水煎服,两日一剂。

1周后复诊,荨麻疹已消退。

按:

观其脉证,患者属肺脾气虚,营卫弱则外邪乘虚而入。处方以玉屏风散加干姜、茯苓、广木香等,以鼓舞正气、驱邪外出,桂枝汤调和营卫,稍加宣透、除湿之品。

(记录整理弟子:田业艳。毕业于云南中医学院,2012级中医定向本科专业,现为云南省中医医院规培医师。本文作于2016年5月。)

中医治疗痛风急性发作

张仲景《伤寒杂病论》序中说："怪当今居世之士,曾不留神医药,精究方术,上以疗君亲之疾,下以救贫贱之厄,中以保身长全,以养其生。"为人子女,百善孝为先,奈何余自入云南中医学院研读中医4载,却未曾疗得亲人之疾,更别说救贫贱之厄。

余每回家,恰遇家父身体抱恙,有心医治,而医术不足。家父本有痛风之疾,且好饮酒,余与母亲多次劝阻无效,故近年来家父痛风日渐频发。余不求悬壶济世、兼济天下,但求疗亲人之疾、治身侧患疾之人。

《伤寒论·伤寒例》言:"凡人有疾,不时即治,隐忍冀差,以成痼疾。"所言之人乃今世之下众多生民也,家父亦为其中一者。家父因年少时未曾在意养生保性,多为风雨湿邪所侵,再加先天家族遗传,而立之年即患痛风之疾,且愈年愈重。

家父每次发病,皆服秋水仙碱、保泰松等西药疗疾,余每见此常心痛如割,担心家父身体受其不良影响。无奈家父不喜吃中药,每每规劝其吃中药,家父总说:"中药药慢效差,我们这些庄稼人哪来的时间去耗,一日不下地都不可。"余听及家父此话,更是心生愧疚,恨自己学艺不精,但念及西药之副作用,仍坚持不懈劝说家父吃中药。

在多番争执规劝后,家父终于同意让我为其施以针石汤药之疗。时余正读大三,技差识微,处方之药竟疗效甚微,肿微消而痛未减,但针灸之法效果颇著。家父遂停服汤药,仅让我施以针灸之术。

后来跟诊于我校汪剑老师门诊,见老师用汤药治疗痛风急性发作者,往往用药3剂以内即症减,疗效甚佳,遂觉家父之病有望。亦自觉昔日未曾辨证,只知有是症用是药,余亦重拾中药疗痛风之疾之信心。

现将汪老师门诊痛风医案一则整理于下。

谢某,男,38岁,2016年5月12日初诊。

患者既往有痛风病史,此次发作2日,左足第1跖趾关节红肿热痛,疼痛难忍。舌淡,苔白腻,脉弦滑。

辨证:寒湿阻络,气血不通。

处方:麻黄细辛附子汤合四妙丸加味。

方药如下:

制附片15g(另包,先煎45分钟),生麻黄8g,北细辛6g,苍术15g,炒黄柏

10g,川牛膝 15g,薏苡仁 30g,川芎 15g,独活 15g,秦艽 15g,徐长卿 15g,威灵仙 30g,苏木 12g,土茯苓 30g,川萆薢 15g,路路通 15g。

3 剂,水煎服,两日一剂。

5 月 19 日复诊:患者诉服上方后,诸症好转,痛止,肿消。遂再拟四逆汤合五苓散巩固治疗。

按:

根据患者病史及舌脉,辨证为寒湿痹证,方拟麻黄细辛附子汤助阳解表,四妙丸清热除湿通络,再加独活、土茯苓等祛风胜湿,威灵仙、徐长卿祛风通络止痛。共奏祛风除湿、通络止痛之效。

痹证多因感受风寒湿热之邪,闭阻经络,气血运行不畅,临床多以肢体关节、肌肉疼痛,屈伸不利,甚则关节剧痛、肿大、僵硬、变形为主要症状。本案患者由于季节因素复加饮食不节诱发痛风,遂以胜湿、祛风、止痛为治。

痛风乃当下众多民众之疾苦,西医在治疗痛风急性发作时,多用非甾体抗炎药或糖皮质激素等药物,此类药物多有损于人体肝肾功能。一般认为,以现在的医疗水平,不论中医西医,皆无法根治痛风之疾。但中药在治疗痛风方面却有独特的疗效,以辨证施治驱邪通络、谨守病机为基本原则,有较好的临床效果。汪老师门诊便有 4 年前痛风发作,服 6 剂中药后,4 年未发者。

当然,在处方用药的同时,亦应嘱患者养成良好的饮食及生活习惯,做好调摄预防,以达未病先防、已病防变之效。

(记录整理弟子:杨丰。毕业于云南中医学院,2012 级中医定向本科专业,现为云南省中医医院规培医师。本文作于 2016 年 5 月。)

四逆扶阳辨证准

四逆汤者,附子、干姜、甘草三味药是也,此方虽简,辨证用之却多收奇效。附子大辛大热,温壮心肾之阳,回阳破阴以救逆,为君药;干姜为臣,与附子相须为用,以增回阳温里之力;甘草炙用,一则益气补中,二则缓和姜附二药之峻烈之性。方书上说辨证为少阴病者,心肾阳衰寒厥证者方可用,对证用药,用之方神。

余有幸于 2016 年 3 月跟诊于汪剑老师,慢慢发现老师擅用四逆汤治疗多种疾病。但是首先要辨证为阳虚或寒湿方可运用。

《素问·生气通天论》曰:"阳气者,精则养神,柔则养筋。"足可见阳气的重要性,如若阳气亏虚,神不得养,则神衰欲寐;筋不得养,则筋脉挛急。古语有云:"阳精若壮千年寿,阴气如强必毙伤。"说的就是想要长寿,扶阳是重要法门。

在汪老师的方中,四逆汤常作为一个基础方,所用剂量不大,但是通常有四两拨千斤的效果。如寒证咳嗽,常在四逆汤基础上合止嗽散;寒证痛经,常在四逆汤的基础上加活血调经药等。再如寒证夹杂湿邪,常用四逆汤加厚朴、藿香、白蔻、苍术等。归根到底,讲究的是辨证,辨证属寒,方可用四逆汤。

那么,四逆汤证究竟应该如何去辨? 什么样的人适合用,什么样的人不适合用? 除了一些如畏寒、面色苍白、寒凝腹痛、手脚冰凉等寒证表现之外,更能有效反映四逆汤证的是脉象和舌象。《方剂学》教材描述的是舌苔白滑,脉微细。除此之外,舌象还可见舌青紫或苔厚,脉象还可能出现迟、缓、弦、滑等。

体质偏热偏温燥者当然不适合使用四逆汤。有不怕冷反怕热、脉洪大、舌红有点刺等阳气偏盛、火热旺盛表现者固然也不适合。而且若非急症重症,四逆汤很少单独用之,老师常在辨证的基础上酌加其他药物。

下面列举汪老师辨证运用四逆汤医案二则。

1. 鼻炎案

患者,女,20岁。

因鼻炎前来就诊。自觉鼻塞,常感有鼻涕堵塞于鼻腔内。平素大便稀溏,怕冷。苔白滑偏厚,脉细弱。

处方:四逆汤合玉屏风散、五苓散加减。

方药如下:

制附片15g(另包,先煎45分钟),干姜15g,炙甘草6g,黄芪50g,白术15g,防风12g,桂枝15g,茯苓20g,猪苓10g,泽泻20g,白芷12g,辛夷花12g,藿香12g,厚朴15g,陈皮12g,独活12g。

3剂,水煎服,两日一剂。

1周后复诊,病情已好转。

按:

患者病性属寒,阳气亏虚夹杂湿邪。阳气亏虚,机体失去温煦,因而平素畏寒;湿邪存内,郁阻气机,上堵清窍,肺失宣发,因而鼻塞。湿邪缠绵日久,鼻炎日久不愈,阳虚不能运化水湿,故湿更重。治应扶阳固本,宣通鼻窍,化湿和中。方以四逆汤温补阳气,玉屏风散补肺健脾,五苓散利水渗湿、温阳化气。加白芷、辛夷花,宣通鼻窍;患者舌苔厚,寒湿重,加藿香、厚朴、陈皮,化湿和中。

2. 月经不调案

患者,女,25 岁。

月经不调,量少色黑,痛经,关节痛,嗜睡,梦多。舌淡紫,苔薄白腻,脉弦细弱。

处方:四逆汤合黄芪四君子汤加减。

方药如下:

制附片 15g(另包,先煎 45 分钟),干姜 15g,甘草 6g,黄芪 30g,太子参 30g,茯苓 15g,白术 15g,桂枝 15g,羌活 12g,独活 12g,白芷 12g,防风 12g,川芎 15g,鸡血藤 20g,香附 15g,红花 12g,淫羊藿 20g。

6 剂,水煎服,两日一剂。

患者服上方后,次月月经来潮时痛经便好转。

按:

女性为至阴至柔之体,其阴越重,其阳则偏虚,故许多妇科疾病都属于寒,首当其冲的是困扰万千女性的痛经。痛经属寒者一般分两种情况,一种是肾阳亏虚,冲任胞宫失煦,虚寒凝滞经血,故经期或经后小腹冷痛。另一种则是寒湿之邪伤及下焦,客于胞中,因而作痛。

本案患者阳虚夹湿,虚寒内存夹寒湿,导致经脉阻滞,血行不畅,经血减少,经血在胞宫内瘀滞过久则月经色黑。寒湿阻滞,经脉不通,则关节痛。脾气虚,则嗜睡。营血亏虚,血不养心,则多梦。方中四逆汤温补阳气,黄芪四君子汤补气健脾力强,羌活、独活祛一身上下之寒湿,川芎、鸡血藤、香附、红花活血化瘀以通经脉,桂枝温阳化气。共奏温阳益气、行气活血之功。患者复诊时,痛经缓解。

"阳气者,若天与日,失其所,则折寿而不彰。故天运当以日光明。是故阳因而上,卫外者也。"这句话说明阳气在人的生命中何其重要,将它比作天与日,贯穿始终,主宰着人的生命活动,有阳则生,无阳则死。运用四逆汤治疗病症,一则为了保护体内阳气,二则为了祛除体内寒邪。四逆汤力量大,用好用准则如神。附子、干姜、甘草三味,药虽少,效不小,大辛大热,使阳复厥回,重在温阳气、散阴寒,力挽元阳,少佐甘缓,破阴回阳,而无耗散之弊。

(记录整理弟子:程强。云南中医药大学 2014 级中西医临床本科专业、2019 级硕士研究生。本文作于 2016 年 7 月。)

附子理中汤治愈小儿4年腹痛

尹某,男,9岁,云南临沧市人,2016年5月10日诊。

腹痛4年。

患儿由父母带进诊室,代诉病情。患儿时时腹痛已达4年有余,4年来基本每周发作1次,每次发作可持续3天左右,疼痛部位为脐周。曾就诊于云南省第一人民医院,行腹部彩超检查提示:肠系膜淋巴结肿大。经朋友介绍,求治于汪剑老师。

刻下症见时腹自痛,食欲差,纳少,大便溏泄,体形偏瘦,面色萎黄无华,慢性病面容。舌淡,苔白厚腻,脉沉细弱。

辨证:脾阳不足,寒湿阻滞。

处方:附子理中汤加味。

方药如下:

制附片10g(另包,先煎45分钟),干姜10g,太子参25g,炒白术12g,炙甘草5g,柴胡10g,防风10g,黄芩8g,香附10g,小茴香10g,苏叶10g,厚朴10g。

3剂,水煎服,两日一剂。不分顿数,频频饮之。

5月22日复诊:患儿父母喜形于色,诉患儿服药后,腹痛大为减轻,1周余以来腹痛竟然没有再发,且食欲好转,知饥索食,食量较前增加。

患儿就诊前一周腹痛发作尚较为剧烈,疼痛难忍,不能站立,需下蹲休息数分钟才能缓解。此次中医以一诊见效,效不更方,继续予上方5剂,调理巩固后治愈。

按:

理中丸出自《伤寒论》,即《金匮要略》中的人参汤,是治疗伤寒太阴病的主方,原文太阴病提纲证为:"太阴之为病,腹满而吐,食不下,自利益甚,时腹自痛,若下之,必胸下结鞕。"理中丸相关条文有:《伤寒论·辨霍乱病脉证并治》:"霍乱,头痛,发热,身疼痛,热多欲饮水者,五苓散主之。寒多不用水者,理中丸主之。"《伤寒论·辨阴阳易差后劳复病脉证并治》:"大病差后,喜唾,久不了了,胸上有寒,当以丸药温之,宜理中丸。"理中丸由人参、白术、炙甘草、干姜组成,主治脾胃虚寒证,加附子,名附子理中丸,能够大大增强理中丸温中散寒之效。

本案患儿平素饮食不节,嗜食生冷,日久损伤脾阳,致脾阳不振,阴寒内生,故见腹痛时作、便溏腹泻、纳差等。老师处以附子理中汤治疗，方证对应，切中病机，3 剂而建奇功。细思汪师处方，寥寥数味，方精药简，却能治愈此疑难顽疾。可见，遣方用药在精不在多，以切中病机、方证对应为要。实践也证明，仲景先师经方有确切临床疗效，经方对证，效验如神，中医后辈要学好经典，用好经方。

（记录整理弟子：闫随刚。毕业于云南中医学院，2014 级硕士研究生，中医五官科专业，现为云南省昭通市中医医院中医主治医师。本文作于 2016 年 7 月。）

口　渴　治　验

张某，女，72 岁，河南郑州人，家居昆明，2016 年 4 月 17 日诊。

口渴、口干 2 个月余。

患者诉口渴、口干、舌燥伴舌尖麻木已有 2 个多月，曾服中西药无效。舌质淡，舌体胖大有裂纹，苔薄腻，脉弦细滑。

辨证：肾阳虚衰，膀胱气化失司。

处方：附子五苓散合黄芪四君子汤加减。

方药如下：

制附片 15g（另包，先煎 45 分钟），桂枝 15g，泽泻 20g，炒白术 15g，猪苓 10g，茯苓 15g，黄芪 30g，太子参 30g，炒白术 15g，炙甘草 6g，苍术 15g，厚朴 15g，陈皮 12g，川芎 15g，丹参 15g，川牛膝 15g。

3 剂，水煎服，两日一剂。

4 月 24 日复诊：患者服上方 3 剂后，口渴、口干症状即愈，舌燥、舌尖麻木症状减轻。舌质淡红，苔薄白腻，脉弦滑。续予上方 3 剂巩固治疗。

按：

肾主水，肾气具有主司和调节全身津液代谢的生理功能。正如《素问·逆调论》所言："肾者水藏，主津液。"《素问·灵兰秘典论》曰："膀胱者，州都之官，津液藏焉。"肾与膀胱在津液的输布与排泄中起着非常重要的作用。肾与膀胱相表里，肾阳虚导致膀胱气化失司，膀胱气化不行，水道失调，水蓄于内，不能化为津液上承于口，故出现口渴、口干、舌燥之症。

《伤寒论》第 71 条云："太阳病，发汗后，大汗出，胃中干，烦躁不得眠，欲得饮水者，少少与饮之，令胃气和则愈。若脉浮，小便不利，微热烦渴者，五苓散主之。"本案患者就其脉证，汪老师没有用一味生津止渴之品，而处以附子温肾阳，五苓散温阳化气，利湿行水。

中医临证,应辨证论治,查舌诊脉,辨证准确后方可处方用药。不少医者一见口渴便用滋阴生津止渴之品,脱离了辨证,故药投而罔效。本案患者虽口渴明显,但舌体胖大、苔腻、脉滑,并无津液不足之证,因此治疗上不可滋阴。证属肾阳虚、膀胱气化不利,故以温阳化气,口渴即解。

(记录整理弟子:何平娟。毕业于云南中医学院,2012级中医定向本科专业,现为云南省中医医院规培医师。本文作于2016年5月。)

四逆汤合胃苓汤治疗心动过缓

徐某,女,50岁,2016年7月17日诊。

反复心悸、气短3年,加重1个月。

患者心悸、气短、乏力反复发作已有3年,西医诊断为"心动过缓",近1个多月来复发加重,服中西药无缓解。

刻下症见体胖,心悸、气短、乏力、纳差,行动迟缓,稍动即累。舌淡紫,苔白腻水滑,脉迟,寸关浮滑,尺脉沉细。心电图提示:窦性心动过缓,心率47次/min。

辨证:心阳不足,脾肾两虚,水饮痰湿停聚。

治法:温阳益气,补肾健脾,气化水饮。

处方:四逆汤合胃苓汤加味。

方药如下:

制附片15g(另包,先煎45分钟),干姜15g,炙甘草6g,黄芪90g,党参20g,桂枝15g,泽泻20g,炒白术15g,猪苓10g,茯苓20g,炒白术15g,苍术15g,厚朴15g,陈皮12g,川芎15g,巴戟天15g,炒酸枣仁30g,防风12g。

3剂,水煎服,两日一剂。

7月24日复诊:患者服上方后,心悸、气短、乏力诸症均明显缓解,纳食好转。心率62次/min。舌淡,苔薄白,稍水滑,脉迟沉细。继予上方加减巩固。

按:

《素问·阴阳别论》曰:"脉有阴阳……迟者为阴,数者为阳。"《脉诀汇辨校释》"迟脉"按语亦云:"迟脉三至一息,属阴、为寒、主脏。……脉之愈迟,真阳愈愈。"本案患者脉迟,为阳不胜阴,脉来不及。

《丹溪心法》云:"心虚而停水,则胸中渗漉,虚气流动,水既上乘,心火恶之,心不自安,使人快快之状,是则为悸。惊者,与之豁痰定惊之剂;悸者,与之逐水消饮之剂。"又云:"瘦人多因是血,肥人属痰,寻常者多是痰。"《四圣心源》

曰:"水寒木枯,郁而生风,摇撼不已,则心下悸动。……此皆中气亏损,阴盛阳虚之病也。"《血证论》曰:"又有饮邪上干,水气凌心,火畏水克而悸者,苓桂甘术汤治之。"

本案患者以心肾阳气虚为本,故以附子温肾阳,干姜辛温而散,以为前驱,荡尽阴邪,迎阳归舍,以炙甘草伏火,则姜附之热久留。方中重用黄芪,合桂枝、川芎以增强益气温心、活血通脉之力。而黄芪合防风、炒白术又有玉屏风散之意,所谓"邪之所凑,其气必虚","风雨寒热不得虚,邪不能独伤人",人之所以为病,因正气不足,而抗力不足也,玉屏风则扶其正气,助其抗力。

患者体胖,痰湿内蕴,闭阻阳气,故以茯苓、炒白术、猪苓、泽泻、党参、苍术、厚朴、陈皮燥湿健脾,理气化痰,醒脾和胃。而巴戟天则温补肾阳,助附子之力。枣仁养血脉,助附子强心之功。水中无火则水寒,水寒则无以温乙木,木气拔根,郁而生风则心下动悸,桂枝、川芎、防风又有疏木达郁息风之功。诸药合用,肾水得温,心阳得养,木气条达,中土不湿则坐镇中州,斡旋上下,故能药到病除。

笔者跟诊汪老师近1个月,每观处方,药味一般10余味,而一方含多方之意,莫不投手即效,以其得辨证论治之精髓,以其配伍精当也,以其揽各家之所长矣。

(记录整理弟子:陆玛菲。毕业于云南中医学院,2009级中医本科专业,现为云南省广南县中医医院中医主治医师。本文作于2016年8月。)

普济消毒饮治愈3年反复咽痛

李某,女,45岁,复烤厂职工,2016年5月8日诊。

反复咽痛3年余,复发加重4天。

患者3年多来咽痛反复发作,每月发作1~2次。此次于4天前因感冒复发,疼痛较剧,吞咽即痛,偶伴干咳。舌淡,苔白腻,左脉沉细滑,右脉弦滑。

辨证:风热夹湿。

治法:化湿清解,疏风散邪,火郁发之。

处方:普济消毒饮加减。

方药如下:

牛蒡子12g,黄芩12g,生甘草6g,桔梗12g,板蓝根10g,连翘10g,玄参12g,升麻12g,柴胡12g,陈皮12g,前胡8g,荆芥12g,杏仁12g,厚朴12g,薄荷8g,炙款冬花12g,僵蚕12g。

3剂,水煎服,两日一剂。

患者服中药3剂即痊愈。半年后因感冒复诊,诉咽痛半年来未再发作。

按：

《东垣试效方》言："大头天行，亲戚不相访问，染者多不救。泰和间多有病此者，医以承气加蓝根下之，稍缓，翌日如故，下之又缓，终莫能愈，渐至危笃。东垣视之曰：夫身半以上，天之气也，身半以下，地之气也，此邪热客于心肺之间，上攻头而为肿盛，以承气泻胃中之实热，是为诛伐无过，病以适至其所为故。遂处此方，全活甚众，遂名普济消毒饮子。"

《素问·六元正纪大论》言："二之气，火反郁，白埃四起，云趋雨府，风不胜湿，雨乃零，民乃康。其病热郁于上，咳逆呕吐，疮发于中，胸嗌不利，头痛身热，昏愦脓疮。"而"火郁发之"首见于《素问·六元正纪大论》。郁者，抑遏之谓。火郁，乃火热被伏于内，不得透发而形成的病理改变。发之，是火郁的治则，即疏通气机，使郁伏于内之火得以透达发越之意。

普济消毒饮本主治大头瘟，用于恶寒发热、头面红肿焮痛、目不能开、咽喉不利者。本案患者风热上扰之象明显，虽尚未至大头瘟之严重证候，仅见咽喉疼痛、偶伴干咳，但病机吻合，故用此方。又因其舌淡苔白腻、脉滑，兼有湿邪，故加用化湿宣通之品。

方中以黄芩泻心肺之火，祛上焦热毒；牛蒡子、连翘、僵蚕、薄荷清解宣利上焦，疏散风热；玄参、甘草、板蓝根、前胡加强清热解毒之力，宣肃止咳；升麻、柴胡疏散风热，行阳明、少阳二经之气，且寓"火郁发之"之意；桔梗清利咽喉，开宣散结，为舟楫，不令下行，为载也；陈皮理气疏壅，以散邪热郁结；荆芥疏风解表，以祛在表之邪；厚朴行气化湿，以解湿热之郁。此方疏散上焦之风热，清解上焦之火毒，解毒与散邪兼施，行气与化湿兼备，使热毒向上发散而出，湿得以化而得愈。充分体现了因势利导的特点。患者复诊时咽痛立愈，极为速效。老师临证，辨证思路清晰，常有类似"药到病除"的医案。

（记录整理弟子：李春苹。毕业于云南中医药大学，2014级中医本科专业佩衡班、2019级中医医史文献专业硕士研究生。本文作于2016年5月。）

理中汤合温胆汤治疗小儿慢性
胃炎合并胃溃疡

肖某，女，10岁，湖南人，家居昆明，2015年6月9日诊。

慢性胃炎合并胃溃疡反复发作1年余。

患儿家长代诉，1年前，因患儿腹痛，家长带其到湖南、云南各大医院就诊，经胃镜检查,诊断为"慢性胃炎合并胃溃疡",并且查明病因是幽门螺杆菌感染。曾服中西药无效,1年来腹痛反复发作。经病友介绍,遂求治于汪剑老师。

刻下症见腹胀,腹痛不适,偶感恶心,反酸,纳差,便溏,嗜睡。舌淡红,苔薄白腻,脉弦滑。

辨证:脾虚夹湿。

处方:理中汤合温胆汤加减。

方药如下:

干姜12g,太子参25g,炒白术15g,茯苓12g,炙甘草5g,枳壳10g,竹茹10g,法半夏8g,陈皮10g,苍术10g,厚朴10g,防风8g,广木香10g,白蔻8g,柴胡10g,黄芩8g。

5剂,水煎服,两日一剂。

6月21日复诊:服上方5剂后,患儿已无腹胀,恶心、反酸、腹痛明显减轻,食欲逐渐好转,大便、睡眠正常。续以上方为基础加减3剂巩固治疗。

患儿服两诊处方共8剂,后到当地医院复查,发现溃疡已近愈合。此后随访3年,病情未再发作。

按:

根据病史及舌脉,本案患儿辨证为脾虚夹湿。患儿久病耗伤脾胃,脾阳虚则运化无力,水谷不化,纳差便溏,苔腻,脉滑。五行生克关系之中,肝木克脾土,脾土虚,则肝病必犯土,是土虚木乘也,则切脉为弦。脾阳虚无力运化水湿,停聚中焦,阻遏清阳,清阳不升,则见嗜睡。《灵枢·寒热病》说:"阳气盛则瞋目,阴气盛则瞑目。"说明嗜睡主要是由于阴盛阳衰所致。脾胃互为表里,脾病日久必传于胃,胃失和降,胃气上逆,则恶心、反酸。六腑者,传化物而不藏,以通为用,然而脾阳不足,推动无力,加之寒邪客胃,不通则痛,故见腹痛。

《临证指南医案》中曾指出:"大凡脾阳宜动则运,温补极是,而守中及腻滞皆非,其通腑阳,间佐用之。"方用理中汤温补脾阳,干姜为君,温胃散寒;太子参为臣,补气益脾;白术为佐,健脾燥湿;甘草为使,和中补土。合用温胆汤理气化湿和胃,并佐以芳香化湿、健脾和胃之品,共奏健脾化湿之效。

学生跟诊,深刻体会到了汪老师在诊察每一个疾病的过程中所强调的中医精髓在于辨证。辨证的准确与否直接关系到疾病的预后和转归。就以本则医案为例,辨清脾胃病的寒热虚实,才可理清病机,对证用药。正如《临证指南医案》所说:"脾胃之病,虚实寒热,宜燥宜润,固当详辨。……故脾胃之治法与各门相兼者甚多,如呕吐、肿胀、泄泻、便闭、不食、胃痛、腹痛、木乘土诸门,尤宜并参,互相讨论,以明其理可也。"

(记录整理弟子:胡艺潇。毕业于云南中医药大学,2011级中医本科专业、2016级针灸推拿专业硕士研究生,现为云南省曲靖市妇幼保健院中医师。本文作于2016年6月。)

"分经论治"治疗头痛

清代医家徐大椿《医学源流论》中有专篇论述"用药如用兵"。战场上,将领上阵御敌讲究排兵布阵,不同等级不同兵种,各司其职。中药处方中亦有君臣佐使,各尽其责。应臣谓之使,引导诸药循经而入、直达病变部位的药物即为使药,也作引经报使药。引经报使药首见于张元素的《珍珠囊》,其弟子李东垣在《珍珠囊补遗药性赋》中进行深入阐述,介绍了几味入手足三阳经的代表药:"太阳上羌活,下黄柏。少阴上黄连,下知母。少阳上柴胡,下青皮。厥阴上青皮,下柴胡。阳明上升麻、白芷,下石膏。"

在临床上,若不能准确辨证论治、对证用药,往往投放数十味药,却收效甚微、事倍功半。正所谓"辨经络而无泛用之药,此之谓向导之师",若能准确辨证施治,并运用引经药,便可有的放矢,事半功倍。

现浅析云南中医学院汪剑老师运用引经报使药治疗偏头痛医案一则。

梁某,女,56岁,2016年10月20日诊。

右侧头痛4个月,加重10天。

患者头痛已有4个多月,为右侧偏头痛,每日皆痛,无有缓时。曾服止痛药治疗无效。行头部磁共振检查,未见异常。近10天来头痛加重,严重时不欲睁眼。既往有乙肝病史。舌淡紫,苔薄白,脉弦细滑。

辨证:少阳头痛。

治法:祛风止痛,和解表里。

处方:小柴胡汤加减。

方药组成:

柴胡12g,黄芩10g,党参10g,法半夏12g,炙甘草6g,桂枝15g,川芎16g,防风12g,羌活12g,茯苓15g,陈皮12g,黄芪20g,合欢皮15g,茵陈12g,天麻12g。

3剂,水煎服,两日一剂。

1周后复诊,患者诉头痛明显好转。续予上方加减,去茵陈,加泽泻15g。再服3剂,病情痊愈。

按：

足少阳胆经起于目外眦，向上达额角部，下行至耳后。本案患者右侧偏头痛，循胆经，且脉弦细滑，《伤寒论》云："伤寒脉弦细，头痛发热者，属少阳。"本案当属少阳头痛，辨为风寒夹湿，邪入少阳，肝胆气郁，枢机不利。当以疏风解表、疏肝理气治之，方用小柴胡汤加减。

方中柴胡为君，解表透邪，泄半表半里之外邪，黄芩为臣，入里除烦，泄半表半里之里邪，二者互为君臣，同入少阳，一表一里，疏肝利胆，理气止痛。另有川芎、茵陈同归肝胆经，《丹溪心法》云："头痛须用川芎，如不愈各加引经药，太阳川芎，阳明白芷，少阳柴胡，太阴苍术，少阴细辛，厥阴吴茱萸。"羌活、川芎、防风入太阳经，循后枕及颈部；诸味引经药既能疏风解表，亦能引药上行，清利头目。又加天麻，平肝息风，是治头痛常用药，《本草汇言》言其"主头风，头痛，头晕虚旋，癫痫强痉，四肢挛急，语言不顺，一切中风，风痰。"再者，方中辛温药较多，天麻质润沉降，可平抑诸药辛燥之性，调节气机升降，以防止宣散太过。患者脉细，是为虚象，以黄芪补气固本。加茯苓、陈皮、桂枝温中行气化湿，合欢皮安神解郁。诸药合用，共奏和解表里之效。患者服药1周即头痛好转，效不更方，稍作加减，巩固治疗。

准确投用引经报使药，方能直捣黄龙，老师投3剂小柴胡汤加味，便使困扰患者4个月的头痛好转，正如清代医家尤怡《医学读书记》所云："兵无向导，则不达贼境；药无引使，则不通病所。"

（记录整理弟子：罗思航。毕业于云南中医学院，2015级中医医史文献专业硕士研究生，现为云南工商学院护理学院教师。本文作于2016年12月。）

补阳还五汤加附子治疗10年头痛

廖某，女，46岁，2016年6月5日诊。

头痛10余年，加重3天。

患者反复头痛已有10余年，头胀，刺痛，头皮有如针刺，常感头晕乏力，视物昏花。头痛遇冷加重，遇热缓解，压之亦可缓解，颈项强痛。行经颅多普勒检查，提示：双侧椎动脉血流偏快。10余年来，多方服中西药治疗，疗效欠佳。近3天加重，难以忍受。并诉左脚第1跖趾关节肿痛4年余。舌质淡紫，苔白腻水滑，脉沉细涩，寸脉浮滑。

辨证：气虚血瘀，寒湿瘀阻。

处方:补阳还五汤合附子五苓散加减。

方药如下:

制附片 15g(另包,先煎 45 分钟),桂枝 15g,泽泻 20g,炒白术 15g,猪苓 10g,茯苓 20g,黄芪 90g,桃仁 12g,红花 12g,川芎 15g,赤芍 12g,当归尾 12g,地龙 12g,天麻 10g,葛根 30g,防风 12g。

3 剂,水煎服,两日一剂。

6 月 12 日二诊:患者服上方 3 剂后,头痛已缓解,要求继续巩固治疗,并兼治左足趾疼痛。方用补阳还五汤合麻黄细辛附子汤加减。

方药如下:

制附片 15g(另包,先煎 45 分钟),生麻黄 8g,北细辛 6g,黄芪 90g,桃仁 12g,红花 12g,川芎 15g,赤芍 12g,当归尾 12g,地龙 12g,葛根 30g,羌活 12g,独活 15g,川牛膝 15g。

6 剂,水煎服,两日一剂。

6 月 26 日三诊:患者左足痹痛已愈,仅有轻微头痛症状,刺痛感消失,颈项强。予附子五苓散加葛根收功。

方药如下:

制附片 15g(另包,先煎 45 分钟),桂枝 15g,泽泻 20g,炒白术 15g,猪苓 10g,茯苓 20g,党参 15g,柴胡 12g,黄芩 10g,川芎 15g,防风 12g,独活 15g,天麻 10g,葛根 30g,川牛膝 15g,北细辛 6g,郁金 15g。

5 剂,水煎服,两日一剂。

按:

本案患者素体阳虚,不能温化寒湿,故用附子补火助阳,散寒止痛,治疗寒湿痹证。头痛如针刺,且病程长达 10 余年,并伴有下肢痹痛,考虑瘀血阻滞,故用清代王清任《医林改错》之补阳还五汤。补阳还五汤为益气活血法之代表方,补气活血通络。方中重用黄芪至 90g,甘温补气,气旺以促血行,瘀去络通。本方用葛根一味恐多为人不解,众医者治痹证少有使用,但自有其精妙,意在取其解表升阳通经治络之效。又因患者颈项强痛,故以葛根通经,以祛头痛项强,辅附子升举阳气散布全身,更显益气活血之功。

(记录整理弟子:喻星竹。毕业于云南中医药大学,2014 级中医本科专业佩衡班。本文作于 2016 年 7 月。)

逆流挽舟法治疗腹痛腹泻

第一次听说逆流挽舟法是在大二学习方剂学时。败毒散方论下面附了这样一段小字："喻嘉言又用本方治外邪陷里而成痢疾者,使陷里之邪还从表出,意为表邪疏散,里滞亦除,其痢自愈,此谓'逆流挽舟'法。"学习方剂时也没有太多的体会和认识,直到跟随本校汪剑老师门诊学习之后,才对这种治法有了深刻的认识。

汪老师在临证时对逆流挽舟法、宣透开宣法的运用可谓炉火纯青,荆防败毒散是使用频率较高的一个方剂。第一次见老师用荆防败毒散印象非常深刻,是刚跟诊不久的一则医案。

舒某,女,23岁。

反复腹痛伴腹泻半个月余。

患者为笔者的高中同学,腹痛、腹泻反复发作半个多月,曾在校医院打针、吃西药,一直未能治愈,遂向笔者咨询,笔者建议她到汪老师门诊就诊。诊其舌脉,舌质淡,苔薄白腻,脉浮滑紧。

辨证:外感风寒夹湿伤及脾阳。

处方:荆防败毒散合理中汤、葛根芩连汤加减。

方药如下:

防风12g,茯苓15g,川芎15g,羌活12g,独活12g,柴胡12g,前胡12g,枳壳12g,桔梗12g,葛根15g,黄芩10g,黄连6g,干姜15g,太子参25g,炒白术15g,炙甘草6g。

3剂,水煎服,两日一剂。

第二剂中药即将服完时,同学反馈信息给我:腹痛腹泻基本痊愈。

按:

逆流挽舟法开创于汉代张仲景,其著作《伤寒论》第32条云:"太阳与阳明合病者,必自下利,葛根汤主之。"这就是逆流挽舟,从表而解的代表治法。清初喻嘉言在《寓意草·辨痢疾种种受症不同随症治验》中正式提出"逆流挽舟"之名。若表邪内陷于里,此时病势虽向内向下,但不宜顺其病势用常法,当逆其病势,应用解表祛风药和益气药,此犹如水中挽舟楫逆流而上,使内陷之邪从表而解,故称之为逆流挽舟法。

败毒散方中风药的运用在于升举清阳,鼓荡阳气,调畅气机,托举邪气以外解,使内陷之邪转从表出。人参的运用则在于扶正以祛邪。喻嘉言《寓意草·论治伤寒药中宜用人参之法以解世俗之惑》中指出:"人受外感之邪,必先发汗以驱之。其发汗时,惟元气大旺者,外邪始乘药势而出;若元气素弱之人,药虽外行,气从中馁,轻者半出不出,留连为困,重者随元气缩入,发热无休,去生远矣。所以虚弱之体,必用人参三五七分,入表药中,少助元气,以为驱邪之主,使邪气得药,一涌而去,全非补养虚弱之意也。"其法代表方剂人参败毒散中,人参坐镇中州,在治疗中起着补养和鼓舞正气、领邪外出的功效。

中医辨证论治精要在于理通,融通化裁之法不胜枚举,后世医家也不仅运用逆流挽舟法治疗痢疾、腹泻,而且广泛用于多种疾病的治疗。对于病邪由表入里或者病势由里而趋外,尚有可挽之势者,可以因势利导,运用趋表之药导邪气同还于表,而达治愈之目的。

(记录整理弟子:曾伟。本文作于 2016 年 4 月。)

中医治疗湿疹验案

徐某,男,24 岁,2016 年 4 月 14 日诊。

湿疹 2 个月余。

患者于 2 个月前无明显诱因,四肢出现淡红色小皮疹,以大腿处为甚,搔抓流水,痒甚,夜难眠。曾多次求治于西医院皮肤科,诊断为湿疹,予他克莫司软膏、枸地氯雷他定片、安敏滋保湿敷料治疗,皆无效。仍痒甚,夜难眠,食不佳。查体:双肘部少量苔藓样变,小腿散在皮疹,因搔抓出血,结痂。大腿外侧皮疹处因搔抓出血,结痂,可见色素沉着。舌淡红,苔白腻,脉弦滑。

辨证:脾虚湿蕴夹风。

处方:平胃散合四妙丸加减。

方药如下:

苍术 15g,厚朴 15g,陈皮 12g,炒黄柏 10g,川牛膝 15g,薏苡仁 30g,滑石 20g,白芷 12g,土茯苓 30g,川萆薢 15g,防风 12g,蝉蜕 12g,白鲜皮 12g,地肤子 12g,丹皮 12g,川木通 12g。

3 剂,水煎服,两日一剂。

并嘱患者可停服西药,仅服中药即可。

4 月 21 日复诊:患者欣喜告知其病好转,痒止,纳眠可,欲巩固治疗。遂予上方加减巩固治疗。

5 月 11 日,笔者微信随访,患者告知:复诊处方中药只服了 1 剂,因事停药,但病情已经基本痊愈，只有皮损部有少量色素沉着，并传照片与笔者。

按：

结合本案患者之病史和舌脉，辨证考虑为脾虚湿蕴夹风。治疗以平胃散合四妙丸加六一散、白芷、土茯苓、川草薢、川木通等以健脾利湿，以防风、蝉蜕、白鲜皮、地肤子祛风胜湿止痒。

西医认为湿疹为过敏反应，遂予抗过敏及润肤止痒对症治疗，然过敏原甚多，不可一一查明，遂有时治疗无效。中医对此可辨证论治，发挥特色，辨证准，治疗对，即药到病除。

今时中西医结合呼声高盛，有中医医生诊病之时，开罢中药开西药，余跟诊时，有时不解，有时疑惑，但不敢言。但自跟汪老师门诊以来，察其诊病风格，诊查病情仔细，对待患者耐心，态度和蔼，每遇患者检查单，并详细阅之，然后用西医术语告之疾病现状，再用中医术语告之病从何来，将从何去，遂处方。汪老师在门诊上只给患者开纯中药，几乎不用西药。仅在遇病情严重或依赖西药者（如常年服降压药、降糖药、糖皮质激素者），才嘱患者西药方面，需遵照西医医嘱服用。而大多数患者汪老师嘱其不必服西药，只用中药。如本案患者，嘱其停用西药，只服中药即可，而疗效显著。

余思之，中医之人，不可不明西医，但亦不可舍本逐末，本末倒置，不查病情而中药、西药合之，乃药物堆砌，有害无益矣。中医之人，当明中医之理，亦需知西医之理，临证时方可运筹帷幄，做到辨证准、治疗对、疗效佳。

（记录整理弟子：王瑞。毕业于云南中医药大学，2011级中医本科专业、2016级中医外科专业硕士研究生，现为四川省德昌县中医医院中医主治医师。本文作于2016年5月。）

柴芩温胆汤治疗过敏性皮炎验案

宋某，女，23岁，云南中医学院大四学生，2016年5月3日诊。

面部皮肤过敏3天，加重1天。

患者诉过敏发生于更换洗面奶后，脸部长出几颗鲜红色皮疹，高出皮肤。起初认为因蚊虫叮咬所致，未引起重视，之后皮疹越长越多，已有七八颗，痛痒难忍。然而患者没有忌口，进食芒果。一开始脸部烧痛，伴干灼感，剧痒。继而鲜红色皮疹变平，变为褐色，脱皮严重。先求助于于皮肤科医生，建议涂擦糖皮质激素类药膏，患者拒绝，遂予润肤止痒散洗脸，症状加重。患者无奈，经笔者建议,求治于汪剑老师。

刻下症见面部皮疹色红,剧痛瘙痒。舌质深红偏紫,苔白腻微黄,脉沉细滑略数。

辨证:湿热夹痰夹风。

治法:清热利湿,泄痰化湿,凉血祛风。

处方:柴苓温胆汤加减。

方药如下:

荆芥12g,防风10g,柴胡12g,黄芩10g,枳壳12g,竹茹12g,法半夏12g,陈皮12g,茯苓20g,炙甘草6g,藿香12g,佩兰12g,赤芍12g,丹皮12g,蝉蜕12g,青蒿15g。

3剂,水煎服,两日一剂。

5月5日,患者仅服药1剂,便反馈病情将近痊愈。面部疼痛明显缓解,皮疹已不红不痒,有结痂趋势,轻微脱皮。后告治愈。

按:

本案患者湿重于热,遂予柴苓温胆汤清利三焦、清热疏解;赤芍、丹皮凉血活血;荆芥、防风祛风透疹;蝉蜕助荆芥、防风疏散风热,透疹止痒;藿香、佩兰芳香化湿;青蒿清利湿热。患者皮肤过敏,急性发作,疼痛难耐,老师辨证准确,紧扣病机,灵活化裁,故仅服1剂中药,诸症即明显好转。皮肤过敏、瘙痒疼痛,中医认为以风、湿、热、瘀、虚等为基本病机,随证加减,显效迅速。另外,本方暗含小柴胡汤加减。汪老师曾言:"小柴胡汤主治邪在少阳半表半里,加上向导作用可内可外,无所不达。"本方即含小柴胡汤去人参、大枣、生姜,加荆芥、防风,清解中自有透表的功效。

下面简单介绍汪老师常用的凉血祛风法:以丹皮、赤芍、紫草等凉血活血,荆芥、防风、蝉蜕、白芷等祛风透疹,白鲜皮、地肤子、青蒿、茵陈利湿止痒。灵活加减,效果很好。

(记录整理弟子:董元洪。本文作于2016年5月。)

化湿清解法退热治验

陈某,男,35岁,云南昆明人,2016年5月15日诊。

发热3天。

患者于3天前感冒,继而发热,体温达38.5℃。在外院门诊输液治疗2天并服中西成药无好转。刻下症见全身酸痛,纳差便溏,乏力神疲,恶风汗出,小便少,色黄。舌边尖红,苔薄白腻,脉弦滑数。

辨证:风热夹湿。

治法:清解化湿

处方:普济消毒饮加减。

方药如下:

牛蒡子12g,黄芩10g,炙甘草6g,桔梗12g,板蓝根10g,玄参12g,升麻12g,柴胡15g,陈皮12g,薄荷8g,僵蚕12g,荆芥12g,白芷12g,青蒿12g,滑石15g,厚朴15g,藿香15g。

2剂,水煎服,两日一剂。

5月17日复诊:患者诉服上方仅半剂便退烧,体温已正常。现轻微胃胀、恶心、恶风、乏力。舌淡红,苔白腻,脉弦细滑。风热消退,郁热清解,湿邪困阻,故乏力胃胀,湿邪秽浊,故恶心。予化湿疏表、理气和中,湿邪去则气机通调。方拟三仁汤加减。

方药如下:

白蔻12g,薏苡仁20g,杏仁12g,法半夏12g,厚朴15g,滑石15g,藿香15g,茯苓15g,陈皮12g,荆芥12g,柴胡12g,黄芩10g,炙甘草6g。

2剂,水煎服,两日一剂。

遂治愈。

按:

汪老师曾经告诉过我们,有几类发热西医难以治疗,而中医却有办法。这几类发热包括:①挟湿邪发热;②虚证发热;③半表半里发热;④伤寒三阴病发热;⑤郁证发热。这几类发热,对西医来说比较棘手,但对中医来讲,只要辨证准确,效果往往立竿见影。

本案患者之前常于汪老师处调理脾胃,脾胃素来不好,而且容易感冒。此次发热,虽症见恶风、汗出、神疲等,类似太阳表虚证或三阴证,但舌边尖红为郁热,苔白腻为挟湿邪,尿少且色黄则有热无疑,加之脉弦滑数,考虑风热夹湿,属挟湿邪发热,如果输液,液体多助湿,容易出现反复发热。

化湿之法众多,风能胜湿、苦能燥湿、淡渗利湿、芳香化湿等,此时应发挥中医优势,可取速效。方中以普济消毒饮加荆芥、白芷疏风解表,青蒿、柴胡、黄芩清解郁热,滑石利湿,厚朴、藿香化湿。湿去则热退。

(记录整理弟子:董元洪。本文作于2016年5月。)

温阳祛风除湿法治疗腰痛验案

2016 年 6 月 12 日,患者拿着西医院的检查报告单就诊,说:"医生,你看,这个病你能治不？"汪老师接过报告单,看了一眼,递给我们说:"帮他记录一下。"然后对患者说:"你现在主要有哪些不舒服呀？我摸摸你的脉。"

我们接过报告单,只见上面写着:"①腰椎侧弯并退行性改变;②第 5 腰椎骶化并左侧横突肥大与骶椎形成假关节。"看完第一反应是患者的腰椎有点问题。这时只听患者说:"我就是腰酸痛有一段时间了,去检查,医生说这个不严重,没什么特别的治疗方法,痛了就吃点药。要是很严重了就要手术。我就想来找中医看看有什么办法。"

老师摸了脉,看了舌,开方……然后我们的笔记本上出现了下面这些的字样。

王某,男,30 岁。腰酸痛,舌淡紫,苔白腻,脉沉滑。

辨证:脾肾阳虚,寒湿腰痛。

治法:温阳祛风除湿。

处方:四逆胃苓汤加补肾强腰之品。

方药如下:

制附片 15g(另包,先煎 45 分钟),干姜 15g,炙甘草 6g,桂枝 15g,泽泻 20g,炒白术 15g,猪苓 10g,茯苓 20g,苍术 15g,厚朴 15g,陈皮 12g,巴戟天 20g,淫羊藿 20g,川牛膝 15g,独活 15g,枸杞 10g,川续断 15g,杜仲 15g。

3 剂,水煎服,两日一剂。

患者服上方 3 剂后,诉腰酸痛已减大半,遂守上方之法继续巩固治疗。

按:

腰痛一症,古代文献早有论述,《素问·脉要精微论》指出:"腰者肾之府,转摇不能,肾将惫矣。"首先提出了肾与腰部疾病的关系。腰痛,中医认为是因外感、内伤或挫闪导致腰部气血运行不畅,或失于濡养,引起腰脊或脊旁部位疼痛为主要症状的一种病证。其发病常以肾虚为本,感受外邪、跌仆挫闪为标。治疗时实证重在祛邪通脉活络,虚证重在扶正,补肝肾、强腰膝、健脾气是常用治法。腰痛日久,虚实夹杂,治疗应掌握标本虚实,选用祛邪和培本的方法。

本案患者为虚实夹杂证,脾肾阳虚,风湿之邪易侵人体,留滞肾府,腰部气血运行不畅,经络失养,出现不通则痛,不荣则痛。治疗应以通为主。故以温阳祛风除湿为法,使经络通、气血行,则痛自愈。方用四逆胃苓汤温阳化气,健脾除湿,加巴戟天、淫羊藿、独活、枸杞、川续断、杜仲以补肾阳、强筋骨、祛风湿,川牛膝引药下行。

补肾之药繁多,为何老师要用巴戟天、淫羊藿、川续断、杜仲呢? 患者因脾肾阳虚,风湿闭阻经络而致腰痛,巴戟天、淫羊藿除可温补肾阳外,还有祛风除湿之功,而杜仲与续断相须为用则可补肝肾、强腰膝,治肾虚之腰痛。独活为风药可胜湿,并善于疗下半身之风湿痹痛,加小剂量枸杞滋阴,是恐全方辛温之药伤阴。

(记录整理弟子:王瑞。本文作于 2016 年 6 月。)

小儿鼻渊验案

王某,女,7 岁,2016 年 6 月 12 日诊。

流黄脓鼻涕 1 年余,伴鼻塞。

患儿流黄脓鼻涕伴鼻塞 1 年余,经西医诊断为"鼻炎",服用西药治疗效果不佳,遂求治于汪老师。舌淡,苔白腻水滑,脉弦细滑略数。

辨证:脾虚夹湿,肝胆湿热。

治法:健脾化湿,清利湿热,宣通鼻窍。

处方:黄芪四君子汤合龙胆泻肝汤加减。

方药如下:

黄芪 20g,太子参 15g,茯苓 12g,炒白术 12g,炙甘草 5g,龙胆草 5g,炒栀子 6g,黄芩 5g,柴胡 8g,川木通 6g,路路通 8g,辛夷花 8g,白芷 8g,苍耳子 5g,陈皮 6g,制附片 6g(另包,先煎 40 分钟)。

3 剂,水煎服,两日一剂。

6 月 19 日二诊:患儿诸症减轻。舌淡,苔薄白微腻,脉弦细滑。续予上方 3 剂加减治疗。

6 月 26 日三诊:患儿黄脓鼻涕减少,纳差,口臭,舌淡,苔白厚腻水滑,脉弦数。辨证考虑脾虚湿重。治以健脾化湿。方拟苍耳子散合二陈汤,略加龙胆草、柴胡、黄芩引药入肝胆经,兼清湿热。

方药如下:

苍耳子 5g,辛夷花 8g,白芷 8g,法半夏 6g,陈皮 8g,茯苓 10g,炙甘草 5g,龙胆草 4g,柴胡 8g,黄芩 8g,干姜 8g,炒白术 10g,茯苓 10g,太子参 15g,黄芪 15g,藿香 8g。

3剂,水煎服,两日一剂。

患儿病情好转,此后随访1年未再发作。

按:

本案属中医"鼻渊",出自《素问·气厥论》:"胆移热于脑,则辛颎鼻渊。鼻渊者,浊涕不下止也。"鼻渊又名脑漏、脑崩。因涕下不止如淌水,故名。多由外感风寒,寒邪化热所致。《外科正宗》卷之四云:"脑漏者,又名鼻渊。总由风寒凝入脑户与太阳湿热交蒸乃成。其患鼻流浊涕,或流黄水,点点滴滴,长湿无干,久则头眩虚晕不已。"并认为浊涕乃由风热所致。因涕由脑所生,受相火乘之,热化为浊,故成鼻渊。

患儿流黄脓鼻涕已有1年余,病程久,排除普通外感风热,结合脉象弦滑略数,辨证为肝胆湿热;舌淡、苔白腻水滑、脉细,又有脾阳虚夹湿征象。遂以黄芪四君子汤加附片固护脾阳,健脾化湿。黄芪四君子汤与附片相合,可温阳益气,温补肺脾阳气;龙胆草、栀子、川木通、路路通清利湿热;柴胡、黄芩暗含小柴胡汤之义,兼以和解枢机;苍耳子、辛夷花、白芷通利鼻窍,缓解鼻塞;陈皮、附子反佐,理气化湿温中,防止凉药伤脾阳。汪老师用益气补中,清泄湿热,意在升清降浊,使邪不上干,清窍得灵。配伍苍耳子、辛夷花、白芷等辛温芳香之品,以辛而散之,温能宣通,为治鼻渊之要药,三味同伍,共透鼻窍。所处方药,温中有寒,寒温并用,相辅相成,贵在巧用木通、路路通等给邪出路。亦可用"脾虚浊邪犯清窍,肝胆湿热需通利"来总结汪老师治鼻渊的经验。

(记录整理弟子:董元洪。本文作于2016年7月。)

近期外感治疗思路问答

2016年4月21日门诊结束后,向汪剑老师请教了3个问题,大受启发。好东西不敢独享,经整理后发布,共同学习,感恩老师。汪老师肩负传道、授业、解惑、诊病多重任务,知无不言,言无不尽,时刻激励我们,不管遇到什么困难,永远都不要放弃中医。

一

董问:近来患者普遍舌苔厚腻,脉象滑,湿邪太重,是什么原因? 以及最近用方思路与去年多辛温燥湿大不相同,什么原因?

老师答:去年的寒气太重,导致阳气不升,至春节以后阳气才开始升起,阳气升起后,此初升之阳气与彼寒气相遇,湿邪便生。

很多咳嗽的患者病机都在演变化湿,上周日中药学院刘老师带小孩来看病,星期一吃药星期二就打电话来询问病情,我说湿邪缠绵。她以为像上次那样,吃半剂药咳嗽就能好,实际不是。湿性比较缠绵,要把湿邪拔掉才能好,需服1~2剂,厚腻舌苔退后,才能见效。用药如杏仁、白蔻、厚朴等化湿之品。

二

董问:叶天士《温热论》说"温胆汤之走泄",如何理解? 以及您对温胆汤的理解。

老师答:它有行气、泄痰、除湿的作用。

这段时间,温胆汤在临证上的应用空间比较大。春末之时,谷雨前后,已近立夏,为二之气少阴君火当令,天气渐热,而湿气渐为氤氲,此时治疗外感病证化湿之法得跟上。在用药上不能过于寒凉,也不能太过温燥,太凉会令湿邪郁闭,太燥则令湿邪化热。例如,单纯用平胃散也不合适,因单用平胃散过于温燥。而像温胆汤、甘露消毒丹、藿朴夏苓汤、三仁汤之类,从上开宣理气,从下则分消水湿,以畅三焦,故名走泄,加减用于这段时间的外感病证效果就很不错。此时若过用温燥药,湿邪化热,便郁阻于内。若用药太过寒凉,亦不太妥当,热气尚不甚之时,过用寒凉,则湿从寒化,寒湿郁阻。这段时间门诊有几位外感类患者,用了滑石尚觉偏于寒凉,故近两次用三仁汤,去通草、竹叶、滑石三味寒凉之品。以上诸方相对而言,温胆汤不过于寒凉,亦能分消走泄湿邪,故近期亦常用。

三

董问:临床上有很多看起来比较明确的气虚证患者,但却为何会出现虚不受补的情况?

老师答:若有外邪,如风邪、湿邪,补气药都暂时不能用,用之则容易碍邪。表证用补气药可能闭邪,闭门留寇;有湿邪者亦不能用益气药,否则不仅湿邪不去,反而还要加重湿邪。气虚夹风邪者须祛邪而扶正,补气药与风药同用。气虚夹湿邪者须益气除湿,且在益气药的选用上可以考虑薏苡仁、白扁豆等益气除湿之品,或效法参苓白术散,或可参考明代医家缪希雍先生补脾健脾之法。

(记录整理弟子:董元洪。本文作于2016年4月。)

瓶中升降治咳嗽

小时候,农村条件不好,买不起玩具,可是小孩子贪玩的性子是压抑不住的,总会想方设法地鼓捣些小东西来消磨时光。那个年纪,一个塑料瓶,一缸水,便是一个快乐的下午。那时候我发现,当把瓶子倒着放进缸里,水是进不到瓶子里的,只有让瓶子斜着,空气能够出来,水才装得进去。如今看来,这瓶中自有一番天地。

"出入废则神机化灭,升降息则气立孤危。"这晦涩词句间的道理也都在其中。就人体气机升降来看,肺之宣发肃降不得不言。肺为华盖,居高位,以宣降之性,相反相成,赋呼吸、行水之功;拥朝百脉、主治节之能。然肺为娇脏,不耐寒热,虚邪贼风,避之不及,风寒之邪,留恋卫表,伤之在肺,所谓外感者也。

肺者,运转之司全在宣降二字,升降之道则在口鼻通畅,腠理开阖。二者不通,降之不及,其人喘满;宣之不行,其人咳促;邪郁于里,恶风寒,发热体痛;水道不通,流涕痰多。故外感之治,必当以恢复肺宣降之功为本。然,有医者,见喘只知降肺,见咳一味宣散,不知升降之机,斡旋之间。无升,降之无路;无降,升之无力。汪剑老师治咳喘之证,处方用药,升降相伍,用之多验,此中之理也。现举汪老师医案数则如下。

1. 小儿外感案

徐某某,女,6 岁,2015 年 8 月诊。

患儿平素体弱,有鼻渊病史,淋雨后,晨起鼻塞,咽喉红、肿、疼痛,大便干难。舌尖红,中苔稍腻,脉细数。处方以荆防败毒散加健脾化湿之品。方用荆芥、防风、茯苓、柴胡、前胡、桔梗、枳壳、薄荷、厚朴诸药,一升一降之间,肺宣降之能自复,大便自通。

2. 外感咳嗽案

涂某某,男,51 岁,2015 年 8 月诊。

一诊:外感 20 余日,咳嗽,有痰难咯,打喷嚏,往来寒热,出冷汗,眠差。苔白腻,脉弦滑。处方以小柴胡汤合升降散,加荆芥、白芷、升麻、苏叶、厚朴、款冬花、前胡、桔梗等升降之品。

二诊:咳嗽减,晨起偶咳,痰多易咯,鼻塞,眠差。舌淡红,苔薄黄腻,脉弦滑。处方以柴芩温胆汤合苍耳子散,加前胡、桔梗、款冬花、厚朴、杏仁、荆芥诸般升降之品。

三诊:微咳,痰减,晨起痰色黄。苔白腻,脉弦滑有力。处方以荆防败毒散加味。

3. 肺热咳嗽案

徐某,男,70 岁,2015 年 12 月诊。

一诊:咳嗽,有痰难咯,纳差,少涕。舌红,苔白腻,脉弦疾。处方以麻杏石甘汤合小柴胡汤、止嗽散、升降散加味。

二诊:诸症减,受凉后复流涕。苔薄白腻,脉弦略滑。守上方加味合射干麻黄汤。

4. 阳虚久咳案

张某某,女,21 岁,2015 年 12 月诊。

既往有支气管炎病史。咽痒咳嗽半年,有痰,带血丝。舌淡胖,苔白腻,脉细。处方以姜附胃苓汤合止嗽散加味。

汪老师常告诉我们,咳喘类疾病,时间不同,治法有异,虚实邪盛,谨守病机。升降之间,相反相成,才能恢复肺宣降之性。老师处方之时,写药常一升一降,步步为营,往往效果极佳。

除此之外,肝气升,肺气降,中土斡旋,笔者以为诸般病症治法亦是如此。如腹泻、便秘之治,不可但见腹泻只晓固涩之品,便秘之难,唯用泻下之物,不查升降之机,徒伤脾胃。

（记录整理弟子:晏鸿杰。本文作于 2016 年 4 月。）

咳 随 令 变

随汪剑老师门诊学习将近 4 年,每个节令咳嗽患者都非常多。每年每个时令所处之方,大不相同。正所谓咳随令变也。

下门诊后,与师父同行前往地铁站。短短 10 分钟不到的路程,听师父解说其中之奥妙。我问师父:"最近的方子和前一段时间的方子是怎样的调整思路?"师父解说道:"天气渐寒,就会出现寒化热。遂由白芷、荆芥改为生麻黄、苏叶,增强解表寒之力。为解寒化之郁热,加牛蒡子和苏子,也是一对升降药对,正合肺之宣降之机。止咳之药也由之前的冬花、紫菀一类变为枇杷叶,也是寒温之间的微调。"

老师还特别强调小柴胡汤中黄芩剂量的微调。师父曾说过,多 2g 少 2g 完全不一样。经常见到师父在斟酌黄芩剂量时停下来,再次诊脉来确定黄芩用量。寒热之间见功夫。

后师父又梳理了近几年所用之方,以及其各自特点。首先说到了 2012 年底的一张治寒咳的方子,那时我尚未到门诊跟随老师学习,是一张止嗽散(荆芥改为防风)合杏苏散(去枳壳)加减的合方,这是治寒咳非常有效的方子。荆芥和防风相比,二者的材质不同,荆芥是茎叶类的,比较轻灵,防风以根入药,温化力量更猛。枳壳偏寒,更适合邪热犯肺之咳嗽。

接着就是射干麻黄汤加减,那是2014年底到2015年1月,当年冬天特别寒冷,北极圈一股冷空气南下,气温骤降。再到后面的小柴胡汤合升降散,天气由冷转暖,郁热较甚。再到春季的桑菊饮,初春阳气升发,但是在升发过程中是一个螺旋上升的过程,一场雨后就停滞一段,郁热也就随之而来了,化其湿疏解其郁热,小柴胡汤合升降散、桑菊饮视情况轻重而选用。

老师再三强调,治疗外感咳嗽一定要随时令变化用方,即使久咳患者也会受时令邪气的影响。要去体会自然节气的变化,感受寒热升降的变化。

(记录整理弟子:曾伟。本文作于2018年1月。)

月经量少治疗心法及经验

妇人一生以血为贵,月经来去陪伴女性的大半生。一般情况下,月经每月皆至,量适中为宜(特殊时期如妊娠和哺乳期不来月经,古人认为怀孕经血下养胞胎,哺乳期月水上化为乳汁哺育婴儿,故不产生月经)。月经量的多少反映身体气血的盛衰,因为月经是气血化生的。妇女出现月经量少,中医认为主要有以下几种情况:

第一,肺脾气虚。肺主一身之气,气虚无以化生经血;脾为气血生化之源,脾胃运化水谷精微,化生为气血。此类患者多辛苦劳神,饥饱失宜,面色萎黄,气短乏力,纳食不香,白带清稀而多,严重者还会导致肾虚,出现腰酸和怕冷。舌淡,脉弱。

第二,心阳不振。心主血脉,能使精微物质"奉心化赤为血",心阳不振,奉心化赤的功能减弱,就会出现血液生成的能量不足,导致月经量少。此类患者或伴有胸闷胸痛,手冰。舌淡,脉沉。

第三,疏泄不及。肝主疏泄,血液的分布和调节靠肝的疏泄功能完成,忧思不解,气郁不通,疏泄不及也会导致月经量少。此类患者多伴有乳房胀痛,胸胁不适。舌红,脉弦。

第四,痰湿瘀血痹阻胞络。人身气血,以流通为贵,一有瘀阻,血道不通,月经量也会减少甚至闭经。多见于肥胖的女性患者,中医讲"肥人多痰",尤其以近年来多发的多囊卵巢综合征为多见。苔厚腻,脉滑或涩。

第五,经血不足。血虚,无血化为经水,也是月经量少的原因。

汪老师临证治疗月经量少注重从脾胃调理,辅以活血通经、调经补血。气虚则补气,四君子汤为主;阳虚则温阳,四逆汤为主;有痰则化痰,导痰汤为主;有瘀则活血化瘀,如选用红花、川芎、鸡血藤、益母草诸味。

汪老师较少运用四物汤直接补血。问其原因,老师答曰:"关于气与血之问题,一般但知血虚补血,不思血之生成,全在脾胃运化水谷,上奉心脉化赤为血。其人本自脾虚不运水谷,复用熟地、芍药厚重滋腻,妨碍运化,深自误哉。更有痰湿为患,一味壅补,涩之更涩,何期月水增乎?"

吾闻之豁然开朗,曰:"师之所言透矣,难怪乎明代李中梓《医宗必读》反复申明:'气血俱要,而补气在补血之先。' 气易补而血难生,气能化血,补血不如补气。"

此处总结汪老师门诊验案一则。

任某,女,43 岁,2017 年 8 月初诊。

患者月经量少 2 年余,色黑,夹血块。月经提前 5~6 天,行经 7~8 天,痛经。经前乳房胀痛,腰酸,疲倦,下午尤甚。手心痛,夏季手心热。舌胖大有齿痕,苔白厚腻,脉沉细。

辨证:脾肾阳虚,肝郁血瘀。

治法:温补脾肾,疏肝活血化湿。

处方:四逆汤加味。

方药如下:

制附片 15g(另包,先煎 45 分钟),干姜 15g,炙甘草 6g,太子参 30g,黄芪 30g,淫羊藿 20g,红花 12g,川芎 15g,鸡血藤 20g,香附 15g,郁金 15g,柴胡 12g,广木香 15g,陈皮 12g,川牛膝 15g,肉桂 6g。

8 剂,水煎服,两日一剂。

患者服药后月经量较多,排出血块较前多,痛经好转。后继续以补中益气汤加减巩固。

按:

本案患者为中年妇女,月经量少为病。月经色黑夹血块可知血瘀,经前乳房胀痛、手心热提示肝气郁滞,疲乏为气虚表现,腰酸为肾虚表现。结合舌脉,考虑为阳虚、气虚、肝郁血瘀所致。方用四逆汤温阳,参、芪益气健脾,红花、川芎、鸡血藤活血补血,香附、郁金、柴胡疏肝解郁,木香、陈皮化湿,牛膝、肉桂温阳补肾,引血下行。后以补气法收工。

当然，经血不足者，汪师会适当运用鸡血藤、枸杞、黄精、沙参、麦冬、玉竹、女贞子、墨旱莲、制何首乌、桑椹等滋阴之品。但是要在患者脾虚不明显时才用，而且为防止滋腻，常常配伍阳药以运阴药。

（记录整理弟子：董元洪。本文作于2018年6月。）

脉诊之有胃、有神、有根

中医诊脉之道纷繁复杂，或定寸关尺之三部，左右手分候脏腑，或述以二十八脉，心中了了，指下难明。

笔者有幸跟随汪剑老师门诊抄方学习，越发感叹老师脉法精湛，常在脉里求得人体阴阳气血盛衰，脏腑功能变化，气机升降浮沉，四诊合参，辨证论治，颇具良效。患者亦口耳相传，求诊者络绎不绝，常门庭若市。汪老师平脉辨证法，令学生佩服不已，在跟诊之余，寻来汪老师主编的《脉诀汇辨校释》一书仔细品读，跟诊时加以印证，经过1年多的时间，指下感觉倒也丰富起来。

首先简单介绍一下《脉诀汇辨》一书。《脉诀汇辨》为明末清初名医李延昰所撰。全书共十卷，汇辑先秦至清初以前各医学名家脉学之精华，并以李氏脉学心要加以辨正发扬而成。内容包括脉论、二十八脉、运气、望诊、闻诊、问诊、医案、经络等。全书规模宏富，又切于临床实用，洋洋十万余言，为一部集大成式的脉学奇书，在中医脉学史上有着里程碑式的重要地位。书中皆是前贤真知灼见，于脉学学习大有裨益。

汪老师主编的《脉诀汇辨校释》，其中所撰写的按语亦是精辟，如以下一段："求脉之道，当以有力无力辨阴阳，有神无神察虚实。脉中和有力即为有神，有胃气则脉来冲和，故有胃气即为有神。平脉之来，有胃、有神、有根也。此谓脉起中和有力，悠悠扬扬而源源不绝也。虽脉有四时弦、钩、毛、石之别，但俱应有胃、有神、有根，无此则病。故曰：胃气为本，脉贵有神。"

笔者反复吟咏上段，每次读之皆有不同体会，觉得"脉贵有神"为脉法宗旨，脉象尽管千变万化，错综复杂，但万变不离其宗，即有胃、有神、有根。其余二十八脉不过是象而已，求脉当求其神，脉中神气亦是人体精气神最好的反映。

兹举一例说明。

杨某，70余岁，胃癌患者，做第一次化疗后出现呕吐不止，于2016年5月底到汪老师门诊求治。观察患者面色黧黑，口唇发紫，神疲乏力，反应迟缓，结合病史，此为重症。舌黯紫，苔白厚腻，当是阳气太虚。老师诊脉后，让跟诊学生都来诊脉体会,患者脉象浮弦而硬,按之如石。师以四逆汤加减回阳救逆,希冀回转。嘱患者尽快服药,勤于复诊,密切观察病情。患者离开后汪师分析:此患者预后差,脉无神气,方才胃癌首次化疗,已显现真阳虚脱象。总之,脉以柔和为贵。

另有一老年哮喘患者,处于哮喘急性发作期,脉弦滑搏指,重按稍空,似有气机外脱之趋势。师言此乃阳气外脱之证,急以四逆汤加五味子、肉桂等收纳阳气,潜阳归肾。3剂后喘证缓解,脉象亦渐渐柔和,继续以四逆汤加味调治。此例若不识虚阳浮越之病机,误以实证论治,恐祸不旋踵。

以上二例,患者都出现典型的脉不从容和缓柔和,是为脉无神气、无胃气、无根,皆是难治。

脉法悠悠,且琢磨,且前行。

(记录整理弟子:董元洪。本文作于2016年6月。)

辨脉的虚实真假

中医诊治疾病须望闻问切、四诊合参,尤其诊脉,更是具有中医特色的诊法。但要做到准确把握脉象也非易事,正如明末清初医家李延昰《脉诀汇辨》中"审象论"一篇所言:"夫证之不齐,莫可端倪,而尽欲以三指洞其机,则戛戛乎难之矣。语云,胸中了了,指下难明。此深心体认,不肯自欺之言。"

医家临床持脉,最难做到"心中明了"。之所以难明,在于指下不明。脉象种类经前人总结,基本已经完备。脉象绝不会按脉书所说的面目出现,其中兼脉错综,如果不留心体会,就会产生错误的判断。这就需要临证时准确地辨别脉的虚实真假。

在跟随汪剑老师门诊过程中,发现老师特别重视脉诊,对诊脉颇有见地,可谓脉法精微。汪老师亦特别强调我们对脉象的掌握。记得第一次跟老师门诊,只知道埋头抄方,汪老师就告诉我要摸摸患者的脉象,感知一下。从那以后,在老师的指导下,我开始脉诊的学习。

每次汪老师诊完脉都会说出是什么脉象,从脉象里能反映出什么病因病机。遇到特别的脉象,老师就会特别地提醒一下。

在临证实践中我发现,《中医诊断学》描述的基础脉及其所主病证与现实情况有很大的差距。如迟主寒,数主热,但临床实际有些并不是这样。引用《脉诀汇辨校释》中汪老师所写的一段按语加以说明:"若内伤已久,元气将脱,亦可见脉数极之象,此时断不可做热医,当大剂纳气回阳也。又外邪深入,协火而动,闭郁阳气,脉伏难出,亦可见脉迟之象,此时不可做寒治,当泄热达郁也。学者须谨记阴极似阳,阳极似阴,寒极似热,热极似寒。"

在郑钦安《医法圆通》辨脉切要篇也有这样的论述:

"诸书言:浮主风也,洪与实、数、紧、滑主火、主热、主寒、主痰也。予谓浮脉未可遽概为风。洪、大、实、数、紧、滑未可遽概为火、为热、为寒、为痰也。沉、迟、细、微与虚、弱,亦未可遽概为阴、为寒、为不足、为虚损也。"

"要知外感脉浮,而病现头疼身痛,发热恶风、自汗、鼻筑流清,始可以言风也。若内伤已久,元气将脱之候,脉象亦浮,犹得以风言之乎?洪、大、实、数之脉,而病现发热恶热,烦躁,口渴饮冷,谵语,口臭气粗,二便闭塞之类,始可以言火、言热也。若内伤已久,元气将脱之候,脉象有极洪、极长、极实、极数、极劲之类,又尚得以时行火热证言之乎?紧寒、滑痰之脉,而病现身疼,发热畏寒,与吐痰不体之类,始可言寒邪痰湿也。若内伤已久,元气将脱之候,脉象亦有极紧、极滑之形,又尚得以寒痰目之乎?沉、迟、细、微、虚、弱之脉,而病现面白唇青,少气懒言,困倦嗜卧之类,乃可以言不足,言虚寒,言阴阳两伤。若外邪深入,协火而动,闭其清道,热伏于中,阳气不达于四末,四肢冰冷,惟口气蒸手,小便短赤而痛,此为阳极似阴,又尚得以气血虚损言之乎?"

"总之,脉无定体,认证为要,阴阳内外,辨察宜清。虽二十八脉之详分,亦不过资顾问已耳。学者苟能识得此中变化,便不为脉所囿矣。"

曾有一80多岁患者,因双下肢水肿求治于汪老师,诊其脉洪大滑数有力,老师用姜附五苓散加味治之疗效颇好。该患者病机为肾阳虚衰而不能气化水湿,属于本虚标实证,就其脉象而言,反映的是其体内的水湿太重,即反映出了"标实",却没有反映出其"本虚"。而有的阳虚患者脉象为沉细无力,这种脉象就反映出了"本虚"之象。

脉象之虚实真假,需要临证者仔细体会,方能准确把握。

(记录整理弟子:曾伟。本文作于2016年6月。)

辨证扶阳顾脾胃,跟诊小记

又到一年冬至时。时间过得飞快,2016年即将过去了。截至今天,我跟随汪剑老师门诊刚好一年零三个月。这一年多,我对中医的态度由最初的感兴趣变成喜欢,再到现在的热爱,这样的转变,毋庸置疑,很大程度上得益于汪老师。

很早以前就有写写这一年多跟师体会的想法,但迟迟没有动笔。也是机缘巧合,近日学校要求填写跟师实践表及跟诊心得,借此契机,写一写这一年多的感悟。

首先,站在中医学专业学生的角度,谈谈这一年多以来的跟诊所见所闻所得。

1. 扶阳法在临床各科的广泛应用

虽说我们是云南中医学院第一届特色班——佩衡班,要继承吴佩衡老先生的扶阳思想,然而以我们的资质和中医功底,本科阶段或者至少大四前没有机会侍诊,亲眼见证扶阳理论如何力挽沉疴,效若桴鼓。

所幸,在跟诊汪老师的每一天,我都见证着扶阳的力量。

痛风发作、类风湿关节炎患者,老师处以温阳通络利湿之法;

痛经、月经不调患者,老师处以温阳活血通经之法;

胃脘灼痛患者,老师处以温阳行气化湿之法。

脑瘫患者,老师处以温阳开窍之法;

痤疮患者,老师处以温阳化湿、活血祛瘀之法。

……

往往药不过 3~6 剂,疗效显著。

凡此种种,不胜枚举。几乎在每一个处方中都能发现扶阳思想的影子。

至此,方知上内经课时,老师为什么要求我们一定要将"阳气者,精则养神,柔则养筋""阳气者,若天与日,失其所则折寿而不彰。故天运当以日光明。是故阳因而上,卫外者也""阳化气,阴成形"等条文熟记于心,也正是通过这一年多的跟诊,我才真正地领悟其中的含义,对扶阳理论有了一定的认识。

2. 有是证,用是方——辨证论治的精髓

老师虽推崇扶阳心法并将其广泛运用于临床各类疾病,但是汪老师并非盲目使用扶阳思想,也并非每个患者来了都开四逆汤。《伤寒论》云:"观其脉证,知犯何逆,随证治之。"并非汪老师只用扶阳方,而是病家之证当用扶阳。

刚开始跟诊时我也曾有过困惑——难道真如李可老中医所言"天下无阴虚之人"? 扶阳法当真如此管用? 若果真如此,金元时期的"寒凉派"又如何盛极一时? 后来学了《伤寒论》,并读了老师推荐的一些医书,才渐渐明晓其中之理。

事实上,老师不仅善用扶阳,更是集各家所长,东垣方、伤寒方、和剂局方、千金方、温病方等等他都用,只是根据患者病情不同而采取不同的用方思路,汪老师常说这是把中医各家学说的课堂带到了门诊上。

3. "顾护脾胃"思想无处不在

前贤有言曰:"存得一分胃气,便有一分生机。"金元时期,李东垣更是注重调养脾胃,并由此创立了中医史上著名的"补土派"。老师深受李东垣思想的影响,无论外感内伤,无论寒证热证,都要在对证处方的基础上加上几味顾护胃气的药物,以此来保护脾胃,更有助于身体的恢复。

4. 医德医风

仍记得大一学过的《大医精诚》中对大医之医德医风的描述,跟师之后体验更深。门诊过程中,汪老师总是面带微笑,语言温和地询问患者的病情,听患者诉说病痛,嘱其按时吃药,一天一百多个患者,个个如此。有的患者排队等候等得不耐烦进来打断,汪老师也是温和地劝说其耐心等待。

汪老师最开始周日只上半天门诊,但是后来患者越来越多,从四十多,到五十多,再到六十多,而老师又都是诊完所有患者才吃午饭,直到后来有一次两点多才下班,大家都饿得不行,老师才把门诊改成了全天。延长门诊时间后,患者更多了,最多的时候周日全天就诊患者达 150 多位,直到晚上将近 8 点才下门诊(正常下午 5 点半门诊结束)。

跟诊的同学曾不止一次地劝老师限号,恐老师太过辛苦,老师总说还年轻,用不着限号,而且一旦限号,从地州、外省来的患者便难以得到诊治,他们辛苦来一次不容易,不能让他们白跑一趟。

其次,从生活方面谈谈这一年多跟诊汪老师的体会。

初识汪老师,是在大一中国医学史课堂上。彼时,老师生动有趣而又不失专业水准的授课方式深深吸引了我,一节课下来,我就成了老师的铁杆粉丝,并励志以后一定要跟随汪老师出诊。大二上学期,只学了中药学和中医诊断学的我就跑去找汪老师,并提出跟诊的请求,当时心里还有点忐忑,怕老师不答应,结果老师很爽快地答应了。

尴尬的是,第一次跟门诊,我就迟到了。当我赶到诊室时,汪老师已经开始看诊了,我只好硬着头皮,顶着一大群人的注视进了诊室,穿上白大褂。我原以为老师会责问我,但是老师没有,下门诊之后,简单聊了几句就去吃午饭了,回校之后我在朋友圈发了一条跟诊感言,汪老师还鼓励我要坚持临床,坚持中医。我备受鼓舞,更加坚定了学中医的信心。

从那以后,周六晚上我都会调好闹钟,赶学校第一班的公交,准时在白塔跟诊。时间长了,跟诊已经成了一种习惯,平时有什么活动都会尽量避开周日。时至今日,我仍然十分感恩汪老师当时的"来者不拒"。

门诊上,汪老师是医德高尚、医术高超的好医生;课堂上,汪老师是传道授业解惑的人民教师;生活中,他又像是阳光帅气的邻家大哥哥。他十分平易近人,门诊之余,茶余饭后,他会给我们讲很多他读书时候有趣的事,会给我们讲我们所不知道的中医圈子里的故事,勉励我们坚持中医,他也会跟我们倾诉不顺心的事,会抱怨自己的忙碌。

当我遇到问题时,虽然他总是说很忙,让我问别的老师,但也会给我一些解决问题的方向。相处久了,我也敢跟老师开开玩笑,插科打诨。

跟诊一年多以来,我从门诊上一个个鲜活的案例中学到了不少汪老师的处方思路,也曾运用这些宝贵的经验给自己和亲友解除病痛,更加坚定了自己的中医梦!我愿以老师为榜样,坚持走中医路,在中医之路上不断进取。

（作者:韦淑英。毕业于云南中医药大学,2014 级中医本科专业佩衡班。广州中医药大学 2019 级中医内科学专业硕士研究生。本文作于 2016 年 12 月 21 日。）

医学源于生活而高于生活

中医是中华先贤在生活中不断总结而来,在与疾病斗争过程中不断积累的经验,再经过系统升华而成。可以说医学源于生活而高于生活。中医的"援物比类"思想强调学习中医要与我们生活的环境联系起来。中医的"天人合一""整体观"说明了中医与生活密不可分。

从中医所治的对象——人而言,人体为一小宇宙,自然界为一大宇宙,一物一太极,天地大太极,人身小太极。如《灵枢·邪客》所言:"天有日月,人有两目;地有九州,人有九窍;天有风雨,人有喜怒;天有雷电,人有音声;天有四时,人有四肢;天有五音,人有五脏;天有六律,人有六腑……"人与其所生活的天地有很多类似相通的地方。要想很好地洞察人体,首先要用心去体会和观察所生活的环境。借用汪剑老师的话:"中医是天人之学,是研究自然和人之间关系的学问,自然的道理就是中医的道理。佛家讲:一花一世界,一叶一如来。如果你从自然中感知过,在临床上体悟过,就会发现中医的道理就在自然之间。"

从中医五行来看,五行的"行"指的是气的运动方式,它是对生活中具体的五种物质——木、火、土、金、水属性的提炼抽象升华。所谓"在天为气,在地成形。"如木曰曲直,它所代表的是一种升发、生长、伸展之性,又有柔和、屈曲之性。就如生活中所见的树木,有的虽然被压弯了,但它仍然保持着一种向上生长的属性。

再从具体的中医治病来看,中医的很多治法都是与生活中的道理相通的。要想提高临床疗效,就要认真感悟生活中的道理。汪老师在门诊过程中经常用生活中的道理向患者解释一些问题,也经常用这种方式来和我们说明医理。

比如,现在很多女性患有经行不畅类病症,有的痛经,有的月经量少,有的有瘀血血块,有的甚至闭经。这与她们的生活方式有很大的关系,经期不注意保暖,平素喜食生冷,等等。汪老师经常说:"月经就像河里的水一样,被冰冻住了,还能来得顺畅吗?"这样一听立刻就明白了,治法也就自然明了。

汪老师临证运用小柴胡汤颇有心得,跟诊的同学向老师讨教,老师也是打个比喻来讲解:"小柴胡汤就如手里的方向盘,是一个枢机,稍稍用力就可以控制方向。"会开车的人都知道,只要手轻轻一动方向盘,整个车身也就跟着动了。小柴胡汤是一个集寒、热、升、降、补、泻于一体的方子,是和解法的代表方。在其基础上加减化裁,可以走表,可以走里,可温可寒,可补可泻,全在于临证加减。

对于口渴口干的治疗,大多数医生遇到口干的患者便会用滋阴生津法,用大队滋阴药。若确属阴虚有热者倒也问题不大,但如果是因为脾肾阳虚,气化失常,津液不能上承所致,那么大队的滋阴药用下去是会出问题的。汪老师经常说:"口干口渴要分清是真的缺水,还是有水,而只是无法运送到。就像昆明市里没水了,是因为滇池没水了,还是因为滇池的水抽不上来。"只要探明病因所在,治疗也就清晰了然了。

汪老师治疗青春痘也颇有心得,认为其根本原因在脾胃。脾胃为后天之本,脾主运化水谷精微,胃主受纳。一旦脾胃受损,其正常生理功能就要受到影响,便不能正常运化人体所摄入的水谷。摄入的水谷不能运化,就会积聚在体内,日积月累就会表现为脸上长痘。汪老师经常打比喻说:脾胃就像人体的垃圾中转站,脾胃不正常工作,就像垃圾中转站停运了,垃圾堆积在中转站,必然影响周边环境。因此,汪老师治疗青春痘的着手点是调理脾胃,而不是一般清热降火治法。

补中益气汤"甘温除大热"的原理也是生活中处处可见的。因虚而郁,因郁而生热。就像流水不腐一样,如果脾胃虚弱,运化功能差,就会导致气、湿、食等郁积,郁积便生出郁热,犹如一堆垃圾堆积久了就会沤着发热。

医学源于生活而高于生活,需要用心去感受自然的道理,不断提升临证能力。

(记录整理弟子:曾伟。本文作于 2017 年 6 月。)

中医迷遇启蒙师

　　话说云南文山有一女子,年方十八,痴迷中医,遂考入云南中医学院,欲专心研习中医之道。然该女子天生愚笨,学医三年,不知医门何在,读经(《伤寒论》)两年,不明经之所云。懵懵懂懂直至实习。

　　实习期间,见医院西化,备感孤独难过。每每欲弃医之时,便想起仲景云:"精究方术,上以疗君亲之疾,下以救贫贱之恶,中以保身长全,以养其生。"遂立志成为铁杆中医,继续坚持晨起读《伤寒论》,晚上听郝万山。虽形单影只,但与仲景为伴,并觉充实。

　　一周末,该女子偷懒回家,适天阴下雨,偶感风寒,出现恶风,翕翕发热,鼻塞,未重视,周一晨起不欲食,交班之时感疲乏无力欲扑地,故与带教老师请假。自辨证为太阳中风表虚证,花两块五毛钱抓一剂桂枝汤煎服后,啜热稀粥,覆被而睡,至小伙伴下早班归时方醒,觉饥饿欲食,奔食堂食毕,觉身轻体健,充满活力,病无踪影。覆杯而愈。

　　遂欣喜若狂,以为悟出桂枝汤要领,甚是痴迷《伤寒论》,更是每日晨起诵读,膜拜仲景。愚笨之女自以为成铁杆中医,殊不知已走火入魔,铁杆锈矣。可怜无人指导。

　　该女子实习一年,期满归校,幸遇汪剑老师教授中医各家学说。久闻汪老师盛名,欲跟其诊而不得,幸那日天时地利人和,遂侍诊于侧。

　　初跟门诊遇一患者:温某,女,47岁,感冒1周,全身酸痛,发热,汗出,恶寒,口干,起夜小便3次,舌淡红,苔白厚腻,脉浮数。愚笨之女心想此乃桂枝汤证也,却见汪老师处小柴胡汤加味,愚女不解,但患者多,不敢问。

　　心有疑惑,不解难眠,夜归微信汪老师。虽夜深,汪老师仍不辞辛劳地为愚女讲解。温某虽症似桂枝,其实非也,桂枝汤证脉应缓或浮缓,据温某舌脉当知其外感风寒夹湿热,故用小柴胡汤加荆芥、防风、羌活、藿香、厚朴等,解表散寒,消风清热祛湿,以观疗效。

　　温某复诊时言症状缓解,微微口干,欲巩固治疗。汪老师予上方加减后愈。汪老师临证之时特别强调脉诊,强调辨"证"论治,而非辨"症"论治。

　　经汪老师点化,愚女迷途知返,自觉学习方法有误,不可只读《伤寒论》而弃其他,遂至书店购得一本《中医临床必背》,一本《中医入门必背》,内有《黄帝内经》《难经》《神农本草经》《伤寒论》《金匮要略》《温病条辨》等,每日晨起诵读。

点化之恩不言谢,愚女整理汪老师医案,立志成为一名"不生锈"的铁杆中医,传播中医文化。

　　(记录整理弟子:王瑞。本文作于 2016 年 5 月。)

后　记

在中医药文献中，医案类著作的学术地位毫无疑问一直是举足轻重的。盖医案类著作不仅是临证之记录，更反映了作者在临证中的思考与成长，是经验分享之载体。他山之石，可以攻玉。医案的重要意义在于启迪读者，是读者在医道一途前行的借鉴与助力。笔者在习医之初，很喜欢阅读前人医案。一来医案类著作大多通俗易懂，妙趣横生，理解起来并不费劲；二来阅读医案，常常可以引发思考，尤其锻炼读者在中医临证方面的思辨能力；三来医案中多饱含前人宝贵经验，有助于学者的快速成长；四来医案虽短，却包含了中医从理论到辨证、治法、方药等多方面内容，每一则医案都自成系统，并且画龙点睛地指出了中医最贴合临证、最有实际应用价值的内容。

笔者所读的第一部医案类著作是清代川中名家齐秉慧先生所著的《齐氏医案》，18 岁时有幸结缘此书，当时如入宝山般琳琅满目之感，至今记忆犹新。后来，张介宾、李中梓、缪希雍、张锡纯等历代前贤医案也给笔者留下了很深的印象。其后，吾于弱冠之龄，跟随四川省名中医刘兰华老师门诊学习，刘师教诫笔者将来临证工作之时，要多多总结自己的成功验案，这样才能不断总结经验，不断成长。工作之后，一直记得刘师教诫，临证闲暇之余，凡有成功之处，便记录一二，虽然零零散散，但这些记录果真有机地吸收转化为自己的经验。后来在期刊上发表过自己的 10 余则验案，几年前主编及整理出版《脉诀汇辨校释》《谈允贤〈女医杂言〉评按译释》《目经大成》等书籍时，也编按、点校、注释了不少古代先贤医案。故以此因缘，才发心来做这本个人医案集——《蜀山医案——经方临证知行录》。

《蜀山医案——经方临证知行录》的编写，若从正式动笔算起，已历经三年有余；但若从素材之收集、医案之零星整理算起，则是从笔者临证之初至今，跨越了二十多年。动笔这三年多来，毫不夸张地说，确实是困难重重，即使笔者一有时间便熬更赶夜、勤奋写作，又有门诊弟子们的热情帮助，成稿时间也是一拖再拖。己亥年季春孟夏，将欲完稿之时，一向觉得身体和精力都很好的自己又罹患一场大病，连续一两个月，更是魔障重重，唯心中谨记先贤教诲，发初心之光明照耀，允执厥中，努力完成此著。所谓之难，所谓之障，总结下来，有如下几个方面：

其一，时间之难。对于医学院校教师，教学、临床、科研，样样不可少，都是正经事，唯独这没有科研项目支撑的中医医案写作，似乎并不是什么正经事，只能挤时间。非业余时间是教学及各种冗事，业余时间也只能给科研和临床，撰写本书只能利用业余时间中的业余时间。不过，挤用时间虽难，却也是可以克服的，比如子时便是写作本书的大好时光。夜深人静之时，独坐寒窗，茕茕孑立，起身独自绕阶行，人悄悄，帘外月胧明，颇有欲将心事付瑶琴般的意味，更能增添不断前行的勇气与决心。吾曾于夜半下门诊时，睹彩云伴月而作诗云：

> 富贵于人何所益，此生幸甚为白衣。
>
> 潘鬓不觉流年换，十载风霜渐老医。

时光虽然匆匆，心中有信念之护持，想必便不会辜负了这人间所赠予的美好岁月。

其二，收集之难。笔者门诊患者素多，诊病不仅是脑力活，更是体力活，门诊坐定下来一天常常是一百多号患者，这样巨大的工作量还得挤时间来详细记录病历，也是一件大耗元气的事情，而且如果没有门诊弟子们的帮忙，根本就没有时间。整理医案的时候，更要从堆积如山的门诊日志中逐页查找，如果记录与查阅不完全，一条条皆成废案，所以这又是一件考验体力和耐心的工作。好不容易收集整理出了这一百多则医案，还须追忆诊治中的遣方用药思路，以撰写按语，则又是一难。

其三，推诚布公之难。不得不说的是，与西医相比，中医有一项先天弱点，便是保守性。古代中医，被列入方技、方术之流，是保命吃饭的本事，几千年来都是师徒授受，甚至是家传技艺，多不外传。《黄帝内经》亦说："非其人勿教，非其真勿授。"又说："传非其人，慢泄天宝。"且惧非其人，而时有所隐，《素问》第七一卷，还要"师氏藏之"。如同菩提祖师传悟空长生妙道，六耳不传。自古以来，这些烙印对中医影响极深。更因有时便是治疗某一种疾病的经验，也够养活自己一辈子，故大多数医者对自己的临床经验秘而宝之，抱着绝不外传之心态。这样一来，导致不少中医秘法奇技失传，后人无从得见。从医案著作角度来说，每一条医案，善于学习者都可以在其中学到作者的经验，所以很多医者对公开自己的医案是心存顾虑的，这也就造成了很多医案著作大多是作者晚年时的作品这一有趣现象，一是因晚年时积累更加丰厚，二是因晚年之时才会少一点防范他人偷学了去的顾虑。

在撰写《蜀山医案——经方临证知行录》之时，笔者也经历过这一番挣扎，是否要推诚布公地把自己辛苦总结的经验公布于众？是否要再等几十年，才来做这件事？然而，思虑再三，天下秘技何其多，些许临证体会又算得了什么？况且，为学日益，为道日损，将来必有新的收获与新的进益，于历史长河中来考量，今日之得相比明日之精进，又算得了什么呢？中医如果人人保守，人人各惜这一点小技小术，必将加剧中医衰败之局面。反之，必将欣欣向荣。顾念于兹，吾方有撰著之发心。

其四，初心不改之难。虽有发心，然而人人皆知，不忘初心，方得始终，初心易得，始终难守。古圣先哲有云："人心惟危，道心惟微；惟精惟一，允执厥中。"在撰写本书的几年间，笔者也产生过各种顾虑，甚至因此曾搁笔半年有余，不愿进行下去。以不惑之年出版个人医案集，是否会有人因此讽之？会不会引起他人误解？很多时候，还会产生怀疑、否定之念头。如此种种，杂念丛生。然而，既然有发心，便要守其正路，半途而废，谓之失道。内心动摇之时，唯将古人勉励之言，化作光明朗照，才能不断坚持下去。

由此，著书之难，今日方悟。常念吾故乡峨眉山，为普贤道场，普贤菩萨为"大行"之精神象征，"大行"就是要脚踏实地去践行有意义的事业，不畏困难，努力前行。《普贤菩萨行愿品》中论及"愿"与"行"，其说恒顺众生言："于诸病苦，为作良医；于失道者，示其正路；于暗夜中，为作光明。"对于中医人来说，救济病患疾苦，便是"于诸病苦，为作良医"；医案著作完成，如果对读者能有一丝一毫的益处，能解答学者一丝一毫的疑问，亦不啻"于暗夜中，为作光明"矣！

故于正道之中，中医人当发心有益于民众健康的事业。有发愿、有初心，便应埋头去做，著书虽难，只可加倍努力。笔者弱冠时曾下乡四川省德昌县热河乡工作，目睹不少患者生活之艰、沉疴之痛，遂发救济之心，曾作《热河小镇》诗云：

> 依稀我在热河时，弱冠青春作小医。
>
> 济世无分年与日，救人总括汉和彝。
>
> 静观云起常推演，动则方成若弈棋。
>
> 遂解红尘忧患事，山中明月照琉璃。

既发初心，则凡有益于救济患者之事，即当勉力为之。何况笔者此部医案集公布了一些成功经验与研究心得，若对读者提高临证水平有一丝一毫的帮助，岂非深遂夙心哉？

每一项工作,必有得失,若患得患失,则囿于一户,何以至千里?本书之成编,谬误与错漏必定不少,但正是有谬误与错漏,才能不断改正自己,将以后的工作做得更好。更何况,这项工作还有那么多人支持着我,患者们为我提供了鲜活的案例,学生们帮助我记录与收集,更有我的博士研究生导师于古稀之年为本书作序,这些都是值得我感谢的,也是激励我努力完成这项工作的动力!若此书能对读者有些许帮助,更是幸甚之事,或为续编!

汪 剑

己亥年仲夏夜 于昆明洛龙湖畔小松山